JN274117

「医療クライシス」を超えて

イギリスと日本の
医療・介護のゆくえ

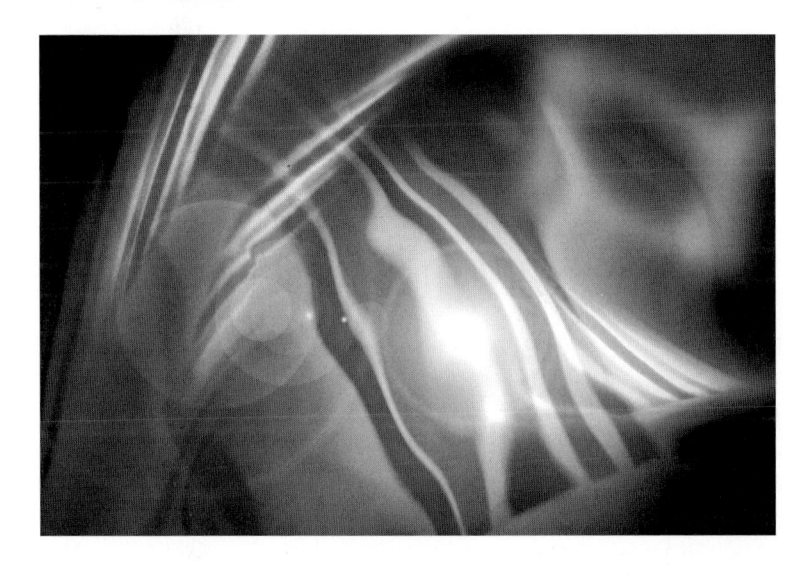

近藤克則
日本福祉大学教授・社会福祉学部

医学書院

著者紹介

近藤克則（こんどうかつのり）
日本福祉大学　社会福祉学部教授/大学院医療・福祉マネジメント研究科長

　1983年千葉大学医学部卒業，船橋二和病院リハビリテーション科長などを経て，1997年日本福祉大学助教授，2000年8月から1年間 University of Kent at Canterbury の School of Social Policy, Sociology and Social Researchの客員研究員．2003年から教授．博士(医学)，博士(社会福祉学)，リハビリテーション科専門医．

　専門分野：医療経済・政策学，社会疫学，リハビリテーション医学
　主要著作：『健康格差社会―何が心と健康を蝕むのか』（単著，医学書院，2005年）で社会政策学会賞（奨励賞）受賞，『脳卒中リハビリテーション―早期リハからケアマネジメントまで第2版』（共編著，医歯薬出版，2006年），『検証「健康格差社会」―介護予防に向けた社会疫学的大規模調査』（編著，医学書院，2007年），『医療・福祉マネジメント―福祉社会開発に向けて』（単著，ミネルヴァ書房，2007年），『臨床医マニュアル第4版』（共編著，医歯薬出版，2008年），『当直医マニュアル2009年版』（共編著，医歯薬出版，2009年）

「医療クライシス」を超えて
―イギリスと日本の医療・介護のゆくえ

発　行	2012年3月1日　第1版第1刷Ⓒ
著　者	近藤克則（こんどうかつのり）
発行者	株式会社　医学書院
	代表取締役　金原　優
	〒113-8719　東京都文京区本郷1-28-23
	電話　03-3817-5600(社内案内)
印刷・製本	山口北州印刷

本書の複製権・翻訳権・上映権・譲渡権・公衆送信権（送信可能化権を含む）は(株)医学書院が保有します．

ISBN978-4-260-00833-4

本書を無断で複製する行為（複写，スキャン，デジタルデータ化など）は，「私的使用のための複製」など著作権法上の限られた例外を除き禁じられています．大学，病院，診療所，企業などにおいて，業務上使用する目的（診療，研究活動を含む）で上記の行為を行うことは，その使用範囲が内部的であっても，私的使用には該当せず，違法です．また私的使用に該当する場合であっても，代行業者等の第三者に依頼して上記の行為を行うことは違法となります．

JCOPY　〈㈳出版者著作権管理機構　委託出版物〉
本書の無断複写は著作権法上での例外を除き禁じられています．複写される場合は，そのつど事前に，㈳出版者著作権管理機構（電話 03-3513-6969，FAX 03-3513-6979，info@jcopy.or.jp）の許諾を得てください．

序

　前拙著『「医療費抑制の時代」を超えて—イギリスの医療・福祉改革』（医学書院，2004）では，イギリス医療の荒廃ぶりとその要因分析をした．それらと日本の実情を元に日本の医療費も抑制されすぎており，そのままでは医療荒廃を招くと指摘した．その後，日本医療が「クライシス（分岐点・危機）」にあることは誰の目にも明らかとなった．

　問題があることを指摘すること，その原因を分析することに比べると，課題克服の戦略を練ること，しかも効果があり副作用が少なく効率的でもある対策へと具体化していくことは容易でない．しかし，いま日本の医療・福祉界や社会（保障）政策を考える者が直面しているのは，「クライシス」からの脱却に向けて，まさにこれらに取り組むことである．

　本書では，前著以降に明らかとなってきた日本医療が「クライシス」の瀬戸際に立つ実態と課題を整理し，イギリスにおける医療改革のその後の展開を参考に，脱却に向けた手がかりを探る．そこから見えてきた答えは，課題解決に向けたマネジメントの強化が必要であるということだ．マネジメントに必要な課題の設定や戦略の策定，対策の具体化のための論議を建設的に進める鍵は「見える化」と「評価と説明責任」である．それなしに，現状と改革方向についての認識の共有や事実に基づいた政策形成は進まない．また，論議を深めるには，論点を明確にするための対案や原案を示すことが必要である．本書ではこの間に私が考え，データを集める仕組みの開発に取り組み，そのデータを用いて「見える化」を進めて実証し，提案してきたものをまとめて示したい．それは医療を中心に予防から福祉を含む改革の枠組みと，今や世界一の長寿国日本で重要となる介護予防，リハビリテーション，終末期ケアにおける具体例を含む．総論と各論の両面から医療・介護改革の方向と克服すべき

課題を取り上げる．そして，それらは医療と介護にとどまらず，より広い社会（保障）政策にも適応可能なものだと考えている．

第1章「医療クライシスの背景と医療制度改革に向けた3つの課題」では，日本で顕在化した「医療クライシス」をいくつかの側面から描き，その背景や原因を探る．医療制度改革で数値目標として掲げられたのが医療費水準のみであったこと．それを実現するための方法—窓口負担の引き上げ—は妥当なのか，副作用はないのかを検討する．そして「医療クライシス」からの脱却に向けて今後取り上げられるであろう3つの論点「医療費水準を上げるのか抑制を図るのか」「医療費を私的それとも公的どちらの財源で賄うのか」「財源はあるのか」などについて考え，①公的医療費拡大が必要という国民の合意形成，②そのための医療界・医師への信頼の再構築，③医療費拡大が医療の質向上につながる仕組み作り—の3つが課題として待ち受けていることを指摘する．

第2・3章では，これらの課題を乗り越えていくために必要な枠組みと戦略を考える．まず，第2章『イギリスの医療制度改革—「見える化」とマネジメントによる改革』では，1つのモデルとなるイギリスの医療制度改革について紹介し，日本への示唆を引き出したい．医療クライシスと医療改革を経験したイギリスに学ぶべきは，①医療制度改革の意志と10年単位の長期的なゴールと戦略を含む政策の形成であり，それへの支持を国民から取り付けた方法である．そのために必要だったのは，②「見える化」を進めて「評価と説明責任」を果たせる仕組みをつくることであり，③限られた資源を最大限に活かすべくマネジメントすることである．

第3章『医療・福祉の「見える化」とマネジメント』では，「見える化」とマネジメントが必要であること，そしてそれらが機能するための要件を考える．医療費や社会保障財源は，国民が納得した範囲でしか増やせない．財源を効果が大きいところに効率的に使うこと，そのために医療や介護サービス，技術システムに対する「評価と説明責任」を追求し「見える化」を進めて，限られた資源で最大の成果を生み出せるマネジメント・システムが必要である．しかし，それらは，細心の注意を持っ

て設計されなければならない．ランキングや成功報酬を安易に導入すれば，米国に例があるように健康な人を手術してまで「治療成績を上げる」ことが起きかねない．どのように「見える化」とマネジメントを進めれば機能するのか，その要件を第3章で探りたい．

　日本の保健医療福祉をはじめとする社会サービスや社会政策領域において「見える化」とマネジメントが成熟していくには，各領域におけるデータベースの構築，プログラム評価研究やサービス評価研究，マネジメント研究を担える人材育成とエビデンスの蓄積，それらを包含したマネジメント・システムの構築が必要である．その例を今後いっそう重要性が増す分野である介護予防（第4章），リハビリテーション（第5章），終末期ケア（第6章）で示す．

　第4章「介護予防と健康の社会的決定要因」では，世界に例のないチャレンジ―介護予防政策を取り上げる．介護予防事業参加者が増えず，介護予防効果が疑問視されている．評価研究によって「見える化」が進めば「その理由は何か」そして「もう1つの戦略」も見えてくる．また，WHOが総会決議で加盟国に対策を勧告した「健康の社会的決定要因」の重要性を示す実証研究の成果を紹介し，保健医療福祉における公正の視点の重要性も指摘する．

　第5章では，「リハビリテーション医療を巡る動向と課題」を述べる．要介護高齢者の最大の原因である脳卒中を中心に，訓練量やリハビリテーション科専門医の関与などと治療成績の関連が見られる一方で，回復期リハビリテーション病棟による効果は確認できないことなど，医療サービス評価研究で明らかとなったことを紹介する．そして今後もこのような実証研究や医療の質のモニタリングを継続的に進めるために開発してきた多施設参加型のリハビリテーション患者データベースを用いた「見える化」とマネジメントのためのシステム開発のプロセスや課題なども紹介する．

　第6章「エンド・オブ・ライフケア」では，世界に先駆けて超高齢社会となった日本が，これから向かう「多死社会」の課題を考える．年間死亡者数は，2000年の約100万人から，2040年には約166万人に達する

と推計されている．調べてみると在宅死が必ずしも質が高いとは限らない．どこで最期を迎えても，質の高い終末期とするために今から準備すべきことは何か．医療と福祉が連携して終末期に至るまでのケアの質を高める4条件などを示したい．

　以上の検討を踏まえ，最終章の第7章では，「評価と説明責任」と「マネジメント」の時代に向けた課題を整理する．医療・福祉界が現場の危機的状況を訴えても，それだけでは道は開けない．クライシスからの脱却に必要な（第1章で述べた）3つの課題を乗り越えるために，医療・福祉界が取り組むべきことは何かを考える．今まで以上に国民に向けて社会保障拡大の必要性を説明し理解してもらわなければならない．また社会保障費の配分のあり方などの大枠についての医療・福祉界内部での合意形成，さらに医療・福祉の実情を知る者が声をあげ，具体的な政策を練り上げていくプロセスも必要である．その試みの1つとして，本書で扱った高齢者の医療・介護の領域における「日本版NSF（National Service Framework）」の素案を示す．

　本書が1つの呼び水となって，ミクロ（臨床）・メゾ（プログラム）・マクロ（政策）のすべてのレベルにおける「見える化」と，見えてきた課題や現実を踏まえた改革の戦略形成，モニタリングシステムの開発，そしてそれらを活用したマネジメントの強化が進むことを願っている．

　本書の出版までにお世話になった多くの方達に深謝します．特に，実証研究の数々は，初出一覧に示した共同研究者のご協力と研究助成なしにはできなかったものばかりです．
　第3および6章は，文部科学省平成の19～21年度学術フロンティア推進事業（私立大学学術研究高度化推進事業）「地域ケア推進のための政策空間の形成とボトムアップ評価に関する研究」（代表者平野隆之教授），ならびに平成15～19年度21世紀COEプログラム「福祉社会開発の政策科学形成へのアジア拠点」（拠点リーダー二木立教授）の成果を踏まえています．第4章は，日本学術振興会の平成18～21年度科学研究費補助

金基盤研究（B）「介護予防に向けた社会疫学研究—健康寿命をエンドポイントとする大規模コホート研究」（主任研究者近藤克則），文部科学省の平成21〜23年度私立大学戦略的研究基盤形成支援事業大学「Well-being（幸福・健康）な社会づくりに向けた社会疫学研究とその応用」（研究代表者近藤克則），平成22〜23年度厚生労働科学研究費補助金（長寿科学総合研究事業）「介護保険の総合的政策評価ベンチマーク・システムの開発」（H22-長寿-指定-008，研究代表者近藤克則），第5章は，平成19〜21年度厚生労働科学研究費補助金（H19-長寿-一般-028）「リハビリテーション患者データバンク（DB）の開発」（研究代表者近藤克則）などの研究助成と二木・平野先生をはじめとする研究組織の先生方との共同作業による成果です．

　また，これらを元にした論考は，多くの学会や雑誌などから発表の機会をいただいたことで書きためることができました．論文初出一覧を掲げ転載を許諾して下さったことに感謝します．

　最後に，前拙著に続き出版を引きうけて下さった医学書院，特に編集を担当し辛抱づよく支えて下さった大橋尚彦氏には大変お世話になりました．記して感謝します．

2011年11月

近藤克則

目次

序 iii

第1章 医療クライシスの背景と医療制度改革に向けた3つの課題 1

1 「医療費抑制」に偏した改革の目標・方法に妥当性はあるか 2
2 医療費抑制による医療現場の荒廃 14
3 「健康格差社会」日本 31
4 「医療クライシス」からの脱却に向けた3つの論点 39
5 公的医療費拡大に向けた3つの課題 45

第2章 イギリスの医療制度改革——「見える化」とマネジメントによる改革 55

1 イギリスの医療改革から何を学ぶのか 56
2 ニューレイバーによるNHS改革の理念と特徴
   ——New Public Managementの新段階 62
3 イギリスの医療荒廃とブレア政権による改革 78
4 イギリスの医療・福祉改革における質を高める仕組み 83
5 イギリスにおける医療政策の決定プロセス 96
6 2000年以降のブレア政権によるNHS改革への評価 104

7 ブラウン政権下の医療制度改革 ·· 109
8 日本への示唆 ··· 118

第3章
医療・福祉の「見える化」とマネジメント ·· 131

1 医療・福祉の大きな流れをどう見るか？ ···································· 134
2 医療・ケアの質向上とP4P ··· 136
3 効果の「見える化」
　　——evidence based medicine（EBM）と大規模データベース ········· 142
4 「見える化」とマネジメントを進めるための5つの視点 ······················ 153

第4章
介護予防と健康の社会的決定要因 ·· 161

1 介護予防政策の概要と現状，そして課題 ···································· 162
2 検証「健康格差社会」——AGESプロジェクトからの示唆 ··················· 172
3 健康の社会的決定要因と社会疫学 ·· 182
4 「もう1つの戦略」立案に向けて ··· 188

第5章
リハビリテーション医療を巡る動向と課題 ·· 197

1 リハビリテーションを巡る動向 ·· 198

- **2** より効果的なリハビリテーションを目指した実証研究事例 ……………… 204
- **3** 回復期リハビリテーション病棟の光と影 ……………………………………… 213
- **4** データバンクの開発 …………………………………………………………………… 222
- **5** リハ医療の残された課題 ……………………………………………………………… 230

第6章

エンド・オブ・ライフケア ……………………………………………………………… 237

- **1** 終末期ケアの現状 …………………………………………………………………… 238
- **2** 質の高い終末期ケアのマネジメントに向けて …………………………………… 254
- **3** マネジメント教育・多職種連携教育（IPE）の必要性 ……………………………… 265
- **4** まとめ——エンド・オブ・ライフケアの課題 …………………………………… 266

第7章

「評価と説明責任」と
「マネジメント」の時代に向けて ………………………………………………… 273

- **1** 医療・福祉界の課題 ………………………………………………………………… 275
- **2** 高齢者医療・福祉改革の課題と戦略——日本版 NSF 策定に向けて ………… 284

あとがき ……………………………………………………………………………………… 301
初出一覧 ……………………………………………………………………………………… 306
索引 …………………………………………………………………………………………… 307

column

- 円——ポンドの為替レート ……………………………………………………………… 79
- キャメロン政権のNHS改革 …………………………………………………………… 116
- 無作為化臨床（対照比較）試験（randomized clinical/controlled trial, RCT） ……… 143
- 偽薬（プラセーボ）・二重盲検化（double blind）RCT ……………………………… 144
- システマティック（体系的）レビューとメタ分析 …………………………………… 144
- データバンクとは ……………………………………………………………………… 147
- データベースとデータマネジメント・システム ……………………………………… 151
- 医療において脳卒中が占める位置 …………………………………………………… 205
- 介護において脳卒中が占める位置 …………………………………………………… 205
- 用語の違いは？——終末期ケア，ホスピス・緩和ケア，エンド・オブ・ライフケア … 239
- MDS-PC（Palliative Care）で評価した終末期ケアの質 ……………………………… 257
- 多職種連携教育（IPE） ………………………………………………………………… 265
- 日本福祉大学　終末期ケア研究会10年の歩み ……………………………………… 268
- イギリスのホスピス・緩和ケア・プログラム ………………………………………… 271
- いったい誰が10年後の医療のことを考えているのか？ ……………………………… 283
- 1人の待ち時間は約5分 ………………………………………………………………… 288
- エビデンスでは決まらない．利害が決める？ ………………………………………… 298

第1章

医療クライシスの背景と医療制度改革に向けた3つの課題

Summary

　2006年度の医療制度構造改革案を審議していた衆議院厚生労働委員会において，私は参考人として発言する機会を得た．そこでは，改革の目標・方法の妥当性に疑問があること，そしてそれによってもたらされる副作用の面から見て，それが日本医療の荒廃を招く危険性を指摘した．その後，私の危惧は的中してしまった．

　日本で顕在化した医療危機の根底には，その医療費水準が先進7か国で最低レベルに抑えられてきたことがある．それにもかかわらず，医療費の伸びをさらに抑制するという目標が妥当といえるのか．またそのために，患者の医療費自己負担を引き上げるなどの方法は妥当なのか．第1節では，それらを検討する．

　第1節の論拠として，第2節では医療現場の荒廃ぶりを，第3節では「健康格差社会」日本を粗描する．第4節では「医療クライシス」からの脱却に向けて今後取り上げられるであろう3つの論点「医療費水準を上げるのか否か」「医療費を私的あるいは公的財源のどちらで賄うのか」「財源はあるのか」について考える．日本でも医療費拡大は避けがたいと考えられるが，その方法には米国（自己負担拡大）型とイギリス（公的医療費拡大）型という2つの道がある．両国の経験に学ぶと，今後日本が取るべき改革の方向は，これ以上

の自己負担の拡大ではなくイギリス型の公的医療費拡大である．ただし，イギリスの経験をみると，それに向けて乗り越えるべき3つの課題がある．それら—❶公的医療費拡大が必要という国民の合意形成，❷そのための医療界・医師への信頼の再構築，❸医療費拡大が医療の質向上につながる仕組み作り—の3つの課題について第5節で述べる．

　これらの課題を乗り越えるために必要になるのが，第2章以降で展開する「見える化」と「マネジメント」の強化である．

1.「医療費抑制」に偏した改革の目標・方法に妥当性はあるか

　2006年度の国会で可決成立した医療制度改革関連法は，舛添厚生労働大臣（当時）が「国民皆保険制度創設以来の大改革」（厚生労働白書平成19年版）とよんだ改革である．この大改革法案が衆議院厚生労働委員会で審議されていた2006年4月25日，私はその席にいた．政府提出の医療制度改革関連法案に対し参考人の一人としてよばれ意見陳述を行う機会を与えられたからだ．私は，当時の日本医療の状況や他の国における医療制度改革の経験をもとに，その目標，方法，副作用の面からみて，その妥当性に大きな疑いがあると主張した．以下は，その論旨をもとに，当日は時間の制約のために触れられなかった根拠を加えたものである．

　2006年の医療制度改革に向けた論議の中で，政府は，医療費抑制の数値目標まで掲げてそれが中心的課題であることを示した．大きな財政赤字があるのだから，医療費を効率的に使うことを追求すべき時代だと私も思う．しかし，医療には，それと同じくらい重要で，バランスを取るべき複数の基準・目標がある．それは，医療の安全を含む「質」を高

めることであり，必要な人に必要な医療が提供される「公正・公平」の実現である[1]．

これらのバランスを欠いた，医療費抑制に偏重した改革は，医療の現場を荒廃させ，患者・国民から安心を奪う．私がそう考える根拠を，3点に絞って意見を述べる．第1は，医療費抑制という「目標」は果たして妥当なのか．第2に，医療費抑制の「方法」として，導入が決まった高齢者の自己負担増加と生活習慣病対策は，果たして医療費抑制の効果を期待できるものなのか．第3には，既に日本も「健康格差社会」[2,3]になっており，それを助長する「副作用」を考えなくてよいのか，という3点である．

「医療費抑制」という「目標」は妥当か

医療費抑制という目標が果たして妥当なのか，筆者は，大いに疑問に思っている．その判断根拠は，大きくは日本国内の医療を巡る状況と国際的な経験の2つである．

医療費抑制による日本医療の歪み

まずは，国内ですでに顕在化している医療費抑制による歪みから述べる．

第1に，医療の安全の問題である．連日のように報道されている医療事故に国民は不安を強めている．果たして，その対策は十分なされているのであろうか．確かに，リスクマネジメントに取り組むように診療報酬による誘導が導入されている．しかし，医療費を増やさず配分を変えるだけで，国による体系的な技術支援もなしに現場の努力で，そして医師・看護師の人手を増やさずにできることには限度がある．

第2に，医療の安全ともつながる，情報化投資の遅れである．

他の先進国からの報告も含め，医療事故で最も多いのは「処方ミス」である[4]．処方ミスを防ぐのに有効とのエビデンスが存在する対策がある．それは，コンピュータにより処方内容をチェックすることである．日本

で，オーダリングシステムを導入しようとすると，1床当たりおよそ100万円が相場といわれている．つまり，100床あたり1億円の情報化投資が必要である．厚生労働省も，情報化についての整備目標を掲げているが，その達成は危ぶまれている．その理由は，国の支援策が，一部補助金にとどまり，多くの病院にとって，経営的にみれば費用に見合うものではないからである．

国は，産業政策として情報分野を重視する戦略を掲げている．一方，医療分野での取り組みは遅れている．しかも，情報化投資をすれば，医療の安全が高まることがわかっている．であれば，国家戦略の実現と国民のニーズの高い「医療の安全性」を高めるために，医療分野への情報化投資をもっと増やすべきではないか．ただし，100万床の情報化には，およそ1兆円の医療費の上乗せが必要である．

第3に，医師・看護師を代表とする人手不足である．国民は「安全性を高めてほしい」という願いの他に，「話を聞いて欲しい」「説明を丁寧にして欲しい」とも願っている．これらの願いに機械化で応えることは難しい．どうしても対面になるから，人手が必要となる．現場の医師，看護師は努力している．勤務医を中心に長時間労働など，厳しい労働実態がある．厚生労働省の「医師の需給に関する検討会」(2006年2月8日)の調査 (n＝5,983人) でも，週に66.4時間も働いている[5]．労働基準法の定める労働時間は，週に40時間なので，週に26時間，月に100時間以上，年に1,200時間以上も残業している．「大臣告示」による残業時間の上限は1週間で15時間，1か月45時間，1年で360時間である．日本の平均的な病院常勤医は，1年に約900時間も労働基準法の上限を超えて働いている．もう限界である．医師が自分の生活を守ろうとしたとたん医療は崩壊する．そして医師の増員をするには，やはり医療費の拡大が必要である．給与の大幅カットをすればよいという声もあるが，それを発表したとたん，医師たちの士気は低下し，やはり医療は崩壊する危険が高い（日本医療の現場の荒廃ぶりについては，本章2節参照）．

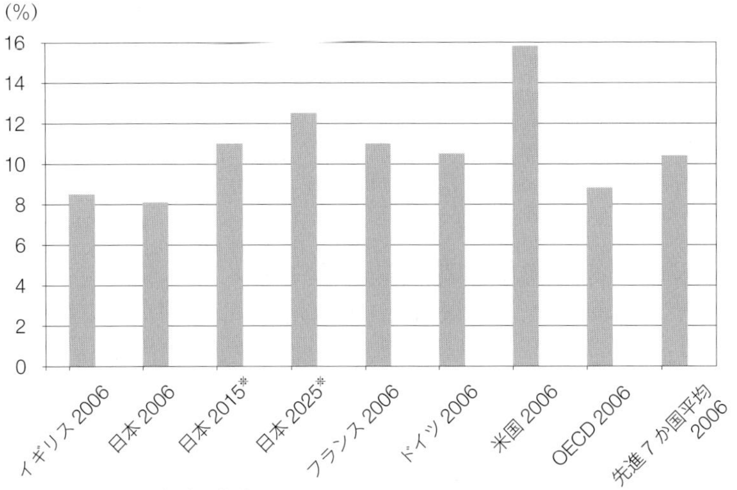

(%)
16
14
12
10
8
6
4
2
0
イギリス 2006
日本 2006
日本 2015※
日本 2025※
フランス 2006
ドイツ 2006
米国 2006
OECD 2006
先進7か国平均 2006

※抑制しなかった場合の数値

図 1-1　医療費（GDP 比）の国際比較（OECD Health Data, 2011）

国際比較の視点から

次に，国際比較の視点から，医療費抑制という「目標」が妥当とはいえない根拠を述べる．

第1に，医師数の国際比較である．WHO（世界保健機関）によれば，世界約190か国の中で日本の人口当たりの医師数は現在63位である[6]．OECD（経済協力開発機構）によれば，先進7か国の中では，イギリス・カナダなどと並んで医師数が少ない国の1つである[7]．政府は，医療費を抑えるために医師数を抑え続けてきた．その方針を変えないというのなら，医学の専門分化や患者・国民の要求水準の高まりに応え，医師が労働基準法を守っても，先進国の中で日本だけ，少ない医師数と医療費で，現場がやっていけるという根拠と戦略を示してほしい（本章2節で述べるように，その後政府は，医師数増加へと方針転換した）．

第2に，日本だけをみていると日本の医療費水準は高いように感じるが，国際比較の視点でみると実は低い（**図1-1**）．

日本のGDP（国内総生産）比の医療費水準はOECD 30か国の平均を下

回っている[7]．厚労省が出している推計値では，医療費が増えてこのままでは持続不可能であるかのような雰囲気だ．しかし，医療費を抑制しない場合ですら，日本の2015年の推計値は，2006年現在のドイツの水準よりも低い．さらに，2025年に，GDPの12％を超えたら国が滅びるような話になっているが，これは現在の米国よりも低い水準である．

他の先進国による医療制度改革の経験から学ぶ

　第3に，日本よりも医療費が低かった国，イギリスで医療が荒廃した経験である．すでに拙著『『医療費抑制の時代』を超えて』[1]で紹介し，本書の第2章1節でも触れるので，ここでは「待機者リスト」の例にとどめる．例えば，救命救急センターを訪れ医師が診て入院が必要だと判断した救急患者ですら，入院できるまでに3時間半の待機時間があった．しかも，これには診察の待ち時間は入っていない．専門医療では入院待機者がなんと130万人，手術を1年半待っている人が200人という状況にまで陥った．人口あたりの医師，看護師数は日本と同水準だから，その士気が下がれば，日本でもこういう事態を招きうる（追記：2006年当時は遠慮がちにこう表現したが，その後日本でも，都市部であっても病棟閉鎖や麻酔科医不足による手術件数の制限，小児科・産婦人科の診療科閉鎖，受け入れ先がみつからず妊産婦が死亡するなどの問題が次々と顕在化した．詳しくは本章2節参照）．

　このような状況に至って，イギリスの国会でもさすがに大問題になった．論議の結果，世界の他の先進国に比べ異常に抑え過ぎた医療費が主因であると認識が広がった．そして，日本では想像もできないが，医療費を5年間で1.5倍にするという医療改革にイギリスは取り組んだ（その改革の詳しい内容については第2章参照）．

　カナダも同じような状況を経験し，医療費を増やす道を選んだ[1]．日本よりも医療費水準が高いにもかかわらずに，である．他の先進国では，むしろ医療費を増やす形で必要な投資をし，質を高めつつ効率を高めるという医療改革をしている．日本だけが世界の流れに逆行している．

　では英国は医療費を増やして状況がよくなったか．一部で改善はみられるものの，2005年でも待機者がまだ80万人残っていた．なぜ回復し

ないのか．かの有名な医学雑誌『ランセット』の巻頭言は，次のように述べている．「政治家たちは，医師の士気の問題を軽視している」と[8]．いったん医療現場の士気が崩壊したら，それを取り戻すのには膨大な費用と時間が必要だということを，イギリスの経験に学ぶべきである．

　日本の医療現場の士気は，かろうじて保たれてきたが，もう限界である．病院医師の集団退職による病棟閉鎖[9]など，すでに士気の低下を示す兆候が出はじめている．それでも医療費を抑制するのが妥当とする根拠を是非示していただきたい．

　第4に，OECDに加盟する先進国30か国の経験である．医療制度改革は先進国共通の関心である．いろいろな国の医療制度改革の経験をまとめた『世界の医療制度改革』[10]というレポートが2004年にOECDから出されている．その19，20頁にこう書かれている．医療の価格や賃金，つまり医療費を低く抑えると，第1に，費用削減による医療の質の低下を招く．第2に，人材の確保，離職防止が困難になる．第3に，サービス，革新的医薬品の供給不足に陥る．これが国際的な経験則である．今(2006年)，国会議員のみなさんが，採択しようとしている医療制度改革関連法案は，このような事態を招くリスクが高い．後年，予想がつかなかったといわないで欲しい．他の国々の経験が，こうしてまとめられており，しかも，本日参考人(である私の)意見陳述で，そのことを知ったのだから．それでも医療費抑制という目標が妥当なのか，判断していただきたい．

自己負担増やメタボ対策が医療費削減につながるか

自己負担増は公的医療費の削減にはつながらない

　次に，医療費抑制の「方法」―自己負担増と生活習慣病予防対策―の効果についての疑問である．

　医療費抑制には，副作用が大きいと主張すると，「公的医療費だけ減らせばよい．米国のように，自己負担部分を増やして，医療費総額は増やしてもいいじゃないか」と言う人がいる．しかし，先のレポート[10]

自己負担額が大きくなる
↓
貧しい患者は治療費を払えなくなる
↓
すると患者は捨てられる

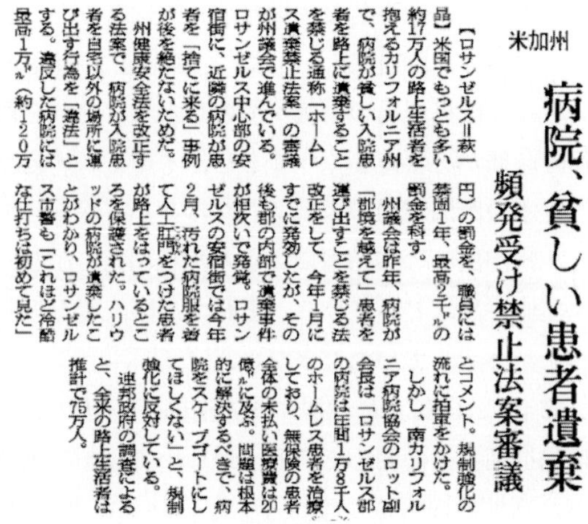

米加州
病院，貧しい患者遺棄
頻発受け禁止法案審議

【ロサンゼルス＝萩一】米国でもっとも多い約17万人の路上生活者を抱えるカリフォルニア州で，病院が貧しい入院患者を路上に遺棄することを禁じる通称「ホームレス遺棄禁止法案」の審議が州議会で進んでいる。ロサンゼルス中心部の安宿街に，近隣の病院が患者が後を絶たないとして，事例が相次いだ。その後州議会の協力を得て，病院側が人工呼吸器をつけた患者を路上に放置しているところを目撃された。汚れた病院衣をつけた患者が路上をはっているところを「遊法」ととらわかり，「これほど冷酷な仕打ちは初めて見た」

円の罰金に，禁固1年，最高で5ヵ月，とコメント。規制強化の流れに指摘をかけた。しかし，南カリフォルニア病院協会のロット副会長は「ロサンゼルス郡の病院は圧倒的1万人を越えており，無保険の患者など全体の未払い医療費は20億ドルに及ぶ。問題は根本的に解決するよりも，病院をスケープゴートにしてほしくない」と，規制強化に反対している。逆都政府の調査による，米国の路上生活者は推計で75万人。

図1-2　アメリカでは患者遺棄禁止法（朝日新聞 2007年4月11日朝刊）

には，次のことも書かれていることを知るべきである．

　患者の自己負担増は，短期的には効果があるようにみえても，意外なことに，長期的にみると，「公的医療費の削減にはつながらない可能性が高い」[10]というのが国際的な経験である．なぜか．その理由は，立場の弱い人たち，例えば低所得者に対して「医療を受けるな」とは，先進国であればさすがにいえない．すると自己負担ができない人たちにも，最低限の保障を，公的な財源ですることになる．自己負担を増やせば，それを払えない人たちは増える．それを公的に補う結果，公的な医療費は増えるのである．

　その例が，米国である．保険に入っていない人が4,000万人以上いる．自己負担できず経済的に破綻した低所得者の人たちのコストは結局公費で全額みている．その結果，国民皆保険でない米国のほうが，医療費が高いこともあってGDPに占める公的医療費（税＋社会保険料）に限っても，意外なことに日本以上に大きいのである[11]．また，米国では医療費を自己負担できない患者を遺棄（置き去りに）することまで起きている（図1-2）．これについては，本章4節で紹介しよう．

朝日新聞　2006年（平成18年）4月9日　日曜日　44713号　（日刊）

© 朝日新聞社 2006年
発行所 大阪市北区中之島3丁目2番4号 〒530-8211
朝日新聞大阪本社
電話 06-6231-0131

治療代未払い急増

低所得者・負担増響く

公立病院 平均3300万円

3年で1000万円増

248施設本社調査

都道府県と政令指定都市が運営する全国248の公立病院で、患者から支払われていない治療代（未収金）が昨年3月末で1病院あたり約3300万円に上っていることが、朝日新聞社の調査で分かった。過去3年間で1病院あたり1千万円も増え、1億円を超える病院もあった。自治体の多くが低所得者の増加と医療費の自己負担引き上げが原因と回答。03年度のサラリーマン本人の負担増など、国の医療制度改革も未収金急増に追い打ちをかけた格好だ。病院経営の圧迫要因にもなりかねず、各自治体とも対策に苦慮している。（永田豊隆）

＝38・39面に関係記事

計62自治体に質問票を郵送し、1年以上未払いの治療代などを尋ねた。61自治体が回答した。

この結果、未収金の総額は昨年3月末で80億7686万円。1病院あたりでは、02年3月末に2250万円だったが、03年2650万円、04年2941万円、05年3256万円になっていた。

病床数や開設診療科などによって病院ごとのばらつきはあるが、自治体ごとに1病院平均をみると、沖縄県（病院数7）は1億3093万円、仙台市（同1）は1億7862万円、札幌市（同1）は1億3860万円。

一方、北海道（同9）は839万円、福岡県（同5）は77… 熊本県（同1）… だった。

未収になるケースとしては、… や入院、救急… 時の入院など… た。

「国民健康保… 納で保険証を… ず、保険適用… て、いったん全… なければならな… 払いも目立つ… 自治体もあった… 未収金発生の…

1病院あたり未収金額の推移（各年とも3月末時点）

（万円）3400 / 3200 / 3000 / 2800 / 2600 / 2400 / 2200 / 2000 / 0

02年　03　04　05

医療制度改革による負担増

03年4月～ サラリーマン本人負担2割から3割に引き上げ

02年10月～ 高齢者1割負担を徹底、高額療養費で自己負担の上限額を引き上げ

01年1月～ 高齢者1割負担を導入、高額療養費制度改定で医療費の一定額超過1%分を負担に上乗せ

近藤克則・（医療経済・… 患者のモラル… の甘さだけで… 増加だ。生活… フティーネッ…

紙面から
3 ネット
11 ガンバ
37 列島
39 航空機
19 20 21 22

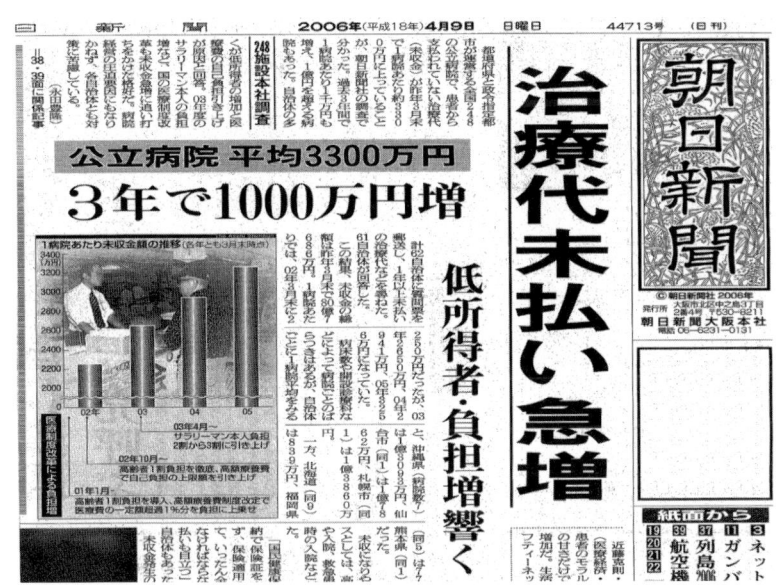

図 1-3　急増する治療代未払い（朝日新聞 2006 年 4 月 9 日朝刊）

自己負担増のもたらすもの

日本では低所得者が医療にかかりにくい問題は起きていないのか．朝日新聞（2006年4月9日）のトップを飾った（**図1-3**）ように，公立病院では，1年以上未払いである治療代の額が，一病院あたり2002年3月末の2,250万円から2005年には3,256万円に増えている．3年間で1.5倍である．NHKの調査で，その後も増え続けていることが報じられた．

今後，さらに自己負担が増えれば，この未払い額が増える．公的病院の場合には，赤字部分は結局税金で補填することになる．だから，自己負担額を増やすことで公的医療費が減るとは限らない．これが国際的な経験で，すでにわかっていることである．

自己負担が全くない状態から1割にする程度なら悪影響は少ないかもしれない．しかし，これも意外なことに，国内総医療費支出に占める自己負担割合は，すでに日本のほうが米国よりも高い[12)]．保険診療部分の自己負担割合は3割でも，差額ベッド代など保険外負担が，1か月に10

万円以上になる場合もあるからだ．保険外負担を含む実質の負担額を考えると，すでに（国民皆保険制度がない）米国以上の負担割合になっている．しかもこの数値は，2000年頃の数値で，その後，高齢者もサラリーマンも自己負担割合が引き上げられている．このような状態から，さらに自己負担を引き上げるのが，今回（2006年）の法案である．先のOECD[10]，そしてWHOや世界銀行のレポート[13]でも，自己負担を増やすと「不要な医療費も減るが，必要な医療も減る」とある．特に，低所得層で，必要な医療が抑制される悪影響が出やすいとも指摘されている．今回の自己負担額の拡大策が，不要な受診だけを抑制して，必要な受診は抑制しないという仕組みが，法案のどこにあるのか教えて欲しい．

生活習慣病予防で医療費は抑制できるか

生活習慣病予防で，医療費が抑制されるかどうかも疑問である．理由は3つある．

1つは，健康教育を中心とする取り組みによる予防の効果そのものへの疑問である．世界中のエビデンスを集めてみると，これまた意外なことに，健康教育などの効果は，短期的には認められているが，6か月以上の長期的効果となると確認されていない[14]．イギリスBBCは，有効だとするエビデンスのないまま行われている健康教育キャンペーンのことを「ムダなキャンペーン」[15]と小見出しをつけて報じたほどだ．日本でも，「健康日本21」の中間評価でみても，目標に近づくどころか，むしろ悪化した項目が3割近くもあった[16]．

もう1つは，生活習慣病の原因は，成人期の生活習慣だけではないことである．今話題のメタボリック・シンドロームも生活習慣だけでなく，職業性ストレスが影響していることが示されている[17]．また，成人期の生活習慣だけでなく，出生時体重や小児期・青年期の因子が，成人期の健康に影響することもわかってきている[18]．これらの点については，本章3節と第4章で，詳しく述べよう．

3つめに，仮に予防に成功しても，生涯医療費でみると，医療費が減るとは限らないことである．長生きした分，その間に飲み続ける薬代や

健診費用などが増える．さらに老人医療費のおよそ1割を占める終末期医療費は，予防に成功してもなくならない．

以上，自己負担増と生活習慣病予防対策という医療費抑制の「方法」で，果たして医療費が抑制できるのか，その根拠はかなり怪しい．かえって公的医療費が増える可能性もある．しかも，受診抑制などをもたらしたら，いったい何のための改革なのか．

日本は既に「健康格差社会」―制度改革の「副作用」

最後に，制度改革による「副作用」についてである．全閣僚と厚生労働委員の国会議員に送った拙著『健康格差社会―何が心と健康を蝕むのか』[2]で示したように，日本は既に「健康格差社会」になっている．高齢者の要介護認定割合もうつ状態も，高所得層に比べ低所得者で5倍も多い．また，社会格差が拡大すると，いわゆる「勝ち組」も含めた国民全体の健康状態が悪化する可能性も指摘されている[19]．今回の低所得者に（多少配慮されているとはいえ）より多くの負担を強いる制度改革は，格差を助長するという「副作用」ももっている（本章3節，第4章参照）．

大きな進路選択―目指すべきは米国型か，ヨーロッパ型か

今問われているのは，日本は，次の2つの道のどちらを目指すのかという選択である．

1つは米国型で，「医療はサービス商品．お金持ちが良いサービスを買えて当たり前．貧乏人は安いもので我慢しろ」と考えて，医療における貧富の格差を積極的に認める社会である．

もう1つはヨーロッパ型で「医療や健康は人権．だから貧富でいのちの格差を認めるべきではない」という社会である．「健康格差」についても，それを放置すべきでないとヨーロッパ連合（EU）レベルで論議され，総合的な対策を出している国も複数ある[20]（第4章参照）．

日本が，米国型とヨーロッパ型のどちらを目指すのか，その選択肢を

国民に示し，問いかけ，よく考えてもらうべきだ．日本の世論は，どちらを支持しているか．内閣府の調査（2005年10月）でも，社会保障について「負担を増やさないため水準低下もやむを得ない」は22％に対し，「負担が増えても現在の水準を維持すべきだ」44％，「負担が増えても拡充を図るべきだ」も22％と，社会保障の維持・拡充派，そのための負担増容認派が，実は半分を超えている．このような世論があることを踏まえて，政策選択をすべきである．

医療の質，公正さの目標とモニタリングを

　医療政策には，経済的な評価，効率だけでなく，医療の質や安全性，そして公正・公平性も重要である．しかし，今回の改革論議の中で数値目標が明示されているのは医療費抑制だけである．なぜ医療の質に関する目標，あるいはヨーロッパの国々のように健康格差の是正に関する目標を掲げないのか（第2章，第4章参照）．

　例えば，医療事故の件数や医療従事者の時間外労働である．研修医の4割がうつ状態で働いている（朝日新聞2004年2月22日），長時間労働している医師の注意力は飲酒運転と同水準という報告もある．これでは医療事故が起きても不思議でない．飲酒運転が禁じられているのに，なぜ医師の長時間労働は禁じられないのか．医療の質に関する目標を掲げこれらをモニタリングすべきだ．

　もう1つは公正・公平である．ヨーロッパの国々では社会階層別の死亡率のデータを政府が発表している．日本では公表されておらず，研究者へのデータの提供には制約が多く，実態の把握すら遅れている．自己負担の増加で，低所得者の受診抑制が増えないか．このような公正，公平についてもモニタリングが可能な環境を整備すべきではないか．

　医療費の0.1％でも構わない．財源を確保して，医療制度改革の影響を，光の面も影の面も含めて総合的に評価する仕組みを作るべきだ．これらは，1人の医師や研究者，1つの病院や大学でできることではない．国の仕事だ．

まとめ

　医療費抑制という「目標」と，その「方法」，そして「副作用」という3点について述べてきた．

　現在の日本の医療現場の荒廃ぶり，そして国際比較の視点からみて，すでに医療費は抑制し過ぎである．OECDが指摘するように，医療費抑制は医療の質を低下させる危険が極めて高い．つまり，「目標」の妥当性に疑問がある．

　「方法」についても，自己負担の増加は，公的医療費をかえって増やす危険すらあり，必要な医療まで抑制してしまうというのが国際経験である．また，保健指導のみによる生活習慣病予防が有効というエビデンスは乏しく，「健康日本21」の中間評価でも多くの健康指標で悪化が見られており，効果があるとしても医療費の抑制にはつながらない可能性がある．つまり「方法」の妥当性にも疑問がある．

　さらに，日本もすでに「健康格差社会」である．米国よりも実質自己負担割合が高い水準から，さらに自己負担を増やせば，低所得者の受診を抑制し，さらに健康格差という「副作用」を助長する危険が高い．これは，「健康格差」を是正しようとするヨーロッパの国々やWHOの動きと逆行する改革である．

　「目標」，「方法」，「副作用」すべての面で，国際的な経験に反し，効果があるというエビデンスもないこと，つまり世界に例のないことにチャレンジする改革である．根拠や前例がないにもかかわらず，それが成功するであろうというのであれば，その理論や戦略を示してほしい．それができないのなら，せめて医療費抑制目標だけでなく，医療の質，健康格差，公正などに関する目標も掲げ，モニタリングすべきだ．そして，もし思わしくない結果が出てきたときには，早く気づいて軌道修正できるような仕組みを作るべきである．

　追記　なお医療制度改革関連法は，その後2006年6月14日に成立し，同法に基づく改革が進められた．2008年4月に導入された後期高齢者医療制度

では，高齢者の不満が噴き出して，自己負担の減免など多くの手直しがされた．それにとどまらず，政権交代がおき，民主党が廃止する方針を掲げることになった．

2. 医療費抑制による医療現場の荒廃

　日本のGDP比医療費の水準が，先進国の中で低いのは事実である．これ自体では，それが一概に悪いこととはいえない．なぜなら医療費水準が低くてもマネジメントがうまくいっていて，問題が起きていないのならば，効率が良いことを意味する．その場合には，むしろ誇るべきことである．

　しかし，医療法に定められた標準に欠けるという標欠病院が，今も約10％はある．しかも，この標準を定めた医療法は60年以上も前，昭和23年（1948年）に制定されたものである．人員配置標準の遵守率をみると，制定後50年経った1998年にまだ64％であり，2005年にようやく83.8％だという．こんなに時間がかかるのであれば，偏在を考慮しても医師不足というべきではないか．果たして医療費を増やさなくても，その配分の見直しで対応できる範囲なのか，それともイギリスがそうしたように，医師数や医療費の拡大を考えざるを得ない状況なのか，それを判断する1つの材料は，医療現場にある．日本の医療現場には，果たして，まだ余裕や無駄が一杯あるのか，いくつかの面からみてみよう．

　ここで取り上げるのは，❶医師不足問題，❷看護師のうつ状態，❸削減対象とされた療養病床，そして❹無駄な受診を減らすためと拡大された患者の自己負担額引き上げを巡る問題である．

医師不足問題

　医師不足によってもたらされている医師の長時間労働は，労働基準法に違反している水準である．それは「過酷なもの」といってもよい[21,22]．

労働基準法では，労働時間は週に40時間までと定められている．これを超える時間外労働にも限度時間があり，厚生労働大臣告示で，1週間あたりだと15時間と定められている．もし，これが4週間続けば4週で60時間，年(52週)で780時間となる．しかし，1週間15時間というのは，特別に忙しい1週間に限った話である．それが続けば労働者を守れないとして，月あたりでは45時間，1年なら360時間という限度時間が別に示されている．つまり，医師のような忙しさにあまり季節変動がない職種の場合，1週間あたり15時間までではなく，360時間を52週で割った7時間弱が1週あたりの時間外労働の上限となる．これと所定内労働時間40時間を足した47時間が，週あたりの労働時間の上限時間である．

　では勤務医は，実際にはどれくらい働いているのであろうか．大阪府医師会が行った調査[23]によれば，68.8%の勤務医たちが週60時間以上働いていた．厚生労働省「医師の需給に関する検討会」による労働実態調査でも，勤務医の平均労働時間は週63時間であった[24]．週あたりの平均労働時間である63時間から，上述の労働基準法の上限時間47時間を引くと，63－47＝16時間となる．これを52倍して1年あたりにすると，およそ832時間の超過労働である．これは土日も1日8時間働いたとしても104日分，ちょうど1年間のすべての週末の土・日も8時間働いている計算になる．

　さらに国立大学病院の研修医を対象とした調査では，1週間に約92時間も働いていたという[25]．勤務医の平均より，さらに30時間も多い．研修医の場合には，土・日に加え祝日も含め，1日13時間働いている計算になる．それらの結果，日本では死んでしまうまで働く研修医が実際にいた．過去の過労死裁判，医師の例でいうと，週73時間以上働いていたケースが過労死と認められている．つまり平均的な研修医ですら，すでに過労死と認められる水準にあるのだ．医師と同じように命を預かる仕事といわれているパイロットの例をみると，月に85時間だそうである[26]．うっかりすると92時間と85時間では「大差ない」と勘違いしそうな数字である．しかし，研修医は「週に」92時間，パイロットは「月に」85時間だから4.3倍も多く働いている．米国の研究で，週に90

時間以上働いている研修医と，酒を飲ませた比較対照群とで注意力を比較した研究がある[27]．すると呼び出しが多かった研修医たちの注意力は飲酒した状態と同じだったという．飲酒運転は，禁じられ罰せられるのだが，医師たちの長時間労働の実態は，放置されている．

日本の患者も大変だ．診てもらう医師が，飲酒運転と同じ程に注意力が落ちていないか，患者の側が「診断」しながらでないと，安心して診てもらえない状態なのだから．

低下する士気・過労死

イギリスと同水準の医療費抑制政策のもとでも，数年前まで日本医療が荒廃を免れてきたのは，医療従事者の長時間労働とそれを支える士気の高さであった．しかし，それも限界に達し，医師たちの士気低下が始まっている．データを紹介したような長時間労働にさらされれば，士気は低下し，うつ状態が増え，やがて過労死が生じても不思議ではない[26,28]．中堅である大学病院の講師クラスが，「ぼやきとしか言いようのない非建設的な話」を嘆き，「後進に自分が歩んだ生活を強いることはできない」と書いている[29]．全国保険医団体連合会が会員を対象に行った2001年の調査（n＝3,395人）でも，「保険医としての将来に希望をもっている」と答えた者は，80歳以上で87.2％と最も多く，若くなるほど減少し，働き盛りの30歳代では38.2％にまで減少している（図1-4）．

「研修医の広場」（医療研修推進財団のホームページ）[30]への研修医たちの書き込みをみても「仕事を休むわけにはいきません．夜も眠れなくなったので，現在は心療内科に通院しながら内服しつつも仕事を続けております」，「もう医者をやっていこうという気持ちがなくなりました」などうつ状態が危惧される者や，「私も逃げ出す準備を始めました」，「やめる決心がつきました」，さらには「自己犠牲できない医者はリストラ」，「確実に増加し続けるドロップアウト研修医」などの表現もみられる．

研修医は医師になって1～2か月の間に25％もの人が新たにうつ状態と判定され，研修開始時からの者と合わせると，実に4割に上ると報じられた[31]．研修医が倒れそうになると，それをカバーするのは指導医で

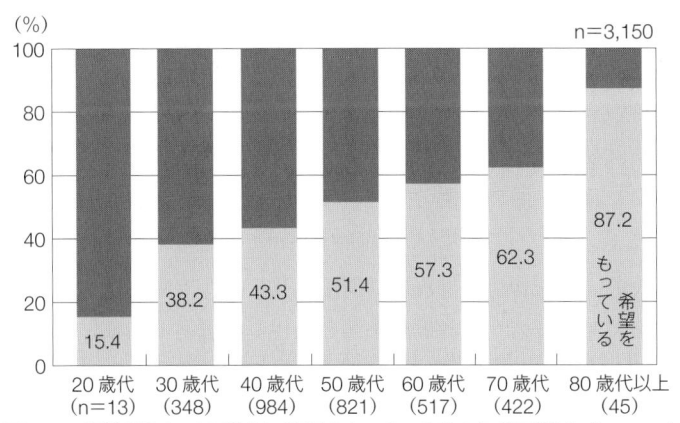

図1-4　保険医としての将来に希望をもっている者の年齢別割合（2001，全国保険医団体連合会）

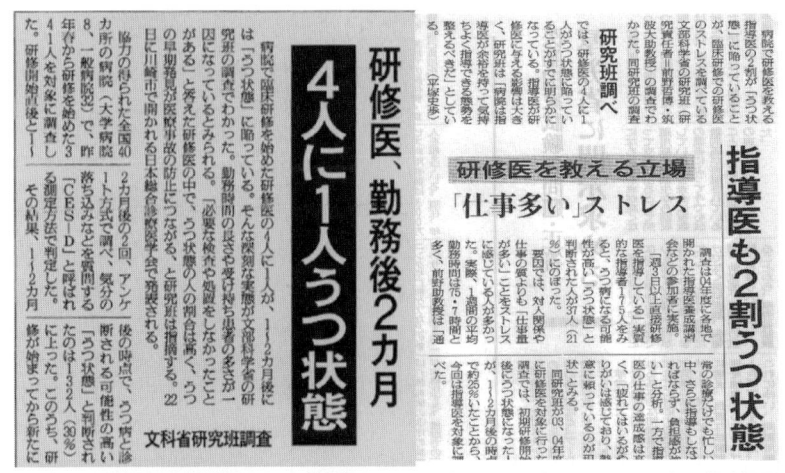

図1-5　研修医も指導医もうつ状態（左：朝日新聞2004年2月22日，右：朝日新聞2005年6月21日）

ある．その指導医も2割がうつ状態であったそうだ[32]（図1-5）．労働時間が長いものほど，医療ミスを起こしそうになったことがあるとも回答している．カナダの医師3,213人を対象にした調査でも，4人に1人が2週間続くうつがみられたという[33]．

日本の医師労働に関するタブー

「病院」誌（医学書院）で，「勤務医と労働基準法」という特集が組まれた．そのねらいは，労働基準法をすべての病院・医師が遵守したら「現行の医療体制の維持が可能かというタブー」に挑むことである[34]．その特集論文には「日本の病院の『良質さ』は，当該の勤務医の過重労働に大きく支えられている」[35]，「（労働基準法が）まともに適応されれば，これらの病院の『質』が急落するのは間違いない」[35]，「労働基準法を遵守して医療を放棄するのか，労働基準法を無視して患者の治療に専念するのか」[36]，などの表現が登場する．

なぜこのような状態が許されるのか

では，なぜ労働基準法違反の実態が許されてきたのか？　その理由の1つは，労働時間，休日等の適応除外規定である[37]．まず，「科長」などの「管理監督者」には，適応が除外される．また，宿日直（当直・休日日勤）にも，それを時間外労働とも休日の労働ともみなさない除外規定がある[37]．ただし，労働基準法における「宿日直勤務」とは「常態としてほとんど労働する必要がない勤務」，「病室の定時巡回，異常事態の報告，少数の要注意患者の定時検脈・検温など，特殊の措置を必要としない軽度の，または短時間の業務」である[37]．宿日直とされれば，「休日の労働」の場合の「代休」も発生しない．救急車を受け入れている急性期病院の当直・休日日勤の実態が，この程度に収まっているとは思えない[28]．さすがの厚生労働省も「医療機関における休日及び夜間勤務の適正化について」（平成14.3.19基発第0319007号）を出し「許可基準」と「実態」との乖離を是正するよう指導している[28]．しかし，多くの国公立病院でも，宿日直は時間外労働とみなされていない実態があった．それを「夜間や休日の当直は時間外の過重労働に当たり，割増賃金を払わないのは労働基準法に違反する」として県立奈良病院の産婦人科医たちが訴訟を起こした．その結果，奈良地裁は，2009年4月22日，当直勤務を時間外労働と認める判決を下している．

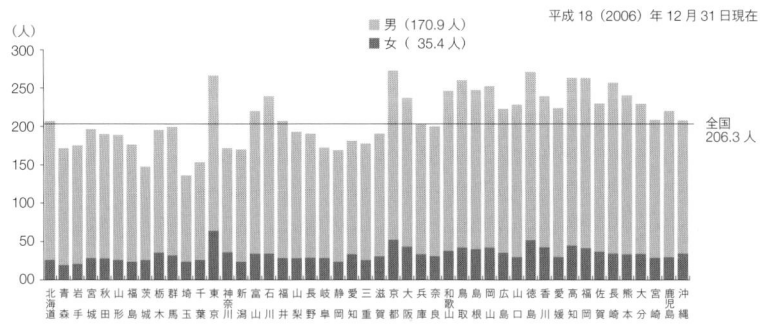

図1-6 都道府県（従業地）別にみた医療施設に従事する人口10万対医師数（厚生労働省平成18年（2006）医師・歯科医師・薬剤師調査の概況）

医師偏在か医師不足か—国際比較の視点から

2006年当時，厚生労働省「医師の需給に関する検討会」は，今は医師不足だが，いずれ需給のバランスはとれる．問題は医師偏在であるとしていた．その根拠とされていたのが都道府県の人口や面積あたりの医師数であった．

図1-6に，2006年の都道府県別の人口10万人あたり医師数を示す[38]．全国平均は，206.3人であるが都道府県間に，かなりのバラツキがある．財務省も，2009年4月21日財政制度等審議会財政構造改革部会に，医師数の人口による指数と面積による指数を9対1の比重とした独自の指数を算出し，最も多い東京都と，最小の茨城県とでは4.6倍の格差があったと報告した[39]．確かに医師の偏在はある．

しかし，国際比較をしてみると，医師不足も深刻であることがわかる．東京都（265.5人）はもちろん，それより多い徳島県（270.1人），最も多い京都府（272.9人）ですら，OECD加盟諸国の平均約310人に達していない．「偏在」とは，少ない地域もあるが，多いところでは平均を超えているような場合に使われる言葉である．最も多い京都府ですら，OECDの平均以下という状態は，「医師偏在」でなく，「医師不足」というべきであろう．

日本の人口あたりの医師数は，OECD平均の3分の2の水準である．

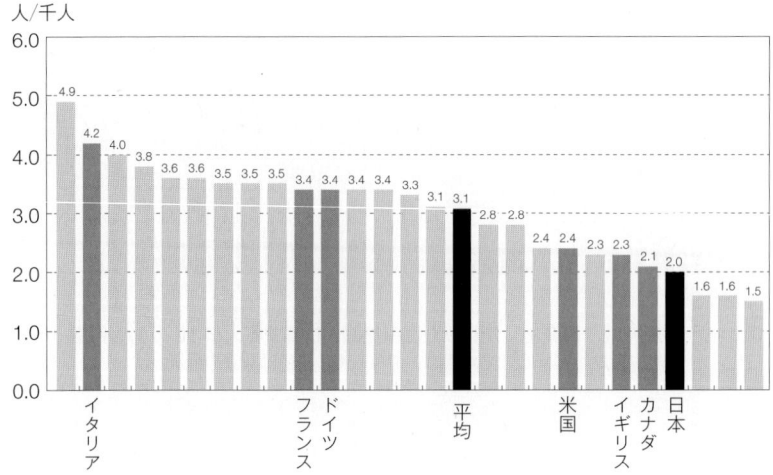

図 1-7　稼働医師数（人口千対）(2004) (OECD Health Data 2006)

平均並にするためには約12万人も医師が足りない計算になる．**図1-7**に示したように，OECD加盟諸国の人口千人あたり稼働医師数をみると[40]，30か国中，日本は下から数えて4番目に少ない国だったのである．

以上から明らかなように，医師の偏在はあるが，それだけでは説明できない．国際比較の視点からも，日本には明らかな医師不足があった．

2020年には先進国で最下位レベルへ

厚生労働省「医師の需給に関する検討会」は，医師数は増え続け，2022年に需給バランスが取れると推計した．では国際比較の視点からみると，状況はどれくらい改善するのであろうか．OECD Health Data[40]の中にある1990〜2003年までの13年間の稼働医師数（人口千対）の伸び率を用いて，今後の医師数を推計した（**図1-8**）．すると，状況は改善どころか，むしろ悪化すると推計できた．

現在，日本より人口あたり医師数が少ないのは，韓国，メキシコ，トルコの3か国である．これらの国々では，医師不足を解消しようと，日本より（人口あたりで）多くの医師を養成している．今までの伸び率が続

(人)
8
7
6   1990〜2003年の伸び率が続くと仮定
5   すると，2020年には最下位レベルへ
4
3   日本 韓国
         2009
2
1   メキシコ トルコ
          2019   2020
0
   2003 2008 2013 2018 2023 2028
    年   年   年   年   年   年
                    ただしカナダは伸び率0%

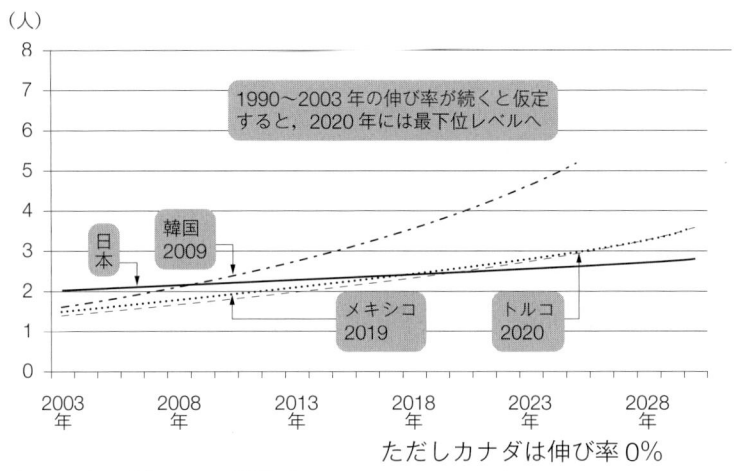

図1-8　人口千人あたり医師数（OECD Health Data 2006）

くと仮定すると，2019年にメキシコ，2020年にはトルコにも追い抜かれてしまう．2020年には，（日本と並んで医師養成数を抑制している）カナダとの間で最下位を競うことになる．

ようやく認められた医師不足

　2006年3月15日衆議院厚生労働委員会で医師不足に関して質問された川崎厚生労働大臣（当時）は「数的には基本的には足りている」と答弁している．その後，医師不足が社会問題化したために，政府も認識を変えた．正式に「医師数は総数としての充足している状態にない」と認めたのはおよそ2年後，2008年2月12日の閣議決定（答弁書第52号）である．その間に世論に押されて2006年8月の「新医師確保総合対策」では，厚生労働省も「地域間・診療科間の偏在」対策として「医師不足深刻県」である10県で最大10人を10年間，自治医科大学の定員増（最大10人を10年間）という医学部定員の拡大を認めた．これは1986年以降約20年ぶりの医師養成数拡大への方針転換であった．

　その後，2008年の6月27日の臨時閣議で，医学部定員を過去最大程

度に拡大する方針が決定された．2008年度の7,800人から2009年度には約8,300人と6.4％程度の増となった．2010年度の医学部定員の総数は2009年度よりさらに増えて8,846人程度となった．厚生労働省は最も少なかった2003〜2007年度の総定員(7,625人)の1.5倍を目標に，将来的には総定員を1万1,400人まで増やす必要があるとして，実現に向けた対策に取り組む方針を発表した．

1990年代後半に，今の日本と同じような医師不足問題が顕在化したイギリスでは，医学部の定員が59％[41]も拡大されている（第2章参照）．それに近い水準の目標である．

看護師のうつ状態

2つめに看護師の人手不足によるメンタルヘルスの状態をみてみよう．

日本の看護師も大変である．病棟の看護師数は欧米の半分以下で，急性期に限ってもイギリスよりも少ない．イギリスでは，医療の荒廃ぶりを示すものとして，医師や看護師の自殺率が高いことが報じられていた．そこで20病院にご協力いただいて，日本の医師や看護師の職務満足度やうつ状態を調べさせていただいた．うつ状態の評価に用いたのは，CES-Dという国際的によく使われている尺度である．

分析してみると，看護師と医師とで比べると，看護師のほうにうつが多く，年齢で比べると若い人でうつ状態が多い．そこで職種で最も多い看護師に絞り，年齢の影響を取り除くために，年齢階層別に分析した．ここでは，病院別のうつ得点の結果を図1-9に示す．CES-Dでは16点以上がうつ状態とみなされる．するとおよそ半分の病院において，平均点がうつ状態の水準であった．日本の患者も大変である．自分を担当する医師のみならず看護師も，うつ状態かどうか心配しなければならないのだから．

残念ながら，この結果は，日本の病院の代表サンプルでもなければ，対象とした病院の職員全員に答えていただいたデータでもない．しかし，心配になる数字である．医療や福祉は対人サービスであり，その多くは

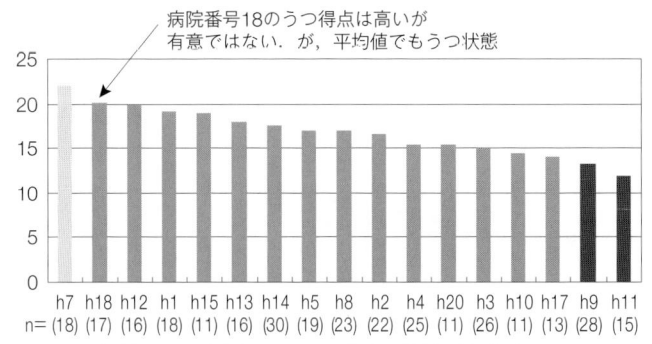

病院番号18のうつ得点は高いが
有意ではない．が，平均値でもうつ状態

```
       h7  h18 h12  h1 h15 h13 h14  h5  h8  h2  h4 h20  h3 h10 h17  h9 h11
n=   (18)(17)(16)(18)(11)(16)(30)(19)(23)(22)(25)(11)(26)(11)(13)(28)(15)
```

図1-9　看護師（30歳代）のうつの病院間比較（病院番号h7と9，11で統計学的有意差を認めた）

職員を通じて提供される．医療・福祉職がうつ状態で，質の高いサービスが提供できるはずがない．

　一部の論者がいうように，人手も医療費も増やさずに，現場の努力だけで，果たして改善できるのか．それを検証するためにも，イギリスがしているように，日本でも職員の職務満足度やうつ状態など，メンタルヘルスの状態を，このような形で評価し「見える化」すべきではなかろうか．それに基づいて，打つ手を考えて，実行に移すことで実際に改善がみられるのかどうかをモニタリングする．良いマネジメントをするにはこのような「見える化」が不可欠である．

療養病床は多すぎるのか

　3つめに日本の医療の非効率，「無駄」の例としてよく挙げられる人口あたりのベッド数の多さについてみてみよう．医学的な理由がないのに入院している「社会的入院」が，療養病床に入院しているというので，削減する方針が打ち出されている．果たして，日本のベッド数は多すぎ，そこには無駄があるのだろうか．

　根拠として，よく示されるのは「OECD Health Data」などによる人口あたりの病院ベッド数の国際比較である．特に非急性期（non-acute）に

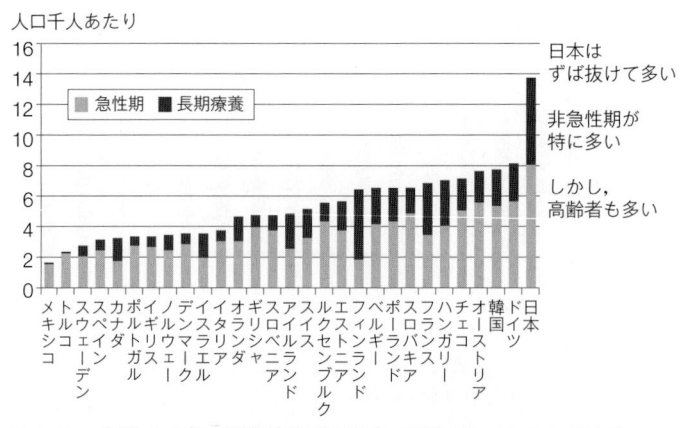

図1-10　病院ベッド数の国際比較（2008）（OECD Health Data 2011）

分類される．日本でいうと療養病床が他の先進国に比べてずばぬけて多く，確かに世界一である（図1-10）．だからここに減らす余地があるというわけだ．しかし，一方で日本は今や世界一の高齢化先進国である．それを考慮しても，日本の病床数は多いのだろうか．そこで図1-11に，高齢者1,000人当たりのベッド数を示した．すると2番目に下がるものの全体の平均と比べればやはり多い．

福祉施設の代替機能を考慮すると

しかし，療養病床は，その一部が介護保険の給付対象になっていることからもわかるように，介護施設としての側面をもっている．だから老人ホーム，海外でナーシングホームなどとよばれる長期療養施設（long term care）の定員も加味して考慮すべきであろう．『OECD Health Data』には，長期療養施設の入所定員のデータもある（図1-11）．そこで，それを加えたのが，図1-12である．ただし急性期医療以上に，長期療養施設の体系は国によって違いが大きく国際比較が難しい．このデータには「注意深く使え」とわざわざ注記がある．例えば，日本のデータの定義をみると，なぜか老人保健施設だけが長期療養施設としてされ，特別養護老人ホームは入っていない．したがって，国際的にみた大まかな位置

高齢者人口千人あたり

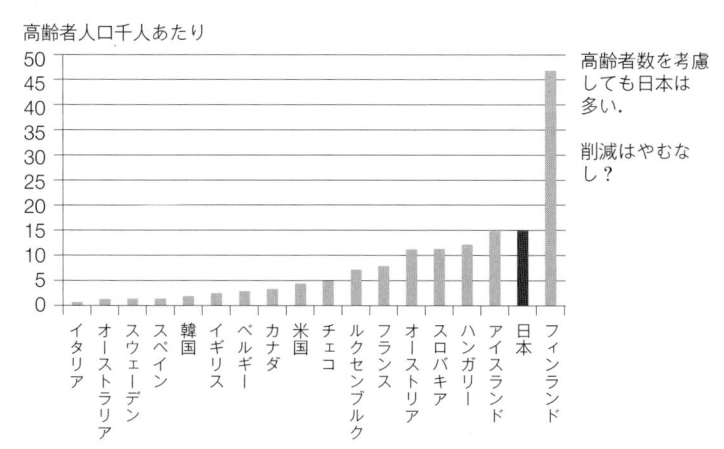

図 1-11　長期療養病床数の国際比較（2003）（OECD Health Data 2006）

高齢者数を考慮しても日本は多い．

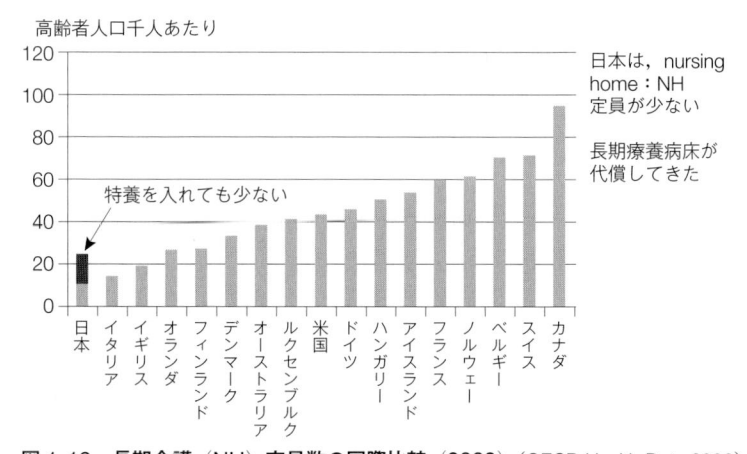

削減はやむなし？

高齢者人口千人あたり

特養を入れても少ない

図 1-12　長期介護（NH）定員数の国際比較（2003）（OECD Health Data 2006）

日本は，nursing home：NH 定員が少ない

長期療養病床が代償してきた

しかわからないことに留意してみるべきものである．そこで日本の特養分の定員を加えたデータを**図 1-13**に示した．しかし，それにもかかわらず，日本は長期療養施設の定員でみると，むしろ少ない国になってしまう．

かつての老人医療費無料化のもとで，老人病院が拡大した歴史がある．海外なら福祉施設にいるような高齢者たちを，老人病院が受け入れてき

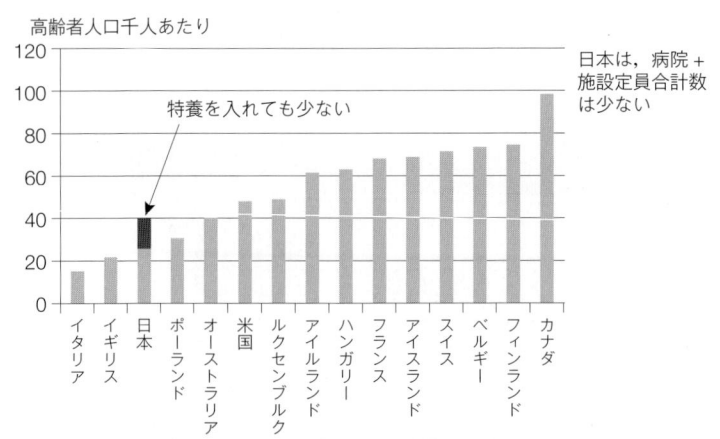

図 1-13　長期療養病床＋施設定員数合計の国際比較（2003）（OECD Health Data 2006）

た．それが医療法改正により療養病床になった．福祉施設の定員が足りない分を肩代わりしてきた結果として，日本の療養病床のベッド数が多い面があるのだ．

すでに述べたように，長期療養施設定員の国際比較は難しい．しかし，日本の高齢者向けの施設は充足してきているもののケア付き高齢者住宅が少ないことは，政府もすでに認識している（**図1-14**，社会保障国民会議への提出資料）．また特別養護老人ホームの入所待機者数は，2009年12月発表の厚生労働省の調査でも42.1千人であった．この状況まで考えると，日本の療養病床数は，介護施設への移行という選択肢はあるものの，社会的にみて無駄や過剰というより，国際的にみて概ね妥当で必要な定員規模であると考えられる．

患者の自己負担額引き上げと未収金問題と受診抑制

4つめに今回の医療制度改革でも引き上げられた患者の自己（窓口）負担について検討する．国民の反発を受けて凍結されたものの，原則3割負担に引き上げられた．その目的は，「無駄な受診」を減らして公的な

○65歳以上の高齢者に占める介護施設・高齢者住宅等の定員数の割合を比較すると，日本は，欧米諸国と比較して少ない．

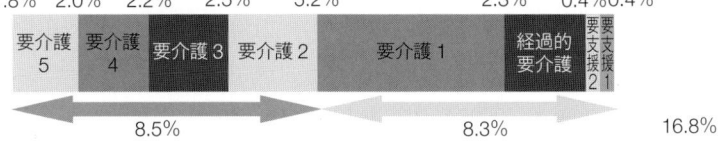

○要介護度別認定者割合

要介護5	要介護4	要介護3	要介護2	要介護1	経過的要介護	要支援2	要支援1
1.8%	2.0%	2.2%	2.5%	5.2%	2.3%	0.4%	0.4%

← 8.5% →　　← 8.3% →　　16.8%

○各国の高齢者の居住状況（定員の比率）
（全高齢者における介護施設・高齢者住宅等の定員数の割合）

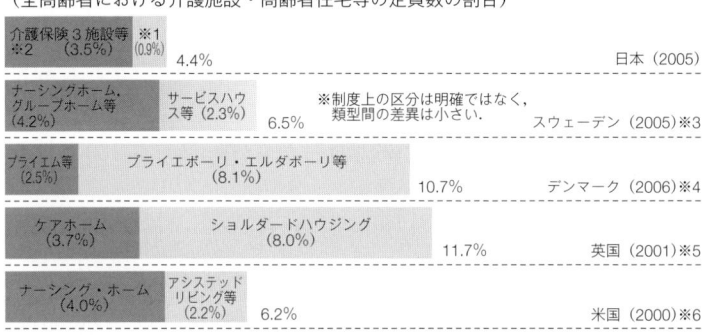

介護保険3施設等※2 (3.5%)	※1 (0.9%)	4.4% 日本（2005）
ナーシングホーム，グループホーム等 (4.2%)	サービスハウス等 (2.3%)	6.5% ※制度上の区分は明確ではなく，類型間の差異は小さい． スウェーデン（2005）※3
プライエム等 (2.5%)	プライエボーリ・エルダボーリ等 (8.1%)	10.7% デンマーク（2006）※4
ケアホーム (3.7%)	ショルダードハウジング (8.0%)	11.7% 英国（2001）※5
ナーシング・ホーム (4.0%)	アシステッドリビング等 (2.2%)	6.2% 米国（2000）※6

※1 シルバーハウジング，高齢者向け優良賃貸住宅，有料老人ホームおよび軽費老人ホーム（軽費ホーム2004年）．
※2 介護保険3施設及びグループホーム
※3 Sweden Socialstyrelson（スウェーデン仕様案）聞き取り調査時の配布資料（2006）
※4 Denmark Socialministerient（デンマーク仕様案）聞き取り調査時の配布資料（2005）
※5 Elderly Accommodation Counsel（2004）「The older population」
※6 医療経済研究機構「米国医療関連データ」（2005）

図1-14　65歳以上人口に占める認定者数，各国の介護施設・ケア付き高齢者住宅の割合（平成18年5月　介護保険事業状況報告）

医療費を抑制することだという．所得による減免措置があるものの，自己負担引き上げの弊害がすでにみられていることを指摘したい．

患者の窓口負担が増えていくと，徐々にそれを払えない人が出てくる．これは2つの問題を生み出す．1つは，治療費を払えない未払い（病院の側からみれば，未収金）問題であり，もう1つは，治療費を払えないことを心配して受診をがまんする人たちが増えることである．

治療費未払い(未収金)問題

　日本でも，すでに治療費未払いは大きな問題になっている．2002年度からの3年間で，1病院平均1,556万円（四病院団体協議会調査）である．民間病院よりも未収金が多い公的病院（約250病院）では，2002年度の1病院平均2,250万円から2004年度末で3,250万円に増え，合計すると約81億円（朝日新聞調査），2005年度末で109億円（NHK調査）にも上っている．未収金急増の原因としては，病院の側の治療費徴収の努力不足や患者の側のモラル低下などが考えられる．しかし，病院が対策を強めるだけで大幅に減るのだろうか．この時期は，相次ぐ医療制度改革で自己負担額が拡大された一方で，低所得者層が急増した時期と一致している．例えば生活保護世帯数は1998年度66万世帯から2005年度に100万世帯を突破して，その後も増え続けている．

　それを裏付けるように，厚生労働省が行った未収金に関する調査21,150人分のデータでみると「医療費を支払うだけの資力がないほどに生活に困窮している」が金額ベースで22.6%を占めていた．「わからない」と「無回答」が42.7%を占めているので，実際にはこれよりも多いと考えられる．各病院の担当者からみて「支払い能力はあるようだが，最初から支払う意思がない，虚偽の申立をする，滞納を繰り返す，暴言を吐くなどの『悪質な滞納』と思う」の7.8%に比べると，「生活困窮」は約3倍多い．

　いっそう自己負担額が増えれば，未収金はさらに増えると予想される．公立病院であれば，その赤字を公的な財源で補填されてきた．民間病院についても四病院団体協議会は，その負担に耐えかねて，「未収金は，病院でなく保険者の未収金（債権）であり，一定の徴収努力を果たした後は，保険医療機関から保険者へ未収金の請求を行う」ことを検討した．厚生労働省は，医療機関の未収金問題に関する検討会を設置して，7回に渡る検討の結果，「現行法上は保険者が未払い一部負担金を立て替え払いする必要はない」との解釈に至っている[42]．しかし，病院側は，今後も未収金が拡大すれば，再検討を求めるとしており，将来的にこれが実行に移されれば，現在は病院が負担している未収金を，保険者が負担

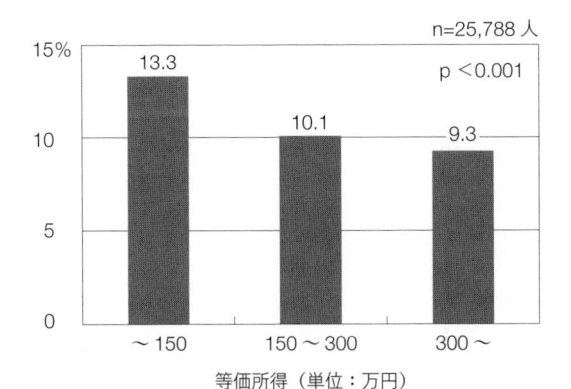

図1-15　過去1年に必要な受診を控えた高齢者の割合
(村田・尾島・近藤,他,2008)[44]

することになる.その場合,公的な医療費の節減にはつながらない.

受診抑制

　もう1つの問題は,未収金よりもみえにくい受診抑制である.しかし,自己負担の引き上げにより,受診抑制が起きることを報告した論文は数多くある.

　日本でも,政府自ら内閣府の政策評価レポート[43]で,60歳代前半(退職直後)で相対的に所得が低くかつ国民健康保険に加入している者において,受診が必要と思われるにもかかわらず受診を控える傾向が示されている.筆者らの取り組んでいるAGES (Aichi Gerontological Evaluation Study, 愛知老年学的評価研究)プロジェクトでも,低所得層で,費用を理由にして受診を控える者が多くみられた[44,45](図1-15,16).子どもにおいても,低所得層ほど入院(を要する疾患)は多いが,通院医療では逆に低所得層ほど少ない[46].

　海外では,より大規模な評価研究により,自己負担額の引き上げによる受診抑制がもたらす健康被害についても報告されている[47].一例をあげれば,カナダのケベック州では,1996年に薬剤費の自己負担額が,所得水準に応じて引き上げられた.その前後10か月ずつの約15万人(高

n=25,788人

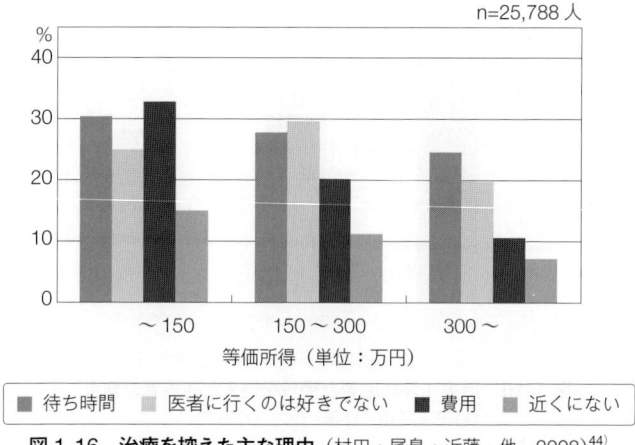

図1-16 治療を控えた主な理由（村田・尾島・近藤，他，2008）[44]

凡例：■ 待ち時間　■ 医者に行くのは好きでない　■ 費用　■ 近くにない（横軸：等価所得（単位：万円），～150／150～300／300～）

齢者93,950人と福祉対象者55,333人）への処方量を比べたところ，さほど重要でない薬が高齢者では15.14%，福祉対象者では22.39%も減少（＝効率化?）していた．しかし，エッセンシャル・ドラッグ（不可欠な薬剤）使用量も，高齢者で9.12%，福祉対象者では14.4%減少していた．薬の中止との関連が疑われる有害イベントも，高齢者で1万人あたり導入前5.8から12.6へ，福祉対象者で14.7から27.6へと増えた．また，薬の中止との関連が疑われる救急外来受診割合も，高齢者で1万人あたり導入前32.9から47.1へ，福祉対象者で69.6から123.8へと増えていた[48]．

　自己負担の引き上げの目的は，「無駄な受診」を減らして，医療の提供を効率的なものにすることとされる．繰り返し議論の対象となる混合診療も，免責制度も，1回100円の定額窓口負担も，名前と形を変えた自己負担の拡大である．この自己負担の拡大は，低所得層を中心に，不要な医療だけでなく，必要な医療まで抑制してしまうことはWHOやOECDなどによっても指摘されている[10,49]．また，次節や第4章で述べるように，すでに日本にも低所得層など社会階層が低い層に疾患が多く死亡率も高い健康格差が生じている．これらのことを考えると，これ以上の自己負担の拡大はすべきではない．

もはや社会保障費用の抑制は限界

　日本医療には，まだ余裕（＝無駄）があって，医療費総額を増やさない枠内での手直しで対応できる範囲なのか，それともイギリスがそうしたように，医師数や医療費の大幅な拡大を考えざるを得ないのか，医療現場の状況をいくつかの側面からみてきた．

　医師・看護師の状態をみると，すでに限界に達し破綻をきたしている．医師や看護師の配置見直しはもちろん，支援する職員を大幅に増やすとともに，現場で働く医師・看護師数を増やすことなしには，この医療クライシスからの脱却はできない水準と思われる．現状では，他の先進国の3分の2の水準なのだから．

　また「無駄なベッドだから」と削減対象とされた療養病床をみても「無駄な受診を減らすため」にと引き上げられた患者の自己負担をみても，簡単に「無駄」ばかりとはいえないことがわかる．単身者や老老介護，認認介護を受けている虚弱・要介護高齢者への支援や施設などの生活の場をさらに拡充すること，患者の自己負担をむしろ抑えることは，いっそう高齢化が進む日本の医療・福祉の水準を維持するために差し迫った課題ではないだろうか．

　今の日本の医療や福祉は，無駄を減らし配置を見直せば済むような余裕のある状況ではない．社会保障費用の抑制には限度がある．拡充なしには，そこから脱却できない危機的状況にある．

3. 「健康格差社会」日本

　小泉元首相の時代まで，医療費を含む社会保障費の抑制が政治的な目標とされてきた．一方，医療界は，エビデンスに基づく医療を提供することで医療の質を高めることに努力してきた．しかし，医療制度の善し悪しは，医療費の低さや効率（efficiency），医療の質の高さだけでは決められない．もう1つ大切な視点・基準がある．効率や質の面で優れてい

ても，医療が必要とされる人たちに届かなければ，制度・政策としては，優れているとはいえないからである．日本は，世界に誇るべき国民皆保険制度を作り，経済的にも世界第二の経済大国となった．かつては北欧に次いで平等な国といわれ，公平や公正の面での問題はあまりないと思っている人が多い．しかし，現実はそうではなくなった．

所得や学歴，職業階層などでみた社会階層間で健康状態に差がみられることを，「健康の不平等」とか「健康格差」[2,3]とよぶ．欧米では，そのような実態があることが，政府統計を含む数多くの研究で明らかにされ，いわば常識となっている．しかし，日本では政府統計で，健康格差が示されることはない．しかし，調査研究してみると，日本にも低所得層の男性高齢者の死亡率は，高所得層の3倍という「健康格差」がある．

医療制度改革を考えるとき，この現実を踏まえ，それを社会保障改革の重要課題に据えるか否かで，その中身は全く違ったものになる．そこで，日本の健康格差の実態を，ここでは本章で述べる筆者の意見の論拠として必要な範囲で簡単に紹介する（より詳しくは第4章参照）．

「健康格差社会」日本

日本にも，健康格差があることを実証する研究が蓄積されてきている．例えば，Fujinoらは約4万人を追跡し学歴別の死亡リスクを分析している．最終学歴が15歳以下（中学校卒）の人の死亡リスクは，16歳以上であった人たちと比べ，すべての死因で1.16倍，最も大きかった外因死では1.81倍も多い[50]．筆者らの調査でも，高齢者（5,124人）における要介護状態の観察割合をみると，低所得層では高所得層の5倍も多かった[51]．高齢者約3.3万人を対象に，要介護リスクや虐待に関する調査をしたところ，検討したほとんどの項目において，健康格差があることが判明した[3]．格差が最大であったのは，うつ状態で（図1-17），男性においては400万円以上（等価所得/年）で2.3％に対し，100万円未満の低所得層では15.8％と，実に6.9倍も多かった．4年間の追跡調査で，男性高齢者の死亡率を比較すると，最低所得層では最高所得層の3倍もの死亡率であった（図1-18）．

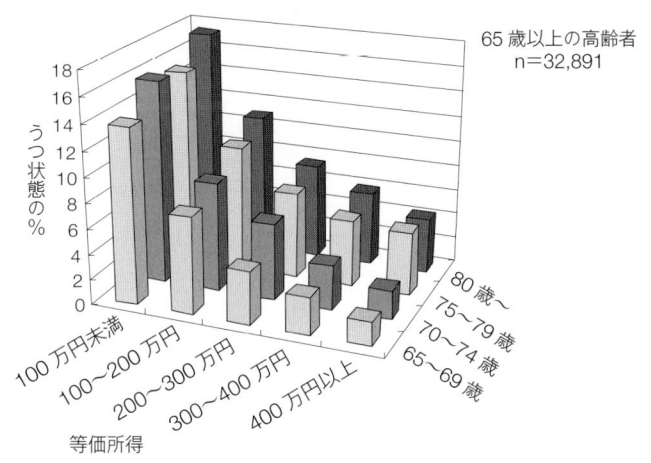

図 1-17 うつ状態は低所得者で 5 倍も多い（吉井・近藤, 2005）

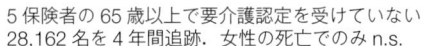

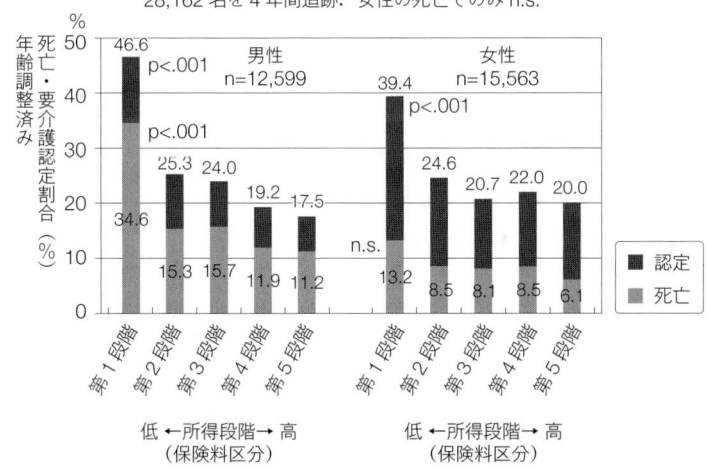

図 1-18 所得段階別死亡・要介護認定割合（年齢調整割合）

　つまり，平等神話のあった日本社会も，すでに「健康格差社会」[2] になっていたのだ．今回の医療制度改革は，低所得者に（多少配慮されているとはいえ）今までより多くの窓口負担を強いるもので，健康格差を助長するという「副作用」ももっている．

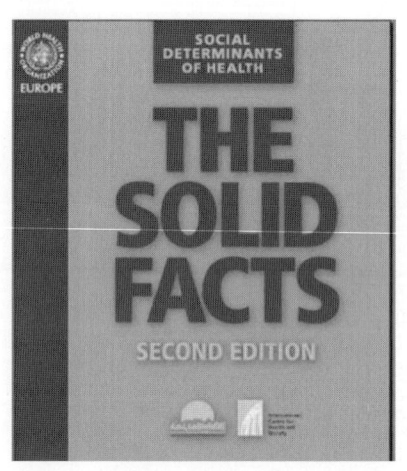

図1-19　WHOによる「健康の社会的決定要因」レポート

なぜ健康格差が生じるのか

　なぜ，このような健康格差が生じるのであろうか．その生成プロセスが，社会疫学的な研究によって明らかにされてきている．WHOは，それらをまとめて，「健康の社会的決定要因（social determinants of health）」[52]というレポートを出している（図1-19）．副題にthe solid facts（確固たる事実）とついているように，社会経済的な因子が健康に及ぼす影響は，思われていた以上に強固であることが明らかにされている．

　それらで明らかにされているプロセスを図示したものが図1-20である．最近の医学は，この図の右側にある生物学的な因子で健康状態を説明できると考えてきた．しかし，左側に示した社会的な因子がその背景にあり，それによりもたらされる心理的な因子の影響も受けている．例えば，低所得という社会的因子にさらされている人にうつ状態が多い（図1-17）．うつ状態の人ほど，将来の希望を失いがちで，「もうどうなってもいい」と投げやりになり，健診を受けない，運動しないなど，健康に望ましくない状態をきたしてしまう．最悪の場合には，自殺に至る．年間3万人を超えて高止まりする自殺の背景には，多重債務や介護疲れ（社会的要因）などが平均4つ絡んでおり，最終段階でうつ状態であったと推定されて

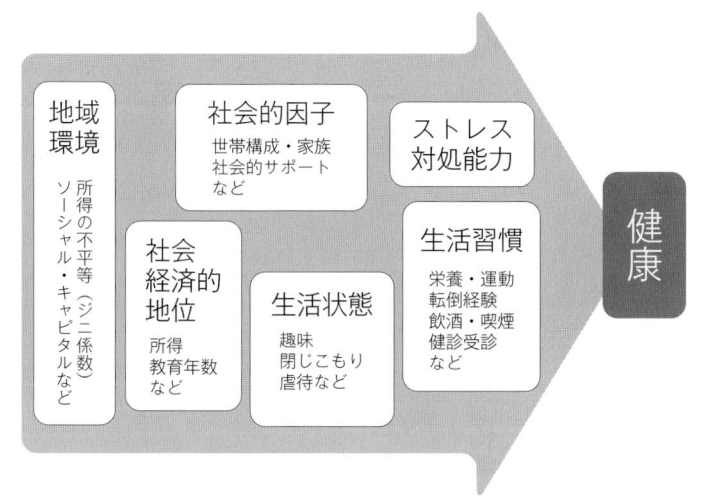

図 1-20 社会的決定因子と健康

（図中要素：地域環境〔所得の不平等（ジニ係数）・ソーシャル・キャピタルなど〕、社会的因子〔世帯構成・家族・社会的サポートなど〕、ストレス対処能力、社会経済的地位〔所得・教育年数など〕、生活状態〔趣味・閉じこもり・虐待など〕、生活習慣〔栄養・運動・転倒経験・飲酒・喫煙・健診受診など〕→健康）

いる人がかなりの割合になる[53]．総じて心理社会的なストレスの影響が，従来思われていた以上に大きいことがわかってきている．

社会のありようと健康

影響を及ぼすのは，個人のもつ社会経済的な要因だけではない．**図1-20**の左端に示した「地域・環境としての社会」レベルの因子も健康に影響している．例えば，国民皆保険制度がない米国社会[54]だけでなく，医療費の自己負担が拡大してきた日本でも，受診抑制が生じている．これらの悪影響は，やはり低所得層など社会的弱者の人たちにより強く及び，健康格差を拡大する方向に作用している．

また，ジニ係数などで測定される所得分配の不平等が大きい国や地域ほど，そこで暮らす人々の健康状態が悪いことを示す報告が増えてきている．例えば，貧富の格差が大きい米国よりも，社会保障が充実し貧富の格差が小さい北欧などで，国民の平均寿命は長く，死亡率は低い[55]．

図1-21 64歳（男性）の糖尿病罹患率と出生児体重の関係（BMI調整済み）（Barker DJP: Mothers, babies and disease in later Life, zed, churchill Livingstone, 1998, Wilkinson RG, Marmot M : Social Determinants of Health; The Solid Facts 2nd edition. World Health Organization, Geneva, 2003〔高野健人（監訳）「健康の社会的決定要因（第二版）」WHO健康都市研究協力センター，2004〕より重引）

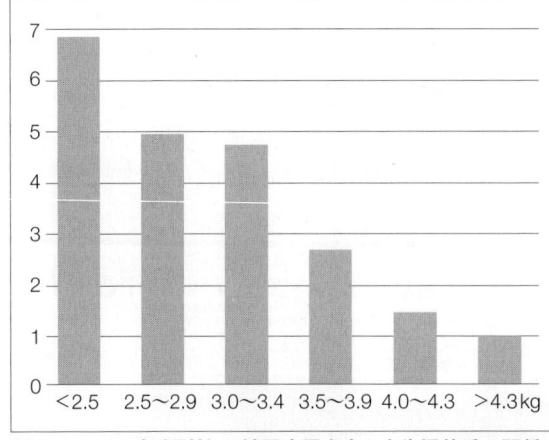

64年間追跡した研究

出生児体重4.3 kg以上であった人が64歳時点で糖尿病になるリスクを1とすると，3.0 kg未満で約5倍，2.5 kg未満で約6.8倍

メタボリック・シンドローム対策への疑問

今回の医療制度改革による医療費「適正化」のもう1つの方法として，メタボリック・シンドロームを標的とした特定検診・保健指導の保険者への義務化がある．しかし，リスクをもつ人に介入するハイリスク戦略だけでは，大きな成果を上げられないと考えられる多くの理由がある[56, 57]．

その中で，健康格差との関連で注目されるべきは，ライフコースという考え方である．生活習慣病の場合にも，成人期の生活習慣だけに介入しても効果は限定的と思われる．なぜなら，出生児から小児期，成人前期など，成人期に至るライフコースの影響を，人は受けているからである[18, 58, 59]．一例を挙げれば，64歳時における（糖尿病もしくはその予備軍を意味する）耐糖能異常は，出生児体重が最小群で，最大群の6.8倍も多いのである（図1-21）[52]．

出生児体重や小児期の社会経済状態を決めるのは，子どもではない．

表 1-1　健康に影響する社会政策

民主主義政策，人権，メディア政策，男女共同参画，子ども政策，青年政策，高齢者政策，所得保障政策，都市開発政策，住宅政策，コミュニティ政策，ボランティア政策，労働市場政策，保健・医療政策，環境政策，交通政策，消費者政策，教育政策，防犯政策，スポーツ政策，食糧政策，税制，司法

親の社会経済状態が強く影響する．つまり，健康な成人を増やすには，健康な子ども，健康な新生児を増やす必要がある．そして，そのためには，貧困児童や親世代における貧困を減らす必要がある．

つまり，効果の大きいメタボリックシンドローム対策など健康政策を練るうえでも，健康格差や健康の社会的決定要因の影響を，しかも出生時から考慮することが必要なのである．

健康政策としての社会（保障）政策群

広い範囲の社会経済的要因が，ライフコースを通じ蓄積して健康に影響している．そのことを考えると，健康に好ましい（あるいは悪影響を及ぼす）社会政策は**表 1-1**に示すように数多く考えられる[2,47]．EUでは，すでに「健康の不平等」だけをテーマにしたサミットが開かれている[60,61]．また，WHOも「すべての人に健康を（Health for All）」をスローガンに掲げ，「健康の社会的決定要因に関する専門委員会」を設置した．さらに，国として「健康格差」があることを認め，それを減らすことを法律で明文化した国や，それを目指したプログラムを政府文書として出している国が複数出てきている[60,61]．WHOは2009年の総会で決議をあげ，2011年10月には健康の社会的決定要因をテーマとする国際会議を開催した．

ここでいう「社会政策」とは，社会保障政策を含み，より広く「諸個人の幸福追求を保障するため，諸個人の必要を充足するための政府の施策」[62]の意味である．すでに健康との関連で論じられている主なものだけでも，医療保障にとどまらず，テレビの広告規制による肥満対策や教育政策，貧困児童対策，交通政策，コミュニティ政策，長時間労働対

策，職業性ストレス対策，労働・雇用政策，所得保障・再分配政策まで多岐にわたっている（**表1-1**）[47]．

「避けられる死」を放置する社会でよいか

　現在進められている医療制度改革のうち，医療費「適正化」のためとして強化された自己負担額の引き上げは，受診抑制をいっそう進めて，医療保障制度としての価値や機能も損なう．また，副作用として，現在でもみられる「健康格差」を助長する危険も高い．以上のことを踏まえると，自己負担の引き上げという改革は，たとえ医療制度の持続可能性を高める意図といえども，妥当なものとは言い難い．

　日本人という母集団から，ある集団を無作為に選べば，遺伝子など生物学的には，ほぼ同じ集団になる．この場合，どの集団も，同じ程度の平均寿命が期待できるはずである．しかし，現実には系統的な「健康格差」がある．これは，社会経済階層が高い集団では避けられている死亡（を含む不健康）が，社会経済階層が低い集団に集積していることを意味する．言い換えれば，「避けられる死（avoidable death）」が社会的弱者に集中している不平等社会なのである．「人間としての尊厳が重んぜられる社会」とは，生存権など，憲法第11条が国民に保障する基本的人権の平等が追求される社会であろう．だとすれば，国は「避けられる死」を放置すべきではない．

　実際，1990年代以降に「健康の不平等」の実態や「健康の社会的決定要因」が明らかになるにつれ，それらを放置すべきでないとEUに加盟する国々やWHOは動き始めている．そこでは，健康格差を根絶することはできなくても，是正すべきものだと「すべての人に健康を（Health for All）」をスローガンに，医療政策をはじめとする社会（保障）政策の拡充に取り組んでいる．

　日本は，このような流れから取り残されているようにみえる．そのことを多くの日本の国民は知らない．とすれば，医療・福祉の専門職には，国民に知らせる責務がある．憲法第12条には次のように書かれている．「この憲法が国民に保障する自由及び権利は，国民の不断の努力によっ

て，これを保持しなければならない」．日本の医療・福祉専門職や政策にかかわる者には，国民の権利を保持するための「不断の努力」が求められている．

4.「医療クライシス」からの脱却に向けた3つの論点

　マスコミも相次いで，日本医療の荒廃ぶりを伝えるようになった．当初は「医師偏在」と主張していた政府も，とうとう「医師不足」を認め医学部の定員増へと方向転換した．今では「医療崩壊」，「医療クライシス」の状況にあることが共有され，マスコミの論調も「医療再生」や「蘇れ医療」など，そこからの脱出の方向を探るものへと変わってきている．しかし，その内容をみると，米国医療をモデルにしたものが少なくない．それには大きな副作用があるにもかかわらず，である．

　そこで本節では，医療をめぐる3つの論点を整理したうえで，医療クライシスからの脱却のための2つの道—米国（自己負担拡大＋市場機能重視）型とイギリス（公的医療費拡大）型—の特徴を比較検討する．

医療費を巡る3つの論点

　医療クライシスからの脱却の方向を探るとき，論点として次の3つを指摘できる．いずれも医療費を巡るものである．

　第1の論点は，医療費水準の伸びを抑制し続けるのか，それとも引き上げるのか，である．日本の「医療クライシス」の原因が，無駄が多いことなら，無駄を減らす改革をすれば改善するだろう．経営努力が足りないのなら，企業の参入で状況が改善するかもしれない．それとも医療費の拡大なしには，医療クライシスからの脱却は難しい性質のものなのであろうか．

　第2の論点は，今後も増え続ける医療費を，自己負担や民間保険など私的な財源に依拠すべきか，それとも税金や社会保険料などの公的財源

から捻出すべきかである．医療クライシスからの脱却には医療費拡大が不可欠であると主張する側（主に医療界）は，その財源をどこ（自己負担or税金・社会保険料）に求めるのかを示さなければならない．

　第3の論点は「あるべき論」ではなく「現実論」として，公的財源の確保が「できるか，否か」である．「世界一の高齢化先進国ニッポン」を公的な財源で支えるならば，増税か社会保険料引き上げが必要である．税と社会保険料からなる国民負担率は低いほど良いかのような論調がある．しかし，国民負担率が低い制度とは，自己負担率の高い制度である．日本の国民負担率は30％台で，米国に次いで低く，イギリスなどヨーロッパ諸国の約50％よりもずいぶん低いのだ．財務省が社会保障費拡大に消極的な事情はよくわかる．巨額の財政赤字を抱えているのに，増税や社会保険料の引き上げに国民は消極的で，政治家もそれを正面から訴えてくれない．だから，拡大したくても財源がない．医療や福祉など社会保障の拡充を求めるのであれば，不人気な選択肢も，国民に正面から示して，考えてもらうことが避けては通れない．

医療費拡大せずに脱却できるのか

　まず第1の論点である．日本が「医療クライシス」に陥った根本的原因は，医療費を抑制しすぎたことにある．私がそう考える根拠を，もう一度簡単に振り返っておこう．それには，国内状況と国際的な経験の2つがある．国内状況については本章2節で詳しく述べた．国際的な経験についていえば，OECD加盟国の医療制度改革の経験をまとめたレポート[10]で，医療費（価格・賃金）を低く抑えると，❶質の低下，❷人材の確保，離職防止困難，❸供給不足などを引き起こすと述べられている．これがイギリスでかつて起き，そして今の日本で起きていることである．先進国7か国のGDP比の医療費水準でみると，かつて日本のそれはイギリスを上回って第6位であったが，とうとうイギリスに追い抜かれてしまった[40]．第2章で紹介するように，イギリスが医療荒廃からの脱出のために，2000年以降，医療費を5年間で実質1.5倍に大幅拡大すると宣言し，医療制度改革に取り組んだからである．その間，日本では史上

初めて医療費が前年より減少することまで経験した．これでは，医療クライシスが起きて何の不思議もない．医療費抑制が，医療崩壊を招いた主因なのだ．

　しかし，冷静に社会に目を向けてみると，このような意見ばかりではない．「医療には無駄がある」という意見もある．多少の無駄があることは，私も否定しない．日本の医療費が国際的にみて高い水準であるならば，削り取れる無駄も大きいだろう．しかし，日本のそれは低い．乾きかけた雑巾を絞っても，そこから出てくる余分な水は限られている．しかも，世の中に実在するシステムの中に，無駄が全くないものなどあり得るのだろうか．「無駄」とは，ある意味で「余裕」でもある．災害やインフルエンザの流行時など非常時への備えなどを考えれば，通常時にはある程度の余裕が必要なのは明らかである．

　「いや，それは素人が経営しているからだ．プロが経営すれば，無駄を徹底的に排除して，安い費用で質は高められる．だから病院経営に株式会社を参入させろ」という意見もある．しかし，コムスンが介護市場から退場を迫られた一件を思い起こして欲しい．介護も医療も，報酬は政府が決める公定価格である．その報酬水準が低ければ，株式会社といえども利益が出せない．株式会社コムスンは，利潤を追求するあまり，社会的に不正とみなされる行為に手を染めていたのだ．

　もちろんミクロやメゾレベルで，無駄を排除し，経営努力はすべきである．今でもそれに成功している一部の医療機関・事業所はある．しかし，いま日本の医療介護は，長時間労働などによってかろうじて支えられている危機的状態にある．そこからの脱却には，全体の底上げが必要であり，そのためには，マクロレベルでの医療・福祉費用の引き上げが不可欠である．

医療費拡大の2つの方法

　医療費を増やすことに同意を得られたとしよう．その方法には，大きくいって2つある．1つは米国型，もう1つはイギリス型である．米国型とは，自己負担の拡大によるものである．実際，米国のGDP比の医

療費水準は世界一高い．イギリス型とは，公的財源によって医療費を拡大するものである．医療費を，自己負担など私的な財源で賄うか，それとも公的財源にするか，これが第2の論点である．

　経済財政諮問会議の民間議員は，「医療費総額を抑制しろとはいっていない．医療費の公的な部分だけを抑制せよ」と主張した．医療費の増加分を賄うのは自己負担である．これが米国型の医療費拡大である．その最大の論拠が，「公的財源はない」である．その具体的な手だてが，この間の自己負担の拡大と，「混合診療」や「免責制度」，「定額負担」導入の検討である．これらの方法では，社会保険料の企業負担は増えないし，民間保険会社の市場は拡大する．財界にとっては良いことづくめである．しかし，それが社会や国民にとっても良いこととは限らない．

米国型─自己負担拡大の副作用

　自己負担を拡大する米国型で医療費を拡大すると2つの副作用がある．1つは，医療を受けられない人たちが増えることであり，もう1つは，その結果，健康格差が助長されることである．

　まず，米国には，マイケル・ムーア監督の映画「SICKO」でも描かれたように，大学病院ですら患者を路上に置き去りにしている現実がある．医療費の自己負担部分が増えると，それを払いきれない人が出る．入院していれば治療を辞めたり，食事を出さなかったりする訳にはいかないから，病院の持ち出し費用は増える．さらに治療費未払いのまま入院ベッドをふさがれ，治療費を払える患者まで入院させられなければ，さらに赤字は拡大する．それを避けたい病院が，患者をタクシーに乗せ，病院から遠く離れた路上に患者を置き去りにすることが本当に行われている．その証拠に，カリフォルニア州には，郡の境を超えて入院患者を遺棄することを禁止する法までできた．しかし，今度は郡の内部での患者遺棄が後を絶たないというので，郡内であっても禁止する改正案が論議されたという（朝日新聞2007年4月11日）．その背景には，ロサンゼルス郡内だけで，年間18,000人のホームレスの治療をしており，無保険者の治療費未払い額が2,000億ドルにも上っていることがある．

社会的入院の中には，増え続ける医療費自己負担分を払えない人がいる

全盲患者を公園に放置

堺の病院 入院7年

遺棄容疑で捜査

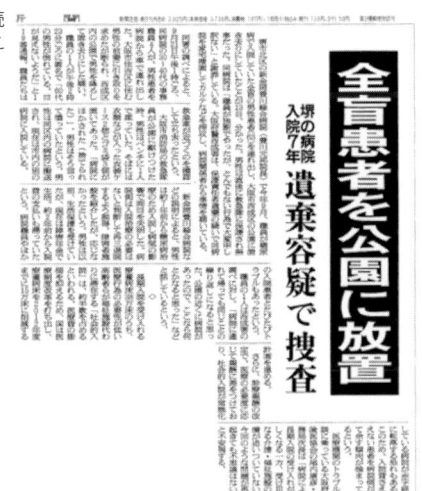

図 1-22　日本でも患者遺棄が始まった（朝日新聞 2007 年 11 月 14 日）

この治療費未払いは，米国だけの出来事ではない．日本でも治療代を払えない人が増えている（本章2節参照）．しかも，すでに患者遺棄事件も大阪で起きている（2007年11月各紙報道，**図1-22**）．

もう1つ，米国型には副作用がある．低所得や低学歴など，社会階層が低い層で，高い層に比べて有病率や死亡率が高い健康格差が拡大することである．本章3節で紹介したように，すでに日本でも最大で6.9倍もの健康格差がみられている．

米国型の自己負担の拡大による医療費拡大は，主に低所得者層の治療費未払いやそれによる患者遺棄，一方で受診抑制をも招く．それらの結果，健康格差は拡大するであろう．「命の沙汰も金次第」そんな社会が良いとは，私には思えない．

もう１つの道—イギリス型の公的医療費の拡大

イギリスは，医療費を10年で2倍以上に増やしたが，その財源は公的なもの—税金と社会保険料であった．いまだにイギリスでは，受診時の

自己負担は（高額所得者の処方箋料などを除き）原則無料である．イギリスに海外赴任中の日本人の出産費用もタダである．このような医療改革は，ブレア首相が2期目の総選挙の公約として，公的医療費拡大を正面から掲げるイニシアティヴなしには実現しなかった．イギリス国民も，あまりの医療の荒廃ぶりに，それを支持した．景気の拡大による税収増に助けられたとはいえ，国民保険料の引き上げを国民は受け入れた．その前提として，1期目のブレア政権時代の制度改革で，医療費の無駄・無理を排し，増やした医療費が医療の質の改善につながる仕組みづくりがなされていた．国民に対し"value for money"（金額に見合った価値）を公約し，国民がそれを支持したのである．

　当時のイギリスと，現在の日本では，経済状況や国の財政事情が大きく異なる．したがって，日本でもイギリスと同じことが簡単にできるわけではない．しかし，日本が医療クライシスから脱出するために，医療費拡大を選択するとき，自己負担拡大による米国型だけをモデルにすべきではない．米国はイギリス以上に日本とは異なる国である．一方で国民に正面から，公的財源で医療費を増やす必要を訴え，実際に10年で2倍以上に増やした国がある．それが，第2章で詳しく紹介するイギリスだ．少なくとも米国を参考にするのと同じ程度に，イギリスの制度改革を参考にして，日本の医療制度改革を構想すべきだと考える．

財源はあるか

　第3の論点は，財源の確保ができるか否かである．米国型の自助努力社会では，医療・介護が必要になったときの自己負担に，貯金や民間医療保険で備えることになる．日本は，1世帯あたりの民間生命保険の年間払込保険料（個人年金保険の保険料を含む）が平均45.4万円，月当たりに換算すると4万円弱という国である[63]．世帯加入率は90.3%で，日本の世帯数は約5,000万世帯だから，ざっと20兆円（45.4万円×5,000万世帯×0.903）になる．㈶生命保険協会の保険契約種類別統計表（45社合計，かんぽ含む，大和のみ除く）によると医療保険＋がん保険料だけで契約金額は9.1兆円

(2009年3月末)に上がっている[64].

　日本では,民間保険業界や財界の反対などで,すぐには実現しそうもないが,国民が納得してイギリスのように受診時原則無料に近い社会保障制度を選択すれば,民間の医療保険に入る必要性は小さくなる.いま負担している民間保険料相当額を社会保障制度を支える社会保険料に振り替えることができれば,相当規模の社会保障財源を確保することはできる.

　医療・介護費用を抑制vs拡大すべきか.それを私的vs公的財源で賄うか.日本は,果たして,どちらをめざすべきなのか.そして,その財源はどこから捻出できるのか.これらの論議に参加するのは,財布を握る財務省,限られた予算の中で知恵を絞る厚生労働省,医療・福祉の拡充を望む医療・福祉業界だけでなく,自己負担や消費税には寛容な財界,自己負担も税金も社会保険料も増えることには消極的な一方で医療・福祉の充実を望む国民,それらの声に敏感に反応する政治家たちである.最終的には国民が,増税や社会保険料の引き上げを拒否するのなら,社会保障の拡大は望めない.社会保障の拡充を望む者は,国民に選択肢と判断材料となる情報を提供しなければならない.

5. 公的医療費拡大に向けた3つの課題

　ここ数年の間に顕在化した「医療クライシス」は,行き過ぎた医療費抑制が主因である.したがって,「医療費抑制の時代」[1]を超え,公的な財源による医療・福祉の拡充を図るべきだと述べた.

　では,公的医療費拡大の方向へ路線転換するためには何が必要なのだろうか.本節では今後克服すべき3つの課題について考える.第1に,「危機からの脱出は公的医療費拡大で」という合意形成,第2に,医師・医療界が国民の信頼を集めること,第3に,医療費の無駄を排除し,増やした医療費が医療の質の改善につながる仕組み作り,の3つである.

第1の課題:「医療クライシスからの脱却は公的医療費拡大で」の合意づくり

　2006年に成立した医療制度改革関連法の主目標が,医療費抑制であることは,「医療費適正化計画」が掲げられたことから明らかである.医療費を長期間抑制し続ければ,いくら競争を導入してみても,やがて人手不足や長時間労働は改善せず,医療従事者の士気は低下し,医療は荒廃する.看護職員の人手不足などが,医療の質の低下を招くことは,すでに多くの研究で示されている[65-72].日本の医療費水準は,イギリスより低くなって主要7か国で最下位になってしまった.そして,日本の実情をみても,医療は荒廃し「医療クライシス」とよぶべき状態である.そこから脱却するための第1の課題は,「医療クライシスからの脱出は公的医療費拡大で」という合意形成である.

　その合意に至るにも,いくつかの段階がある.まず,医療現場の荒廃ぶりに危機感を抱いた社会や国民が,その主因が行き過ぎた医療費抑制政策にあったと共通認識をもつことである.次に,他の方法と組み合わせつつも,根本的には医療費の拡大が必要であることへの合意である.これに対して,医療費拡大より先にやれることがあるという意見もある.例えば,医師不足にしても財務省が2009年4月21日に発表した「医療提供体制の再構築」という説明資料の副題は,「医師不足の解消に向けて」ではなく「医師の偏在の是正に向けて」であった.医療の質や費用についても「企業が参入すれば安い費用で質は高められる」.だから「病院経営に株式会社を参入させろ」と財界はいう.医療費拡大が必要であることの合意だけでも簡単ではない.さらに,医療費拡大に合意できたとしても「自己負担の拡大で医療費を捻出すべきだ」という意見もある.重要なので繰り返すが,この米国型の方法は,副作用が大きい.すでに述べたように,自己負担が増えると,医療が必要な人(特に低所得層)が医療から排除される.しかも疾病は,低所得など社会的階層が低い人々に多い.医療を必要としている人たちを排除するのであれば,何のための医療保障制度なのか.だから,医療制度改革に必要な医療費の拡大は

公的財源で行うべきである．そのことが国民や関係者に理解されたとき，ようやく「クライシスからの脱却は公的医療費拡大で」という合意が形成される．

第2の課題：医師・医療界が国民からの信頼を集めること

　公的な医療費拡大に多くの国民が同意を得るためには，医師や医療界が国民に信頼されることも必要である．もし医師・医療界への不信が今よりも高じれば，自己利益や既得権益の維持・確保に走っている守旧派勢力と国民には映る．そうなれば「開業医が儲かるだけ」と公的医療費拡大への支持は得られないであろう．

　医師・医療界への不信（の芽）はあちこちにある．例えば，地方では開業医が高額納税者の上位にランクされているのを国民は知っている．三重県の僻地では，年収5,000万円でも医師確保ができないと報じられた．産婦人科医一人では休みがとれないことや子弟の教育問題など，高額な報酬だけでは解決できない問題があるからこそ，確保できないのだが，そのことはほとんど報じられない．そのため，「医師には，5,000万円でも足りないみたいですね」と感想を漏らした経済学者もいた．「勤務のきつい病院を辞め，楽して儲かる開業に走る医師」，「自己保身に走る医師」などのイメージをもっている人もいる．徳島では，「病院は多くても，お医者さんは皆さんそれなりの生活をしていますよ」とタクシーの運転手が話してくれた．武見太郎元医師会長が言ったとおり「医師の一部は"欲張り村の村長さん"だ」と言ったジャーナリストもいる．

　土屋繁裕著『ドクター・ハラスメント』（扶桑社，2002）で，がん患者に対し「これ以上なにもできないから，もう来なくてもいい」などと言い捨てる医師たちの実例が紹介され話題となった．例えば，新聞の投書欄には，33歳女性のこんな声が紹介されていた．近所の病院に行き「来月結婚するので，風疹の予防接種をお願いしたい」と話した．男性医師に「もう必要ないでしょう」，「今から子どもをつくる年じゃないよ」と，笑いながら言われた．「その言葉に耳を疑い，あまりのショックに涙が

出てきました」と．

　医療費拡大の公的財源はないとみて，自己負担で保険より良い医療を受けられる仕組みを支持する者は，実は国民（18%）よりも医師に多い（勤務医で48%）（日本医師会2003年調査）．しかし，すでに述べたように，患者は低所得層に多く，自己負担できる富裕層には患者は少ない．医師・医療界の多くが，「低所得層を含むすべての患者や国民の医療・社会保障を守り拡大すべきだ」という意見を共有しなければ「一部の患者と自分の利益を考えている」と映るだろう．

　医師会が，第一線医療を守るために夜間急病診療所を積極的に運営しているところばかりではない．診療科間や地域間の医師の充足度や受けられる医療の格差を埋める方法は国民にはわからない．診療所（開業医）と病院（勤務医）を比べると，今後は病院に対する診療報酬を増やすことが必要なことはわかるが，診療所への診療報酬はそのままなのか，それを減らすことで財源を確保するのか，医療界内部で果たして意見がまとまるのか，国民は注視している．欧米よりも取得が簡単といわれる専門医をはじめ，専門医療の質をどのように高めようとしているのか，学会への期待も高い．国民から信頼を寄せられるには，これらの疑問や期待に応え「専門家集団として，すべての患者や国民の医療・健康を守ろうと考え行動している」ことを示す必要がある．そうした自己改革に励む姿をみせて初めて，公的医療費の拡大が，医師・医療界の利益のためでなく国民の利益のためになるという理解が得られるであろう．

第3の課題：医療の質を高めるマネジメントの仕組み作り

　第3の課題は，医療費の無駄，無理を排し，増やした医療費が医療の質の改善につながる仕組み作りである．「医療費の使い方に無駄がある」，「医療費を増やしても無駄が増えるだけ」と映っていれば，医療費拡大は支持を得られない．医療の質を高める戦略とそれらをモニタリングできるマネジメントシステムが必要である．

　Relmanは，「医療費拡大の時代」，「医療費抑制の時代」を経て，今後

の医療は「評価と説明責任の時代」に向かっていると述べた[65]．これからの時代は，医療費の規模で特徴付けられるのでなく，「根拠に基づく医療（制度・政策）の時代」といえる．イギリスが医療費拡大路線に転じられたのも，医療現場の荒廃だけでなく，そこから脱出する戦略と「評価と説明責任」のための仕組みがあったからである．国民に対する説明責任（accountability）を象徴するスローガンが"value for money"（金額に見合った価値）であった．

　NHSへの支出は，ブレア政権の10年間で2倍以上に増えたが，その前に拡大する医療費を何にどう使うのかという戦略がまず示された．それは，日本のように「数値目標と言えば医療費だけ」ではない．医療の質にも，健康格差の是正にも，数値目標を掲げた総合的なものである．それが実行に移されると，重症者用ベッド稼働数が増え，6か月以上の長期待機を含む入院待機患者数は減ったことが国民に示された．プロセスだけでなく，死亡率などアウトカム（転帰）でも改善がみられ，患者調査や職員の職務満足度，健康格差までモニタリングされた．

　イギリスにおいて，公的医療費の大幅拡大を国民が支持した背景には，このような医療の質や公平・公正を高める戦略と，そのプロセスとアウトカムを多面的に評価し説明責任を果たすための仕組みがあったことも見逃してはならない．それによって，投入された医療費が無駄なく使われていること，プロセスやアウトカムの改善などの医療の質，そして公正・公平の視点からも，評価された結果が説明され，「見える化」されている．国民が，選択したり，示された選択肢に同意したりするための情報が「見える化」され，提供されているのである．

　医療・福祉サービスの質や公平・公正などの「見える化」を進め，それらの改善を進めるマネジメントの仕組みを構築すること，それが公的医療費の拡大＝負担を国民が受け入れるための第3の課題である．

まとめ

　第1章では，2006年の医療制度改革関連法が，日本医療の実情や国際

経験からみて妥当かどうかを検討した．公的医療費の伸び率の抑制や自己負担の増加は，医師不足などの医療の供給不足や医療の質の低下，さらには健康格差の拡大を招く．それらは，既に日本で起きている．そして，国際的な経験から見ても，医療費の抑制は妥当とはいえない．

今後，3つの論点——❶医療費水準の抑制か拡大か，❷私的財源か公的財源か，❸その財源をどこに求めるのか——について国民的な論議が必要である．医療界には，医療クライシスから脱却するために，公的医療費の拡大が不可欠であると考えている者は多い．しかし，そこに至るには，社会の合意を形成しなければならない．しかも，その相手には，増税や社会保険料の引き上げに消極的な国民，財政赤字を理由に公的医療費を抑制しようとする立場の者や自己負担で医療費を拡大しようと主張する者まで含まれる．さらに，医療界内部でも，診療所（開業医）と病院（勤務医），診療科間，地方と都市の間など，利害の異なる立場の間での合意形成が不可欠である．実際に選択できる改革案は1つしかないのだから．

「医療クライシス」を超えるためには，「医療費抑制の時代」を脱し評価と説明責任を果たす「見える化」と，増やした医療費が医療の質の改善につながる「マネジメント」の仕組み作りと戦略が必要である．それらの1つのモデルとなるのが，公的な財源で医療費を拡大したイギリスである．次章以降で，イギリスの医療制度改革と導入された仕組み，その基礎にある考え方，筆者らが日本で取り組んでいる研究を紹介しながら，日本における「評価と説明責任の時代」に相応しい「見える化」と「マネジメント」の姿を考える材料を提供しよう．

文献
1) 近藤克則：「医療費抑制の時代」を超えて——イギリスの医療・福祉改革．医学書院，2004
2) 近藤克則：健康格差社会——何が心と健康を蝕むのか．医学書院，2005
3) 近藤克則：検証『健康格差社会』——介護予防に向けた社会疫学的大規模調査．医学書院，2007
4) 長谷川敏彦，他：事故の事態把握．病院 62：684-690, 2003
5) 医師の需給に関する検討会：「医師需給に係る医師の勤務状況調査」実施状況報

告．厚生労働省，http://www.mhlw.go.jp/shingi/2006/02/s0208-12b.html, 2006
6) WHO（世界保健機関）: The World Health Report 2006 ― Working together for health. Geneva, http://www.who.int/whr/2006/en/, 2006
7) OECD : OECD Health data 2011. Paris, http://www.oecd.org/document/16/0,2340,en_2649_34631_2085200_1_1_1_1,00.html, 2011
8) The unspoken issue that haunts the UK general election. Lancet 365 : 1515, 2005
9) 医師不足　負の連鎖．読売新聞，http://www.yomiuri.co.jp/iryou/news/iryou_news/20060417ik0a.htm, 2006年4月16日
10) The OECD Health project : Towards High-performing Health Systems（阿万哲也訳：世界の医療制度改革―質の良い効率的な医療システムに向けて．明石書店，2005）．OECD, Paris, 2004
11) 財務省主計局：総医療費と公的医療費の対GDP比の国際比較（2005年）．2009. http://www.mof.go.jp/about_mof/councils/fiscal_system_council/sub-of_fiscal_system/proceedings_fs/material/zaiseib210421/02.pdf
12) 石井聡：国内総医療支出（TDHE）の概観2. Monthly IHEP 93 : 24-28, 2001
13) 一圓光彌（監訳）：医療財源論．ヨーロッパの選択．光生館，2004（Mossialos E, et al : Funding Health Care : Options for Europe. Open University Press, 2002).
14) Ebrahim S, Smith GD : Systematic review of randomised controlled trials of multiple risk factor interventions for preventing coronary heart disease. BMJ 314 : 1666-1674, 1997
15) BBC NEWS : Study doubts health drive gains. http://news.bbc.co.uk/2/hi/health/3516745.stm, 2004
16) 「健康日本」遠のく．国の達成目標値約20項目で悪化．朝日新聞，2006年2月3日
17) Chandola T, et al : Chronic stress at work and the metabolic syndrome : prospective study. BMJ 332 : 521-525, 2006
18) 近藤克則：連載「健康格差社会」への処方箋（2）　ライフコース・アプローチ―足が長いとガンで死ぬ？　保健師ジャーナル 62 : 946-952, 2006
19) 近藤克則：「健康格差」が日本を蝕む．中央公論8月号：106-114, 2006
20) 松田亮三：欧州における健康の不平等に関する政策対応．日本医療経済学会会報 70 : 1-19, 2006
21) 医師の需給に関する検討会：「医師需給に係る医師の勤務状況調査」実施状況報告．厚生労働省，http://www.mhlw.go.jp/shingi/2006/02/s0208-12b.html, 2006
22) 近藤克則：イギリスの医療改革と日本医療の現状と課題．日老医誌 43 : 19-26, 2006
23) 勤務医部会（勤務環境検討委員会）：「勤務環境に関するアンケート調査」集計結果報告書．大阪府医師会，http://www.osaka.med.or.jp/kinmui/images/kin_

enq_houkoku.pdf, 2006
24) 医師の需給に関する検討会：「医師需給に係る医師の勤務状況調査」実施状況報告．厚生労働省，http://www.mhlw.go.jp/shingi/2006/02/s0208-12b.html, 2006
25) 国立大学医学部附属病院長会議（編），医療事故防止方策の策定に関する作業部会（著）：医療事故防止のための安全管理体制の確立に向けて．日総研出版. 2001
26) 塚田真紀子：研修医はなぜ死んだ？　日本評論社，2002
27) Arnedt JT, et al : Neurobehavioral performance of residents after heavy night call vs after alcohol ingestion. JAMA 294 : 1025-1033, 2005
28) 池田寛：医師の勤務体制改善は急務—勤務医の心身の健康と安全・安心の医療を確立するために．病院 64 : 807-811, 2005
29) 平孝臣：ぼやきをぼやきで終わらせていいのでしょうか？　病院 64 : 861, 2005
30) 財団法人医療研修推進財団のホームページ：研修医の広場．2005.10.17 access, http://www.pmet.or.jp/
31) 文部科学省研究班調査：研修医，勤務2ヶ月．4人に1人うつ状態．朝日新聞，2004年2月22日．
32) 指導医も2割うつ状態　研修医を教える立場 「仕事多い」ストレス．朝日新聞，2005.6.21
33) Compton MT, Frank E : Mental health concerns among Canadian physicians : results from the 2007-2008 Canadian Physician Health Study. Compr Psychiat 5 : 542-547, 2011
34) 神野正博：特集　勤務医と労働基準法—医療の現実と法．病院 64 : 797, 2005
35) 松村理司：医師を管理する立場から—医療現場からの提起．病院 64 : 798-802, 2005
36) 廣島和夫：国立病院機構の勤務体制．病院 64 : 815-818, 2005
37) 厚生労働省勤労基準局監督課：医師に関する労働基準法の適用．病院 64 : 812-814, 2005
38) 厚生労働省：平成18年　医師・歯科医師・薬剤師調査．厚生労働省，http://www.mhlw.go.jp/toukei/saikin/hw/ishi/06/kekka1-2-4.html, 2007
39) 財務省主計局：都道府県別の医師数の状況2009．http://www.mof.go.jp/about_mof/councils/fiscal_system_council/sub-of_fiscal_system/proceedings_fs/material/zaiseib210421/02.pdf
40) OECD : OECD Health data 2007. http://www.oecd.org/document/16/0,2340,en_2649_34631_2085200_1_1_1_1,00.html, 2007
41) Department of Health : Chief Executive's Report to the NHS : May 2005. Department of Health, http://www.dh.gov.uk/assetRoot/04/11/03/83/04110383.pdf, 2005
42) 医療機関の未収金問題に関する検討会：医療機関の未収金問題に関する検討会報告書．厚生労働省，http://www.mhlw.go.jp/shingi/2008/07/dl/s0710-10b.pdf,

2008

43) 政策統括官室（経済財政分析担当）：医療保険制度と年齢階層別にみた受診行動．内閣府，2006

44) 村田千代栄，他：地域在住高齢者の所得と受療行動の関連．第18回日本疫学会総会 抄録集，2008

45) Murata C, et al : Barriers to Health Care among the Elderly in Japan. Int J Environ Res Public Health 7 : 1330-1341, 2010

46) 阿部彩：子どもの健康と貧困の経験．金子隆一：厚労科学研究費補助金（統計情報総合研究事業，H18-統計-002）パネル調査（縦断調査）に関する総合的分析システムの開発研究．平成19年度　総括研究報告書．pp205-216, 2008

47) 近藤克則：「健康格差社会」への処方箋—第11回　マクロレベルにおける政策—社会政策．保健師ジャーナル 63 : 728-734, 2007

48) Tamblyn R, et al : Adverse events associated with prescription drug cost-sharing among poor and elderly persons. JAMA 285 : 421-429, 2001

49) ロビンソン R：医療における自己負担．一圓光彌（監訳）：医療財源論．ヨーロッパの選択．pp189-214, 光生館，2004（Mossialos E, et al : Funding Health Care : Options for Europe. Open University Press, 2002）．

50) Fujino Y, et al : "A nationwide cohort study of educational background and major causes of death among the elderly population in Japan" Prev Med 40 : 444-451, 2005

51) 近藤克則：要介護高齢者は低所得者になぜ多いか．社会保険旬報 2075 : 6-11, 2000

52) Wilkinson RG, Marmot M : Social Determinants of Health; The Solid Facts 2nd edition. World Health Organization, Geneva, 2003〔高野健人（監訳）「健康の社会的決定要因（第二版）」WHO健康都市研究協力センター，2004〕

53) ライフリンク：自殺実態白書．特定非営利活動法人自殺対策支援センターライフリンク，http://www.lifelink.or.jp/hp/whitepaper.html, 2008

54) Freeman JD, et al : The causal effect of health insurance on utilization and outcomes in adults : a systematic review of US studies. Med Care 46 : 1023-1032, 2008

55) Kondo N, et al : Income inequality, mortality, and self rated health : meta-analysis of multilevel studies. BMJ 339 : b4471, 2009

56) 近藤克則：『健康格差社会』への処方箋—第12回　ハイリスク戦略の限界とそれに代わるもの．保健師ジャーナル 63 : 2007

57) 近藤克則：メタボリック・シンドロームへの保健指導がうまくいかない6つの理由．大阪保険医雑誌 481 : 4-8, 2007

58) Forouhi N, et al : A life course approaches to diabetes. Kuh D, Ben-Shlomo Y : A Life Course Approach to Chronic Disease Epidemiology. Oxford University

Press, Oxford, pp165-188, 2004
59) 尾島俊之，近藤克則：健康の社会的決定要因（II）「ライフコース疫学」．日本公衆衛生雑誌 58：199-201, 2011
60) 松田亮三，近藤克則：健康格差と社会政策―政策内容と政策過程．保健医療科学 56：No.2, 2007
61) 近藤克則：『健康格差社会』への処方箋―第8回『健康格差』対策の総合戦略 ヨーロッパの到達点を踏まえて．保健師ジャーナル 63：444-450, 2007
62) 武川正吾：新しい福祉国家と新しい福祉社会．福祉社会の社会政策―続・福祉国家と市民社会．法律文化社，pp1-57, 1999
63) 生命保険文化センター：平成21年度生命保険に関する全国実態調査〈速報版〉．http://www.jili.or.jp/press/2009/pdf/09-4.pdf, 2009
64) 財団法人生命保険協会：保険種類別契約高　財団法人日本生命保険協会，http://www.seiho.or.jp/data/statistics/annual/index.html, 2009
65) Relman AS：Assessment and accountability：the third revolution in medical care. N Engl J Med 319：1220-1222, 1988
66) Heggestad T：Do hospital length of stay and staffing ratio affect elderly patients' risk of readmission? A nation-wide study of Norwegian hospitals. Health Serv Res 37：647-665, 2002
67) Kovner C, et al：Nurse staffing and postsurgical adverse events：an analysis of administrative data from a sample of U.S. hospitals, 1990-1996. Health Serv Res 37：611-629, 2002
68) Needleman J, et al：Nurse-staffing levels and the quality of care in hospitals. N Engl J Med 346：1715-1722, 2002
69) Aiken LH, et al：Hospital nurse staffing and patient mortality, nurse burnout, and job dissatisfaction. JAMA 288：1987-1993, 2002
70) Aiken LH, et al：Educational levels of hospital nurses and surgical patient mortality. JAMA 290：1617-1623, 2003
71) McGillis Hall L, et al：Nurse staffing models as predictors of patient outcomes. Med Care：41：1096-1109, 2003
72) Person SD, et al：Nurse staffing and mortality for Medicare patients with acute myocardial infarction. Med Care 42：4-12, 2004
73) Lankshear AJ, et al：Nurse staffing and healthcare outcomes：a systematic review of the international research evidence. Adv Nurs Sci 28：163-174, 2005

第2章
イギリスの医療制度改革
―「見える化」とマネジメントによる改革

Summary

　公的医療費拡大による改革を考えるとき，日本より10年前に医療クライシスを経験したイギリスがモデルになる．イギリスでは，公的医療費を5年間で実質1.5倍にするという大幅な医療費拡大を伴う医療制度改革を進めてきた．本章では，イギリスが医療制度改革をどのように実現したのか，その背景や改革の全体像，戦略やその具体的方法まで，13年間に及ぶブレア・ブラウンらの労働党政権による医療制度改革について紹介し，日本への示唆を引き出す．

　1990年代のイギリス医療は今の日本と同じように荒廃していた．「医療を良くするには医療費を拡大する以外に方法はない」と訴えたブレア首相を2001年の総選挙で国民は支持した．しかし，その前提としてニュー・パブリック・マネジメントの考え方に立つ公共サービスの改革が1997年以降進められていたことを見逃してはならない．そこには，医療の効率だけでなく，医療の質や効果を高めること，公平・公正を守ること，それらのバランスを取った医療政策決定プロセスがあった．そのために，❶目標となるスタンダードやそこに至る戦略，ガイドラインなどを，「エビデンス（科学的根拠）に基づく医療」（Evidence Based Medicine，EBM）を重視するプロセスで作成し，❷権限の委譲と引き替えに，医療現場にはガイドラインな

どを遵守して質の向上を図る責任を問い，そして❸アウトカム（成果）を含むパフォーマンスを評価・監督するための組織や仕組みが導入され，成果を上げた者への報酬制度も取り入れた．これらは，「見える化」とマネジメントの徹底といえる．

「見える化」されたのは，目標とされる医療水準であり，その作成プロセスであり，実際に提供された医療の効率や質，公平・公正の到達度などである．それによって，政府や医療界には，目標や改革の戦略，進捗度，そして成果についての「説明責任」が問われる仕組みである．これらの基本骨格は，ブラウン政権下の医療制度改革方針（ダルジ・レポート）でも継承され，そこでは医療の量的拡充は終わったとして，質向上がいっそう強調されるようになった．

日本より10年早く医療クライシスと医療改革を経験したイギリスに学ぶべきは，❶医療制度改革の意志と国民の支持を得ることであり，10年単位の長期的なゴールと戦略を含む政策の形成である．そして❷「見える化」を進めて「評価と説明責任」を果たせる仕組みをつくることであり，❸限られた資源を最大限にマネジメントすることである．それらは，国民が負担増を伴う医療費拡大を受け入れ，厳しい社会保障財源の中で医療制度改革を進めるうえで，避けては通れない課題である．

1. イギリスの医療改革から何を学ぶのか

イギリスは，世界ではじめて，利用時に原則無料の医療保障制度NHS（National Health Service，国民保健サービス）を作った国である．しかし，医療費を先進7か国で最低の水準に抑制した結果100万人以上の入院待機者（図2-1）に象徴されるNHSの荒廃を招いた．そこからの脱却をめざして，2001年以降ブレア政権が医療費を大幅に拡大する改革を進め[1-4]，

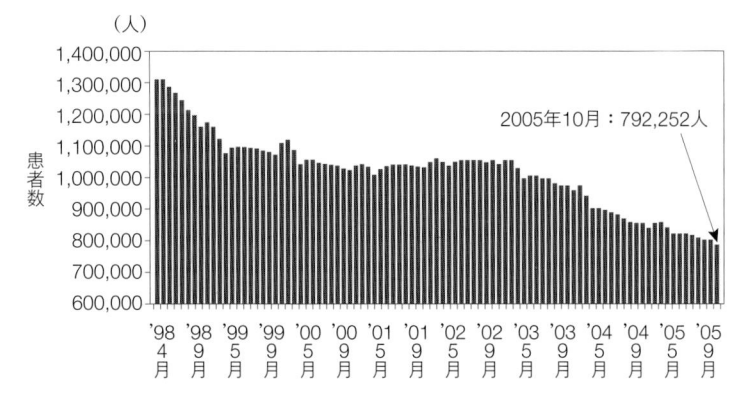

ピーク時(1998年)には，130万人の入院待機者がいた．100万人強まで減少し横ばいとなり，2003年から徐々に減り始め2005年にようやく80万人を切った．ピーク時の130万人から比べると52万人（40%）も減少した．

図 2-1　入院待機患者数の推移（1998〜2005年）(Department of Health : Chief Executive's Report to the NHS : May 2005. Department of Health, http://www.dh.gov.uk/assetRoot/04/11/03/83/04110383.pdf, 2005)

10年の歳月を経て，ようやくその効果が見えてきた．その過程は，わが国に多くの示唆を与えてくれる．なぜなら，日本は，かつてのイギリスに代わり，GDP比医療費が先進7か国の中で最下位となる医療費抑制政策の結果，医療荒廃を経験した国だからである[5]．イギリスは，一足先に，そこからの脱却を目指した医療制度改革に取り組んだ国として，1つのモデルを提示してくれるからである．

第1節では，まず，かつて「第三世界並み」とまで表現されたイギリス医療の荒廃ぶりを，他で紹介したもの[1,6]に新たなデータを加えて描く．そしてブレア政権が，どのような医療改革を進めたのか，本章の各節で詳述する前に，その全体像を示し，本章で何を明らかにしたいのかを示しておこう．

「第三世界並み」に荒廃したイギリス医療

NHSは，その創設以来いろいろな改革を繰り返し，サッチャーら保

守党も1990年に大規模なNHS改革に取り組んだ[2,4,7-11]．その中心は，「内部市場（擬似市場）」の導入による競争原理の強化である．しかし，「競争原理の導入で，医療費を節減しながら質を上げる」という期待は夢に終わった．

待機者リスト

その結果もたらされた医療の荒廃は「第三世界並み」[12]とまで表現された．その象徴が待機者リスト（waiting list）である．救命救急部門における入院待機時間ですら3時間32分である[13]．超音波（エコー）検査も平均待機期間が8週間[14]で，入院医療の待機者数のピークは1998年度で約130万人（図2-1）[15]に達し，中には1年半以上待たされている患者もいた．しかも，これらの中には，がん患者も含まれている．がん患者（13,454人）のうち9割の者が治療を受けられるまでの待機期間は，緊急性のある患者に限っても，乳がん62日，大腸がん95日であり，前立腺がんでは143日にまで及んでいた[16]．ヨーロッパ諸国の中で，がん患者の生存率が低かった[16]のも当然であろう．

なぜ医師はこれほど不幸なのか？

これは，「医師は不幸である」の一文で始まる英国医師会雑誌（BMJ, British Medical Journal）の巻頭言（editorial）のタイトルである[17]．その背景には，長時間労働があった．イギリス政府は，研修医の労働時間の上限を56時間としているが，これを超えている研修医が半数に上り[18]，専門医たちにも長時間労働が蔓延していた[19]．

政府も，医師が1万人，看護師で2万人は不足していると認めた[20]．一般医（general practitioner, GP）の患者一人あたり平均診療時間は9.36分と，米国の20分前後の半分にすぎない[21]．単純計算では，2倍の患者を診ていることになる．診察患者数が増えれば医師のフラストレーションは高まる[21]．BMJでは，医師の「燃え尽き症候群」[22]が取り上げられ，国会でも，医療従事者の他職種に比べた自殺率の高さが，医師で2倍，看護師で4倍と話題となった[23]．

これほどがんばっても，患者にしてみれば長時間待たされる．だから，患者による暴力事件（言葉によるものを含む）が後を絶たない．それは，前年から13％も増え年間95,501件（2001年）で，これすら39％も過少報告と推定された[24]．

医師不足のために長時間労働をしても患者の待機期間は延び，医師も患者も我慢の限界に達していたのである．

医療荒廃の主因は長期にわたる医療費抑制

以上に加え，医療スキャンダル—例えば，ブリストルの病院で心臓外科手術を受けた1歳未満の子どもの術後30日以内死亡率は異常に高く，他の12病院と比べ約2倍であった[25]—なども相次ぎ，世論調査によるNHSの満足度も低下した[26]．そして，9割以上の人が「NHSには改善が必要」と答え，NHSの惨状の責任は「医師」とする者（2％）よりも，「政府にある」とする者（44％）が多かった．

誰の目からみてもNHSは荒廃し，「第三世界並み」の状況になってしまった．そして，その主因は長期にわたる医療費抑制政策にある点で，多くの意見は一致したのである[1]．

NHS改革の全体像と特徴

ブレア首相のニューレイバー（新しい労働党）政権は，荒廃した状況からの脱却には，医療費を拡大し，医療従事者を増やすことが不可欠と判断した．そして，2000年から5年間で実質医療費を1.5倍にし，医療従事者を増やすNHS Plan[20]を発表した．その前提は，医療費や人手の投入が待機者の減少や医療の質向上につながる仕組み作りであった[1,27]．あまりの荒廃ぶりとこの仕組みによって，医療費拡大への国民の支持を得たのである．

ニュー・パブリック・マネジメント的改革

改革のスローガンは，「効率」とともに「公平・公正」を重視する「第

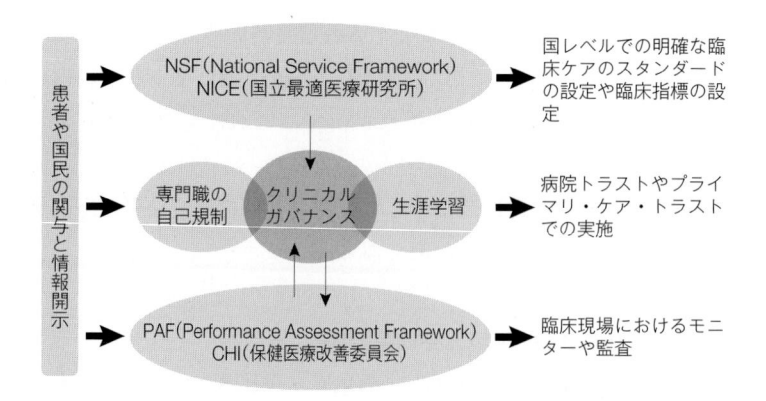

図2-2 NHSにおけるクリニカルガバナンスの仕組み（Department of Health, 1998）

三の道」[1,2,28-30] である．NHS改革の全体像（**図2-2**）[31,32] は，ニュー・パブリック・マネジメント（New Public Management, NPM）[1,6,33,34] のキーワードと結びつけるとよくわかる．NPMとは，公共サービスに民間企業の経営手法や競争を導入することで効率化を図ろうとする理論と行政改革をさしている[33]．**図2-2**[31]の上から下へと，その特徴をみてみよう．

第1の特徴は，品質管理の重視である．まず国として保証すべき医療の水準をNSF（National Service Framework）で示した．NSFでは「最良の実践（best practice）」をEBM（根拠に基づく医療）に基づき明らかにした．高齢者医療をはじめ，冠動脈疾患，糖尿病，精神保健など，2005年10月末時点で10分野で発表されていた．いずれも多くの文献や専門職や患者の意見も取り入れ，質を確保するためになすべきことを明記し，ホームページ上で公開している[35]．

第2の特徴は，効率の重視である．「最大の価値（best value）」や「価格に見合った価値（value for money）」などを求めている．これを推進する1つとして，国立最適医療研究所（NICE）を創設した．これは，医療技術を効果だけでなく，費用対効果（＝効率）の視点からも評価する研究機構である．費用対効果の高い技術については，NHSが全英で提供すべき

として,評価結果やガイドラインを公表している.

　第3の特徴は,現場への権限委譲である.プライマリ・ケア・トラストや病院を運営する独立行政法人NHSトラストの裁量を広げた.その代わり臨床現場における統治（クリニカル・ガバナンス）[1]の重要性を強調した.NSFやNICEの示した基準を参考にしながら,生涯研修や専門職の自己規制を通じて診療の質を確保する責任は現場にあるとした.

　第4の特徴は,評価の重視である[1,6].提供された医療の質や成果については,3つの方法——❶PAF（Performance Assessment Framework）によるベンチマーク,❷NICEやNSFで推奨されたガイドラインが遵守されているかどうか保健医療改善委員会（Commission for Health Improvement, CHI, 2004年からHealthcare Commission, 2009年からはCare Quality Commissionに改組）が監査,❸全国患者利用者調査——でモニタリングされた.PAFとは,病院や運営主体であるトラストの業績や成果を評価する仕組みであった.これにより,待機期間・患者数,平均在院日数,コスト,主要疾患別の死亡率や自宅退院率,再入院率などの指標群で評価（ベンチマーク）され公表された.毎年方法が改訂され,病院を運営するトラストごとにパフォーマンスが総合的に評価され公開された[36-38].また,量的には評価の難しいサービスの質についても,患者（顧客）の経験したサービス内容や意見を重視し,チェックするようになった.

　そして目標の達成状況を評価して計画を見直した.それが2004年のNHS改善プラン（improvement plan）である.

本章で明らかにしたいこと

　次節以降で,以下のような疑問について,順に取り上げ答えを引き出したい.まず第2節では,改革の理念や特徴について検討する.NPMは,小さな政府を目指す新自由主義の中で生まれたものである.では,保守党時代の医療制度改革と,何が同じで何が違うのであろうか.続く第3節では,イギリスが,どのようにして医療費拡大に転じたのか,その背景や理由,そして財源をどこで確保したのかを探る.第4節では,改革

の具体的な方法をみていく．例えば，NSFやPAF，日本にも試行的に導入された医療の質に基づく支払い，医療・福祉サービスの質の評価をどのように進めたのかを紹介する．第5節では，このような医療政策の決定を，どのようなプロセスで，何を重視しながら進められているのかを考える．第6節では，ブレア首相が政権を担当していた2007年ごろまでの改革で，どのような成果がえられ，何を課題として残していたのか，第7節では，その後を引きついだブラウン首相の時代にどのような改革が目指されたのかをみていく．最後の第8節で，以上を踏まえた，わが国への示唆をまとめたい．

2. ニューレイバーによるNHS改革の理念と特徴
——New Public Managementの新段階

　New Public Management（新しい公共管理，以下NPM）は，新自由主義的なイデオロギーを背景に「小さな政府」を目指すものとして登場した．一方，イギリスのブレア政権による医療改革は，新自由主義的な改革とは一線を画す，「第三の道」にもとづく改革である．しかし，そこには，保守党のNPMの考え方や手法と，多くの連続性・共通性もみられる．

　第2節では，ブレア政権が取り組んでいる医療改革と健康インパクト評価（Health Impact Assessment）の2つを材料に，保守党と労働党の医療におけるNPMの連続性と異質性を検討する．結論を先取りすると，NPMを「公的部門に民間企業の経営理念・手法を可能な限り導入しようという新しい公共経営理論と手法である」と定義すれば，保守党による『新自由主義的なNPM』との連続性も大きい．しかし，それとは異質で，民間企業の論理とは一線を画す「ニューレイバーによる新段階のNPM」あるいは『「第三の道」型NPM』とよべるような特徴もあることを示したい．その特徴とは，社会正義の重視，政府のサイズにとらわれていないこと，医療の質の重視，コミュニティや社会への幅広い介入の重視などである．

これと照らしてみると，日本の医療でもNPMの流れに沿う改革が論議されているが，それらの多くは『新自由主義的なNPM』段階のものである．わが国でも，政策評価に基づく『「第三の道」型NPM』への発展が期待される．

2つの問題意識

NPMとは，「公的部門に民間企業の経営理念・手法を可能な限り導入しようという新しい公共経営理論である」[34]．主にアングロサクソン系の国々で1980年代に進められた行政改革の理念や手法をさすものとして1991年にHoodにより使われた言葉である[33,39]．そのためNPMを，競争・市場重視の「小さな政府」路線をめざす新自由主義イデオロギーと不可分な動きとしてとらえる立場[39]もある．その特徴は，「競争」，「効率化」，「小さな政府」，「顧客の満足」，「現場のマネジャーへの権限委譲」，「アウトカム（成果）の評価」，「成果主義」，「民間活力の活用」などのキーワードで表現される．

イギリス医療でいえば，「内部市場」が保守党によって導入された．これは，費用を租税でまかない公的な病院により医療サービスを提供するNHSという外部構造はそのままに，その内部に競争を持ち込むものであった[1,6,40,41]．そこでは費用を出す購入者 (purchaser) とサービスを提供する者 (provider) を分離し，今まで無競争であった病院間に競争を持ち込んだ．また，PFI (Private Finance Initiative：民間のノウハウと資金を活用した公共事業の手法)[42] を導入し，ナーシングホームなどにも民間企業の参入を認めた．

一方，1997年に登場したブレアらニューレイバー（新しい労働党）のスローガンは「第三の道」[28,29]である．古い労働党の「第一の道」とも，保守党の新自由主義的な「第二の道」とも，一線を画すと主張した．しかし，ブレア首相が"modernising（現代化）"とよんだ一連の行政改革の具体的中身をみてみると，保守党の導入したものを継承した面も少なくない．

例えばNHS改革をみても，購入者−提供者の分離（purchaser-provider split）による内部市場の導入などの基本構造でも，業績評価（行政評価），PFIなどの手法でも，その呼び名は変えたものの継承したとみなせるものは多い．では，ニューレイバー政権下のNPMと保守党政権下のそれとは同質なのであろうか．それとも，何らかの点で異なる特徴をもち，発展したものとみなせるのであろうか．これが第1の問題意識である．

　第2の問題意識は，わが国の社会政策分野におけるNPMの到達点と課題を考えることである．わが国の医療・介護保険制度の設計や改革論議においては，NPMという言葉はあまり使われなかったが，その中身をみると民間事業者の参入を認めたり，第三者による質の評価を重視したりなど，その方向はNPMに沿ったものとみることができる[1]．NPM先進国とみなされてきたイギリスにおけるNPMの到達点を知ることは，それと日本の動向とを照らし合わせることで，わが国のNPMの到達点を知り，課題を考えるうえでも有用であろう．

　以上の2つの問題意識を踏まえ，本論では，イギリスの医療分野における動向を材料に，ニューレイバー政権下のNPMの特徴を検討する．検討の材料は2つある．1つは，ニューレイバーが取り組んでいるNHS改革であり，もう1つは，最近イギリスやWHOなどにおいて注目されている健康インパクト評価（Health Impact Assessment）である．最後に，ニューレイバー政権下のNPMの到達点に照らして，わが国の課題を考察する．

ニューレイバーのNHS改革

　ニューレイバーのNHS改革について，ここでは，保守党によるNHS改革との連続性と不連続性に着目して，改革の主な特徴をとらえなおしたい．

NHS改革の理念

　まず，理念レベルでは，ブレアがスローガンとして掲げた「第三の

道」[28,29)]は，次のように位置づけることができる．「公正・社会正義」を「効率」よりも重視した古い労働党の「第一の道」でもなく，「効率」のために「公正・社会正義」を犠牲にした保守党の「第二の道」でもない．「公正・社会正義」も「効率」も共に重視するのが「第三の道」である．

　理念を具体化したNHS改革の基本方針は，白書「新しいNHS」に示された[27)]．そこでは保守党政権の行ったことでも良い点は残し，変えるべき点のみ改革するとして，保守党の内部市場導入などによるNHS改革（1990年）についても，次の3点は残すべきとした．❶医療サービス計画部門と提供部門の分離，❷プライマリ・ケアの重視，❸中央政府から現場により近い部署への権限委譲である．これらは，いずれも保守党時代には「内部市場」「現場マネジャーへの権限委譲」などと表現された，NHSへの市場や民間手法導入の延長線上にある．

　一方，捨て去るべき点と改革の方向として，7点を示している．主な4点をあげれば，❶財政的理由や競争でなく臨床的ニーズや協力を重視する，❷競争での優位を守るために共有できなかった「最良の実践 (best practice)」を共有する，❸効率偏重を廃し効果や医療の質も評価する，❹一年単位の短期間で「費用と量」中心の契約から3〜5年とより長期で「質」の改善を重視した同意へ，などである．これらをまとめて「競争からパートナーシップへ」のスローガンで表した．

　つまり，手法の次元では保守党時代から継承された点も多いが，公正の重視，臨床の質の重視などの点で，少なくともスローガンや理念，基本方針のレベルで異なる特徴をもっていることがわかる．

NHS改革の全体像と特徴

　では，これらの基本方針を受けて，実際にはどのような改革が行われたのであろうか．ブレアのNHS改革の全体像を，NPMのキーワードに沿って**図2-2**[31)]の上から下へとみてみよう．

●品質管理の重視

　その第1の特徴は，品質管理の重視である．まず，国として保証すべき医療の目標となる水準をNSFで示した．NSFは「最良の実践（best practice）」をEBMの考え方に立って明らかにしたものである．冠動脈疾患，糖尿病，高齢者医療，精神保健など分野ごとに，数百の文献や専門職や患者の意見も取り入れ，質を確保するためになすべきことを明記し，これもホームページ上で公開している．患者や家族は，これをみて，もし，そこに書かれているような標準的な検査や治療が行われていない場合，主治医にその理由を問えるわけである．また，後述するように，このNSFがどれくらい遵守されているか評価もされている．

●効率の重視

　第2の特徴は，効率の重視である．行政運営の古い考え方では，予算・資源を投入し消化していれば，責任を果たしていると主張できた．これに対しニューレイバーは「価格に見合った価値（value for money）」や「最大の価値（best value）」などを強調し，「投じた費用に見合う最大限の価値」を生み出すことを求めている．効率は保守党時代から求められていたが，ニューレイバーは，効率を高めるために新たな機構を創設した．その1つが，国立最適医療研究所（National Institute for Clinical Excellence, NICE）である．これは，医療技術を費用対効果（＝効率）の視点だけでなく，医療の質の視点からも評価する研究機構である．評価の結果，費用対効果が低いとされた技術は推奨しない．一方，費用対効果が高いと評価された技術については，公費（NHS）で全英で提供すべきとして，評価結果やガイドラインをホームページで公表している．

●現場への権限委譲

　第3の特徴は，現場への権限委譲である．約50人のGPからなるプライマリ・ケア・トラストや病院を運営する独立行政法人NHSトラストの裁量を広げた．2003年には，業績（パフォーマンス）が良いと評価された病院やトラストは，財団病院・トラスト（foundation hospital/trust）になっ

た．独自予算が与えられ，監査が簡易なものとなり，中央からの自由度が高められた．これらの代わり臨床現場における統治（クリニカル・ガバナンス）の重要性が強調されている．NSFやNICEの示した基準を参考にしながら，生涯研修や専門職の自己規制を通じて診療の質を確保する責任は現場にあるとされた．

● 評価の重視

　第4の特徴は，評価の重視である．提供された医療の質や成果については，3つの方法—❶PAFによるベンチマーク，❷NICEやNSFで推奨されたガイドラインが遵守されているかどうか保健医療改善委員会（CHI: Commission for Health Improvement, 2004年4月からHealth care Commission, 2009年からはCare Quality Commissionに移行した）が監査，❸全国患者利用者調査—でモニタリングされる．PAFとは，病院や運営主体であるトラストの業績や成果を量的手法で評価する仕組みである．これにより，待機期間・患者数，平均在院日数，コスト，主要疾患別の死亡率や自宅退院率，再入院率などの指標群で評価（ベンチマーク）され公表される[37]．**表2-1**に一例を示したように，病院を運営するトラストごとなどでパフォーマンスが比較され，善し悪しが一目でわかるようになってしまった．また，量的指標による評価が難しいサービスの質についても，患者（顧客）の経験したサービス内容や意見を重視し，CHI（現Care Quality Commission）がチェックするようになったのである．

● 医療費の大幅拡大

　ニューレイバーは政権についた1997年からNHS改革に着手し，**図2-2**に示したような「効率に配慮しつつ質を高める仕組み」を作った．しかし，これだけではNHSの状況は改善しなかった．長期にわたる医療費抑制政策のために，人手不足，投資不足を招き，供給量不足に陥っていたからである．そこでブレアらは，2000年になると医療費拡大に転じることを宣言した．2005年までの5年間に医療費を1.5倍にするという大幅なものである．その根拠は，GDP（国内総生産）比7％台から，

表 2-1　NHS 格付け結果（2003 年度，抜粋）

組織名	格付け	鍵となる目標*								鍵となる目標	バランススコアカード			CGR**
プライマリ・ケア・トラスト（PCTs） 精神保健サービスを提供するPCTs を含む		GP（一般医）へのアクセス	PCP（プライマリ・ケア専門職）へのアクセス	薬の誤用率	財政的なマネジメント	4週間後も禁煙していた患者の割合	職場環境の改善	標準以上の待ち時間である外来患者の割合	待機可能な入院において標準以上の待ち時間である患者の割合	救急救命部門において総所要時間が4時間以内である患者の割合	質の良いサービスへのアクセス	健康増進	サービス提供	クリニカルガバナンス
North Bradford PCT	★★★	v	v	v	v	v	v	v	v	pass	High	High	High	v v
Rushcliffe PCT	★★★	v	v	v	v	v	v	v	v	pass	Medium	High	High	v v
Ashford PCT	★★	v	v	v	v	v	v	v	v	pass	High	High	Medium	n/a
Ashton, Leigh and Wigan PCT	★★	–	–	v	v	–	v	v	v	Borderline	High	High	Medium	n/a
Camden PCT	★	–	v	v	v	v	v	v	v	Borderline	Medium	Low	High	n/a
Leeds North East PCT	★	–	v	v	v	v	v	–	v	Moderate fail	High	Medium	Medium	n/a
Barking and Dagenham PCT		–	×	v	v	v	v	v	×	Fail	Low	Medium	High	–
Ealing PCT		×	×	v	v	v	v	–	–	Fail	Low	Low	High	n/a

＊：詳しくは本文を参照　＊＊：クリニカルガバナンス監査

（近藤克則，山本美智予：イギリスにおける医療の質評価の動向．JIM 15：232-236, 2005）

ドイツ，フランスなど他のヨーロッパ諸国並みの10％程度に引き上げるには，1.5倍にする必要があったことである．増やす医療費をどの分野に使うのかはNHS Plan[20]で示した．財源確保のため社会保険料の1％引き上げも提案した．負担が増えるため議論をよんだものの，国民は医療費拡大を伴うNHS改革を大筋で支持した．

このような「第三の道」を実現するための枠組みや方法が導入されたのは，医療分野に限ったことではない．「価格に見合った価値（value for money）」や「最大の価値（best value）」[42]をスローガンに，福祉や教育，

交通といった地方政府の行う活動全体にも取り入れられた．そこでは，サービスの質などにかかわる目標（target）を設定し，その実現のための権限は現場や地方政府に委譲する．その達成度を評価し，その結果を他の病院やNHSトラスト，地方政府の成績（パフォーマンス）と比べられるようにベンチマーキングして公表されるようになった．

　ニューレイバーは，これを現代化（modernization）とよんだ．しかし現場や研究者からは，トップダウンの管理強化だとか，保守党によって導入されたNPMと大差ないなどの批判もあった．一方，より体系化され，質の重視がスローガンで終わらないような仕組みが導入され，積極的に医療費拡大を進めたことなどは，新たな動きであった．

健康インパクト評価（Health Impact Assessment）

　もう1つ，イギリスの保健・医療分野の政策マネジメントの特徴を検討する材料として，「健康インパクト評価（HIA）」を取り上げよう．HIAとは，WHOによれば，「政策（policy）・施策（program）・事業（project）による人々の健康への潜在的な影響と人々の間の影響の分布を評価するための手続き（procedures），方法（methods），ツールの組み合わせ」のことである[43-45]．このHIAは，イギリスやヨーロッパ諸国，カナダ，WHOなどで注目され，WHOがHIAに関するサイトをホームページ内に設けている[45]．

HIAを巡る動き

　HIAを巡る動きは，イギリス保健省が，1995年に政策評価と健康に関するブックレットを出したことに始まる[46]．英国医師会雑誌は，タイトルをHealth Impact Assessmentとした巻頭言の中で，その動きを歓迎している[44]．その中では，労働・交通・税制策が健康に及ぼす例があげられ，幅広い政策について健康への影響を評価する必要性への合意作りの契機となった．

　HIAが注目され本格的な動きにつながったのは，ニューレイバー政

権に移行後である．アチェソン卿を座長とする「健康の不平等に関する独立調査委員会」レポート[47]で再びHIAが注目された．この報告書では，ブラック・レポート[48]で「再発見」された「健康における社会経済的な不平等」が，その後もなくなっていないだけでなく，むしろ拡大していることが報告され話題をよんだ．そして，幅広い政策により社会経済的な格差を緩和すること，政策が「健康の社会的決定要因」に与える影響を評価すべきことなどが勧告された．政府は，これに対応して，「健康の不平等」を軽減するための行動計画を発表した[49]．その中では，狭義の保健医療政策の枠を超えて，所得や教育，ジェンダー問題まで11もの領域の政策課題があげられ，コミュニティを巻き込んだ取り組みの重要性が述べられている．同じ時期に発表された白書でも，貧困や環境，雇用など，社会環境因子が健康に影響を及ぼしていること，政府がそれらに責任を負うべきであることなどを明記している[50]．

ワンレス・レポート

さらに，2004年2月のワンレス・レポート[51]で，改めてHIAが取り上げられ，公衆衛生関係者をはじめ関係者に歓迎された[52]．筆者も参加したイギリス公衆衛生学会でも，HIAをテーマに掲げる複数の分科会が開かれ，ワンレス・レポートのことを多くの発表者が口にしていた．このワンレスレポートの特徴は，保健省からの諮問でなく，財務省（HM Treasury）からの諮問に応えて，首相，財務相，保健相に向けられたレポートであることである．NHSの長期的な財源確保策について意見を求められたワンレス氏が，公衆衛生・予防活動の重要性を再確認するとともに，評価・根拠に基づく政策を行うことなどを勧告している．その中では，喫煙問題と肥満に対し，職場における喫煙禁止法や脂肪の多い食品に課税する脂肪税（fat tax）の検討，まであげられていた[53]．そして，農業政策や環境政策，税制まで，幅広い政策において，健康への影響を評価すべきであることを指摘している．

以上，健康インパクト評価（HIA）を巡るニューレイバー政権下での動きをみると，保守党時代に比べ政策評価や科学的根拠をより重視する方

向であることがわかる．また，健康を規定する因子を狭くとらえるのでなく社会経済的因子まで広げてとらえ「健康の不平等」があることを認めたうえで，それを抑制しようとしている．そのときに個人責任だけを問うのでなく政府の責任を認め，保健政策だけでなく他の政策も動員し，コミュニティ重視で，社会への介入も行う方向であることも注目に値する．

ニューレイバー政権下のNPMの特徴

　紹介してきたイギリスのNHS改革と健康インパクト評価（HIA）を主な材料に，ニューレイバー政権のもとでのNPMの特徴を考察したい．

　2つの視点から考察を加える．1つは，両者をNPMという共通のラベルでくくるからには，共通するあるいは連続する性格をもっているかという視点である．そしてもう1つは，質的に異なるあるいは不連続といえる性格ももっているかという視点である．

分析の視点(1)共通性・連続性があるか
　理念や考え方の次元と手法の次元という2つの次元において，共通性・連続性を検討する．
1）重視される考え方の共通性
　重視される考え方の次元においては「民間の重視」，「効率性の重視」，「成果の重視」などが貫かれている．

　ブレアが自らの政治理念「第三の道」について語ったパンフレットがある[28]．その中で，民間の役割の重視と政府の大きさへの考え方を示している．前者については，グローバル化とともに進むニューエコノミーとよばれる世界経済の変化を考えると，ビジネスとのパートナーシップは，国の繁栄にとって決定的なものであると述べている．弱者の保護など政府の介入も必要であるが，富と雇用を生み出す中心は，政府でなく民間セクターであるとして，公的セクターと民間セクターとのパートナーシップ（public-private partnership, PPP）の重要性を強調している．また，「大

きな政府が良い政府を意味した時代は終わった」と述べ，政府のサイズではなく，中身であり，量でなく，何をいかにうまく行っているかが鍵となるとしている．

効率性の重視，成果の重視を示すスローガンとしてたびたび使われているのが，"value for money"（金額に見合った価値）であり，"best value"（最大の価値）である．後者は，地方自治体改革のために導入された業績評価制度[42]の名前としても使われている．

2）使われる手法

手法の次元については，「内部市場」や「権限の現場への委譲」，「政策評価」，「PFIの活用」などにおいて連続性がある．

「購入者とサービス提供者の分離（purchaser provider split）」による内部市場は，「医療サービス計画部門と提供部門の分離」と表現は変えられたが継承され，NHS予算による民間病院（private hospital）からの医療サービス購入はむしろ拡大された．権限の現場への委譲でも，独立行政法人に当たるNHSトラストを創設後，より大きな裁量権を与える財団病院（foundation hospital）の創設へと向かった．一次医療でもprimary care trust（PCT）を創設し，今後NHS予算の8割を委ねる計画を立てた[54]．政策評価の重視でいえば，PAFから鍵となる目標（key target）達成度などを踏まえたstar rating（3つ星～星なし）による格付けへと進んだ[37]．PFIについても，公的セクターと民間セクターのパートナーシップ（public private partnership, PPP）へと呼び名を変えた．かえって資金調達コストが割高などの批判を浴びながらも[55]，保守党時代よりもむしろ熱心に推進された[1,56]．

現代化（modernising）を担当する部局Modernization Agencyを設置して進められたNHS改革には，考え方においても，手法の次元においても，保守党時代からの連続性や共通点は多いといえる．

分析の視点（2）質的な変化・不連続性があるか

一方，「保守党によるNPM」において，すでに導入されていた考え方や手法と比べ，何が新しくなったのか．「ニューレイバーによるNPM」

とよべるような質的な変化があったのであろうか．筆者は，以下の6つの点で，質的な変化あるいは不連続性が認められると考えている．

● 社会正義の重視

　まず，理念のレベルで「第三の道」[28, 29]をめざすニューレイバーと新自由主義との違いはやはり大きい．ブレアらは「保守党は，社会や共同体を敵視していた」と批判した．そして「第三の道」は，近代化された社会民主主義（modernised social democracy）であり，そこでは社会正義（social justice）を重視し，そのために4つの価値―平等な価値，機会の保障，責任，コミュニティ―を追求するとした[28]．新自由主義的な改革の結果，社会的に排除される者が増え，社会問題化した．これに対し，社会的排除（social exclusion）を「我々の敵」と表現し[28]，1997年12月には社会的排除対策室（Social Exclusion Unit）を設置している[57]．貧困児童の数も公表され，Sure Startとよばれる新たな貧困児童対策による格差是正策が導入された．その効果をみるために貧困児童の数がモニタリングされ公表された．つまり，保守党時代には，NPMはもっぱら効率追求の手段を意味したが，ニューレイバーのもとでは，NPMは効率に加え社会正義を追求するための手段としても位置づけられたのである．

● 公正や平等の重視

　具体的には，競争による格差の拡大や地域格差を容認せず，政策目標や政策評価の基準として，「公正」や「平等」を重視した[1]．例えば，すでに述べた「健康の不平等」への取り組み以外にも，居住地により受けられる医療内容の格差縮小に向けた取り組みもある．NICEによる評価結果が公表され，全英で提供されるべき医療技術は何かが国民にもわかるようになった背景には，提供される医療技術に大きな地域間格差があることが社会問題化していたことがある．さらに業績指標でも「公平なアクセス」がモニタリングされていること，2003年にも，新たな「健康の不平等」対策プログラム[58]を発表していることなどが，その例である．

●医療の質の重視

　医療改革でいえば，保守党時代との違いは「医療の質」の重視にある[1]．保守党の信奉した新自由主義では，「効率」を重視し，政府による規制や介入は「非効率」として嫌い，市場や競争に委ねることを好んだ．他の売り手に競り勝つために，事業者は「効率」とともに「質」の向上を追求するはずであり，悪質事業者は市場から撤退を迫られる．その結果，医療の「質」は高くなると信じたのである．しかし，現実はそうならなかった．これに対しブレア政権は，「効率」は引き続き重視するが，そのために「質」を犠牲にはしないとした．そして，「質」を高めるために図2-2に示したような一群の仕組みを導入したのである．

●政府のサイズ

　第4の違いは，新自由主義と異なり，政府のサイズにおいて，小さな政府や社会保障水準の抑制を前提にしていないことである．その象徴が医療費の拡大である．医療費を5年間で1.5倍と大幅に拡大すると宣言したが，実際に，英国のNHS支出は，2000年の582億ポンドから，2008年の1,220億ポンド（推計）へ，一人あたり平均医療費でいえば8年間で1,170ポンドから2,285ポンドへと倍増している[4]．効率化とは，保守党時代には費用の抑制を意味した．が，ニューレイバーのもとでは，投入された費用がより有効に活用されることを意味する．したがって，投入した費用に見合う効果や質の向上（value for money）がみられれば，「医療費の拡大を伴う効率化」もありえるとしたのである．

●根拠に基づく政策の重視

　第5に，根拠に基づく（evidence based）政策および政策評価の重視である．それは政策立案から，政策効果の評価・検証までにおよぶ．医療で言えば，検査や治療法についても，効果があるというevidenceを求め，効果のないことに医療費をかけることは推奨しない．また，いろいろな政策の健康への影響も，HIAで評価する．これらは拡大された医療費や政策を医療の質や国民の健康水準の向上に結びつけ，また，それらの

効果が期待通りみられているのかチェックし，効率を担保する仕組み・手立てである．また，政策評価にあたっては，かつての米国でみられた数学モデル偏重の「政策科学」に傾かないよう，多元的・多面的・総合的であることを重視した政策プロセス・マネジメントをめざしているように見える．

●コミュニティの重視

第6に，個人への介入だけでなく，幅広い政策によるコミュニティや社会への介入を重視していることである[28]．自治体の運営や行財政をみても，NPMの新段階の特徴はコミュニティ政策の重視にあると指摘されている[59]．医療分野における健康の不平等やHIAへの取り組み，財団トラストの運営方針をみても，コミュニティ・レベルへの介入やコミュニティによる関与を取り入れている．

以上，ニューレイバーの医療関連分野における改革は，保守党時代からのNPMの流れに沿う改革であると同時に，以上6点については，保守党とは質的に異なるあるいは発展した側面をもっている．これをもって，ニューレイバーのNHS改革をNPMによる改革とよぶか，NPMとは異質なものとみなすのかは，NPMの定義によるであろう．新自由主義の思想に基づく改革だけをNPMとよぶ立場[39]に立てば，もはやNPMとはよべないかもしれない．しかし，「公的部門に民間企業の経営理念・手法を可能な限り導入しようという新しい公共経営理論である」[34]と定義すれば，あらたな特徴をもったNPM，あるいはNPMの新段階，さらには『「第三の道」型NPM』とでもよぶべき形へと発展したとみなすことができる．

『「第三の道」型NPM』の成果と日本への示唆

NHS改革の成果は上がっているか

これらの特徴をもつ改革により，果たして改善がみられたのであろう

か．2004年に発表された3つのレポートでは，改善がみられ始めたとされた．前年比で，手術件数は約17万件増え，待機者は約9％減少した[60]．組織文化や態度にも好転がみられる[61]．政府とは独立したシンクタンクKing's fundによる調査でも，救急センターや病院の清潔度，職員の給与などでも改善がみられたと報告されているという[62]．また，日本から定期的に視察に訪れている医療職からも，医療の質が向上しているという好意的な評価も聞いた．

一方で，待機者リストがまだ79万人分も残っていること，数字が操作されている可能性，医療費の大幅拡大により効率はむしろ下がっているのではないかなどの疑問や批判がなされているのも事実である[63]．

期待されたよりもゆっくりとではあるが，長年の医療費抑制政策の負の遺産があったことも考えると，ようやく改善の兆しが，このころからみえ始めたといえそうである．

わが国の医療改革の課題

税方式・公的病院によるイギリスと，社会保険方式・民間病院中心の日本とでは，基礎条件が違うので，単純比較はできない[1]．そのことを考慮しても，なお，医療改革についてイギリスから学ぶべき点があるように思われる．

日本での医療改革をめぐる課題とされているのは，株式会社の参入による競争の強化であり，混合診療導入による公的医療費の抑制であり，第三者による医療の質の評価などである．これらは，NPMの流れに沿うものともいえるが，いずれも従来型の新自由主義的なNPMの枠内にとどまる改革の視点である．

日本にもすでに医療費抑制政策の歪みが現れている．医療ミスや院内感染など安全性や医療の質にかかわる問題，その背景にあり研修医や看護師の過労死やうつの原因にもなっている人手不足に起因する問題，リハビリテーション科，小児科夜間救急に代表される供給量不足問題などである．また，日本にも，社会経済的因子による「健康の不平等」がみられることを，筆者らも報告した[64]．これらは保守党による『新自由主

義的なNPM』では解決しなかった医療抑制政策によるNHSクライシス（危機）に酷似した状況である．

日本で，このような問題が見えにくかった理由の1つは，政策評価・EBMの蓄積不足にある．こう考えると，望ましい医療水準の設定，根拠に基づく医療や政策・意思決定，医療の質や公正・平等という視点を含む政策評価など，イギリスのニューレイバーのもとで新たな展開をみせた『「第三の道」型NPM』の特徴は，日本の医療改革の課題を考える手がかりを与えてくれる[1]．医療提供制度改革におけるEBM重視の動きや，介護保険制度見直しで強調された「介護予防におけるアウトカム評価」などは，わが国における『「第三の道」型NPM』への変化の兆しかもしれない．

日本でも『「第三の道」型NPM』を

本節の第1の問題意識は「保守党政権下のNPMとニューレイバー政権下のそれとは同質なのか，異なるのか」であった．ニューレイバーのもとでの医療改革と健康インパクト評価（HIA）について紹介し，それらの特徴を検討した結果をまとめると以下のようになる．保守党による競争・効率重視の『新自由主義的なNPM』から引き継いだものはある．しかし，ニューレイバーによるNPMには『「第三の道」型NPM』とでもよぶべき新しい特徴がある．それは❶社会正義の重視，❷公正や平等の重視，❸医療の質の重視，❹政府のサイズにとらわれていないこと，❺根拠に基づく政策の重視，❻コミュニティの重視などである．これらの変化により，イギリスのNPMは新しい段階に踏み入れていると考えられる．

第2の問題意識は，「わが国の社会政策分野におけるNPMの到達点と課題を考えること」であった．イギリスの到達点に照らして考えると，わが国のNPMはいまだ『新自由主義的なNPM』にとどまっている．イギリスの医療制度改革において，公平の重視や政策評価，根拠の重視など『「第三の道」型NPM』が果たした役割は大きい．わが国においても，

公平が重視され，医療をはじめとする社会政策分野の政策評価研究が発展し，それが1つのテコとなって，新たな『「第三の道」型NPM』の段階へと発展することを期待したい．

3. イギリスの医療荒廃とブレア政権による改革

どのようにして医療費拡大へと転じたのか

　ブレア政権は，第一期（1997～2000）は医療費を増やさない医療制度改革を進めた．しかし，それでは限界があると，医療費拡大に転じることを公約に掲げ2000年の総選挙で勝利した．国民の支持を得て医療費の大幅拡大へと政策を転換した．

　その規模をみると，1997年度の462.4億ポンド（1ポンド180円として8.3兆円）から，2008年度には1,220億ポンド（22.0兆円）へと2.64倍に拡大している．同時期の日本の国民医療費が，28.9兆円（1997年）から34.8兆円（2008年）への1.20倍，イギリスの人口（6,059万人，2006年）は日本（1億2,777万人，2006年）の約半分であることを考えると，いかに大幅な拡大であるかがわかる（図2-3）．

　では，どのようにして医療費抑制から医療費拡大へと転じたのか．その要因として，少なくとも3つのことを指摘できる．それは，❶医療の荒廃，❷政治状況，❸経済状況の3つである．

医療の荒廃

　第1は，医療の荒廃である．第1節であげた他にも，手術を1年半も待たされるような長い待機者リスト問題，病院の設備の劣化や院内感染・医療事故の多発など，誰の目にも医療の荒廃ぶりが明らかになった．その原因として，医療費水準が先進国で最低であること，つまり医療費抑制が主因であり，それによる弊害の顕在化であることをマスコミが報じた．そして，医療の荒廃から脱するには，医療費を拡大するしかないこ

column

円―ポンドの為替レート

　過去10年間の為替レートを図に示す．ブレアの医療制度改革が始まった2000年当時の1ポンド約160円から2007年には240円を超え，直近では130円台になっている．本書の文中では，特に断りがない場合には，1ポンド180円として円に換算した．

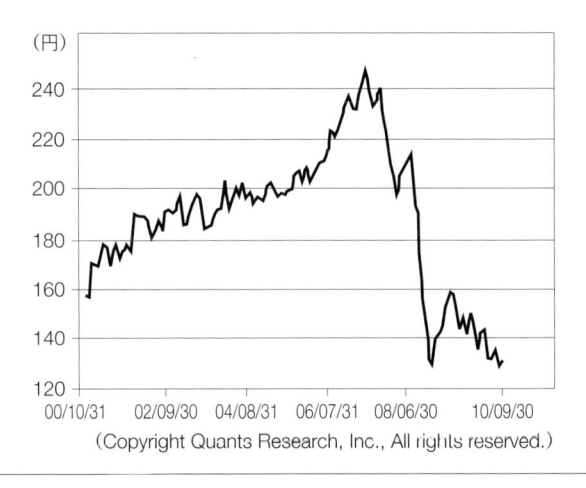

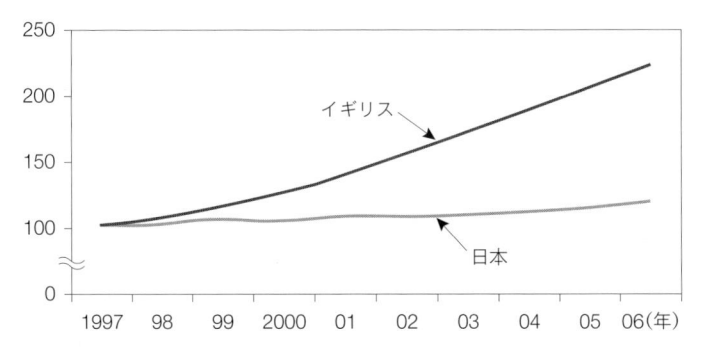

(Copyright Quants Research, Inc., All rights reserved.)

(注) '05～06年のイギリスの数値はOffice of Health Economics (OHE) による予測．

図2-3　イギリスと日本の国民医療費の推移（1997年=100）（イギリスのデータはCompendium of Health Statistics 2007，日本のデータは厚生労働省による）

とが，徐々に受け入れられていった．

政治状況

　第2の要因，政治状況では，保守党から労働党に18年ぶりに政権交代したことがある．労働党は，保守党との違いを鮮明に打ち出す必要があった．

　労働党は，伝統的にNHSや社会保障重視であった．それを効率よりも公平・公正を重視する「第一の道」とする．しかし，それが「大きい政府」をもたらし，それが経済の沈滞を招いて「英国病」になったともみられていた．だから国民は，新自由主義を掲げる「鉄の女」サッチャーら保守党の「第二の道」—公平・公正よりも効率を重視する路線を支持したのである．この保守党の「第二の道」と一線を画しつつ，かつての「第一の道」，言い換えれば「大きな政府」に戻ることを警戒する国民から支持を得なければならなかった．そこで，ブレアがスローガンに掲げたのが「第三の道」である．そこでは，保守党に学ぶべきことは学び，効率も公平・公正もともに重視するとした．かつての「第一の道」とは決別し，いまや労働党は「第三の道」をめざす「新しい労働党（ニューレイバー）」に生まれ変わると宣言したのである．

　一期目のブレア政権は，医療費を大幅には増やさないと公約し，その枠内での医療制度改革を進めた．しかし，それだけでは不十分として，二期目をねらう総選挙の公約で，医療費拡大を打ち出した．あまりの医療の荒廃ぶりなどから，その改善を望んだ国民は，医療費拡大を掲げる労働党を支持したのである．

経済状況

　第3に，イギリス経済が好調であったことも見逃せない．1990年代半ばから好調で，年平均経済成長率が1990年代前半1％台であったのが，1990年代後半には3％台となっていた．

　2000年当時，GDP比で7.3％であった医療費を，5年間でインフレ率を差し引いた実質額で1.5倍とし，GDP比ではフランス・ドイツ並みの

10％程度に引き上げるというNHSプラン[20]を発表した．実績をみるとNHS医療費の額は，ほぼ計画通りの伸びである．一方GDP比でみると，経済が好調だったおかげで分子となる医療費以上に分母となるGDPが予想以上の伸びを示した．そのため，2005年にもGDP比では8.3％にとどまっている．

財源はどのように確保したのか

　NHS財源は基本的に税によって賄われている．NHSへの支出のために，どこか特定の予算を削ったのかという質問に答えるのは難しい．だが，当時のイギリス経済は好調であったので，税収が増えていたこと，失業給付などが減ったことは指摘できる．

　この一般財源からの支出増に加えて，追加的財源として，国民保険料を引き上げた．労働者と雇用者の両方が負担している国民保険料が，どちらも1％ずつ引き上げられた．これによって，保険基金からの繰入れがNHS財源に占める割合は，2002年までの12％台から2003年度以降20％台に増加している[4]．

　当然この引き上げに対しては，経営者側から批判の声も上がった．しかし，好調な経済状況もあり，国民の側からは，大きな反対意見は上がらなかった．当時のNHSの状況に国民の強い不満があったことや，ブレア率いる労働党への期待感，新聞記事の見出しにNHS taxと使われたようにNHSの財源確保のためという使途がはっきりしていたこともあり，比較的好意的に受け容れられた．引き上げを打ち出した後（2002年4月）の新聞各紙の世論調査をみると，引き上げ支持が7～8割を占めていた．タイムズ紙やガーデイアン紙の調査によれば，6割弱が「労働党は増税をしないという選挙公約を破った」と受け止めているにもかかわらず，7割以上が引き上げに賛成していた．世論調査で保守党支持者ですら半数が「賛成」としているのをみて，保守党も「引き上げ反対」から方向転換したという[65]．

日本における状況

　10年前に医療費抑制から医療費拡大へと転じたイギリスの状況と，今の日本を比べてみよう．❶医療の荒廃については，長く続いた低医療費政策によってもたらされた医療クライシスが顕在化し，その様子がマスコミによって報じられるようになった点では似ている．❷政治状況についても，医療の荒廃ぶりに国民が不安を覚え，国民の関心が高まったのをみて，政権交代が起きた選挙において医療制度改革が注目を浴びた点も似ている．

　しかし，似ているのはここまでである．イギリスでは，ブレアは政権につくと直ちに医療制度改革に取り組み，半年後には改革の基本方向を示した．一方，日本の民主党政権は，後期高齢者医療制度の廃止や医学部の定員拡大に向けた論議などはしたものの，医療クライシス脱却に向けた全体構想は示されておらず，部分的な改革論議という印象はぬぐえない．「民主党政権の医療政策は麻痺状態」という評価もうなづける[66]．もっともブレア政権も，医療費を増やさない改革をかかげたものの成果が上がらなかった一期目の経験に学んで，二期目を狙う総選挙前になって医療費を大幅に拡大する医療制度改革プランを打ち出したともいえる．果たして民主党は，政権についてからの経験で，何を学んでいるのであろうか．

　残念ながら日英で決定的に状況が異なるのが，❸経済・財政状況である．好景気に恵まれる中で医療費を確保できたイギリスと，100年に一度の経済危機や国債に依存する財政構造，さらに東日本大震災にみまわれた現在の日本とでは，状況がまったく異なる．厳しい財政制約のもとで医療制度改革を進めるには，イギリス以上に，戦略的で，効率的な改革の構想が必要だろう．

4. イギリスの医療・福祉改革における質を高める仕組み

　イギリスでは，医療費抑制による医療荒廃を経験した後，医療費を5年間で実質1.5倍にするという大胆な医療制度改革に着手した．それは国民が医療費拡大を受け入れたことによって実現した．日本でも，今後，医療費をはじめとする社会保障費用の大幅な拡大が見込まれるが，それを実現するには，国民がそれに見合う負担を受け入れることが前提条件となる．では，イギリスでは，どのようにして医療費拡大政策への国民の支持を取りつけたのであろうか．1つには，医療費の投入が医療の質向上につながる仕組みや，国として医療の質向上の戦略を明示したことにある．そして，進捗状況を評価して，国民への説明責任を果たすようにしたのである．

　本節では，イギリスの医療・福祉（イギリスでは社会サービスと呼ぶ）分野における改革において展開されてきた，サービスの質向上につながる仕組みや戦略，そのモニタリングなどの方法についてより詳しく紹介する．

サービスの質マネジメントの仕組み

　医療・福祉サービスの質を高める仕組みをここでは，**図2-2**に示された3層構造に沿って紹介する．この図は，NHS改革の概念図として示されたものであるが，福祉サービスにおいても，大きくはこの概念図が適用できる．

　第1に，目標（ゴール）と戦略の設定である．疾患・対象ごとに，医療サービスの目標とすべき標準と，それを実現するための戦略を示した．それが，NHS全体に対するNHSプランであり，10の領域別のNational Service Framework（NSF）である．それには創設された国立最適医療研究所（NICE）や，EBM（根拠に基づく医療）による研究成果が反映されている．

　福祉分野でも，優れた社会サービスを研究するSocial Care Institute

for Excellence (SCIE) が2001年に設立され，best practiceに関するガイドラインの作成が行われ，ケアに関する基準 (Care Standard) が作成された．

第2に，現場への権限委譲とインセンティヴの導入である．現場の裁量を広げ，パフォーマンスがよいものには報酬でボーナスを与え，その代わり臨床現場における統治 (clinical governance) 責任を求めた．

福祉サービスは，NHSで提供されている医療とは異なり，もともと地方自治体が，その予算を用いて提供しているため，権限ははじめから委譲されている点が異なっている．

第3に，結果・成果の評価である．NSFなどで指示された目標・水準を達成しているか，病院ごとに評価される．保健医療改善委員会 (CHI, 2004年度からHealthcare Commission) による質的評価と，平均在院日数や治療成績などの量的指標群であるPerformance Indicators (業績指標，後述) を用いたベンチマークで，病院やトラスト自治体間で成績が比較できる形で公表されるようになった．

長期戦略としてのNational Service Framework (NSF)

第7章の3節で述べるように，NSFは今後の日本の医療制度改革で参考にすべき点が多いので，少し詳しく紹介しよう．

質を高める仕組みの第1は，目標 (ゴール) と戦略の設定である．その中核がNSFである．NSFとは，NHSを管轄する保健省 (Department of Health) が，医療・福祉サービスが達成すべき基準の枠組みを疾患・領域別に示したものである．NSFでは，**表2-2**[35] に示したようながんや糖尿病，精神保健など10領域におけるケアの質向上やサービス格差抑制を実現するための10年間に及ぶ長期戦略も示した．その中では国が保障すべき標準 (standards) として最良の実践 (best practice) をEBM (根拠に基づく医療) の手法を用いて明らかにし，その実現のための戦略，達成すべき時期と測定可能な数値目標を明示している．1998年から徐々に策定され，2002年4月までに，冠動脈疾患，がん，糖尿病，高齢者医療，

表2-2　NSFの10領域

Cancer　がん
Children　子ども
Coronary heart disease　冠動脈性心疾患
Diabetes　糖尿病
COPD　慢性閉塞性肺疾患
Long-term conditions　長期（神経疾患）ケア
Mental health　精神保健
Older people　高齢者
Renal services　腎疾患
Stroke　脳卒中

http://www.nhs.uk/nhsengland/NSF/pages/Nationalserviceframeworks.aspx
（イギリス保健省のホームページ，2006年12月アクセス）

精神保健，小児集中医療の6分野についてホームページで公開され，2006年12月時点で10領域のNSFについて，数百の関連レポートや資料，開発中の経過などが公表されていた．

　その開発に当たっては，エビデンスを踏まえる専門職だけでなく，管理者，患者（user），介護者団体の代表も外部アドバイザーとして関与している．例えば，2001年に発表された高齢者医療版をみると総ページ数は194ページ，巻末には369もの論文があげられている．それらには研究論文だけでなく，専門職・患者（user）・介護者の意見（opinion）も含まれている．研究については，EBMの手法にそって，システマティックレビュー（p144, コラム参照），RCT（無作為化臨床試験, p143, コラム参照），症例報告など，その性質を7種類に分けて示してある．到達すべきスタンダードを，老人差別の根絶，患者中心の医療など姿勢の問題から脳卒中，転倒，精神保健の問題まで8つ設定している．その中の脳卒中をみると15ページにわたり，目的，スタンダード，根拠，介入（key intervention），サービスモデル，行うべきこと（action），年度計画（milestone）が2004年分まで示されている．また，ホームページ上で，よい実践例が脳卒中で5つ示されている．分量からみてわかるとおり，細かな診療のガイドラ

インではなく，全英のどこにおいても最低限提供すべきサービスについて，まさに枠組み（framework）を示したものである．

これらの領域のうち，高齢者，長期療養者，がん，精神保健をとりあげ，もう少しみてみよう．

高齢者向けNSFと長期療養者向けNSF

日本でも改革論議がされている高齢者医療・福祉と関連が深いものに，「高齢者」と「長期療養者」の2つの対象・領域におけるNSFがある．

高齢者向けNSF（2001年）では，次の8つの基準を設定している．❶年齢差別の根絶，❷患者中心のケア，❸中間ケア，❹一般病院ケア，❺脳卒中，❻転倒，❼精神保健，❽健康と活動的生活の増進，である．それぞれについて戦略や数値目標が示されている．発表から3年後の中間評価では，次のような成果がみられている．平均余命の伸長や死亡率の低下，禁煙者（60歳以上）数の増加，中間ケアのベッド・利用者数の増加，専門医による治療が受けられる脳卒中病棟の増加，75歳以上の心臓外科手術の割合（年齢差別の根絶との関連）の増加などである[67]．

2006年には，高齢者向けNSFの改訂版が出されている．そこでは3つのテーマ—❶ケアにおける尊厳（Dignity in Care），❷統合されたケア（Joined-Up Care），❸健康な加齢（Healthy Ageing）を元に10のプログラムが示されている[68]．

長期療養者向けNSFは，2005年3月に公表されたもので，2015年までの10か年戦略が示されている[69]．これは，イギリスで約1,000万人，急性期入院の20％を占める脳卒中などの神経系疾患（neurological conditions）を対象にしており，主な目標として，自立生活，ニーズや個人の選択に基づくケアプラン，より簡単でタイムリーなアクセス，関係機関の連携などを掲げている．具体的には，❶利用者中心のサービス（person-centered service），❷早期評価と迅速な診断・治療，❸早期で専門的なリハビリテーション，❹地域でのリハビリテーションと支援，❺家族や介護者の支援など11項目に関する質の基準（quality requirements）を明示している．

がんのNSF

がんのNSFとして，2000年にThe NHS cancer plan[70]とマニュアルが発表された．その後5年間の進捗状況について，数値目標がどの程度達成できているのか中間レポートが報告され，戦略の見直しを含めた改訂版も発表されている．

The NHS cancer planでは，現状の到達点と問題点を評価した後，危険因子の抑制，早期発見，早期治療，地域格差の是正，緩和ケアまで，がんにかかわる広い領域について目指すべきものが総合的に示されている．投入される資金額や増やすべき専門医の数などのストラクチャー，それらにより短縮されるべき待機期間，乳がんスクリーニング検診の受診者数などのプロセス，さらには死亡率など治療成績・アウトカムまで，数値目標が掲げられていることも特徴である．

また，2000年に初版が発表されたマニュアルは，（サービス利用者，臨床医・スタッフ，事務系管理者による）ピアレビューがなされ，2004年に463ページに及ぶ改訂版が出ている[71]．その改訂では，エビデンスに基づくNICEの指針に沿って，アウトカム（治療成績や患者の満足度など成果）の改善につながるものになるよう意図されている．

マニュアル改訂版[71]の構成を，**表2-3**に示した．例えば泌尿器科集学的チーム（urology multidisciplinary team）の部分（2G）は，104ページを占める膨大なものである．そこでは3つのレベルで求められる多職種チームのあり方は異なるとして，地域ケア（local care），専門ケア（specialist care），高度ネットワークケア（supranetwork care）に分けて，やるべきことが示されている．地域ケア71項目，専門ケア73項目，高度ネットワークケアでは，精巣がん（testicular cancer）64項目と陰茎がん（penile cancer）28項目，合わせて236項目に及ぶ手続き・方法（measure）について説明があり，3段階の推奨レベルも明示されている．PDF版に加え検索に便利なオンライン版（www.cquins.nhs.uk）まで用意されている．

表2-3 Manual for cancer services 2004 の構成

大きく3部構成になっている．第1部は，質の向上を担う各種グループ，第2部はがんのタイプ別，第3部が緩和ケアから放射線療法まで各専門別に，なすべきことが書かれている．

- Introduction
- 1A Network board
- 1B PCT Collective Commissioning Group
- 1C Cross Cutting Group
- 1D Network site specific Groups
- 1E Locality groups

- 2A Generic MDT
- 2B Breast MDT
- 2C Lung MDT
- 2D Colorectal MDT
- 2E Gynaecology MDT
- 2F Upper GI measures
- 2G Urology MDT

- 3A Specialist Palliative Care
- 3B Cancer Imaging
- 3C Chemotherapy
- 3D Cancer Pathology
- 3E Radiotherapy
- Appendices

PCT：primary care trust
MDT：multidisciplinary team

(Department of Health : Manual for Cancer Services 2004 Department of Health, London, 2004)

精神保健のNSF

1999年に発表された精神保健NSFには，10か年計画が含まれており，その前半5か年の中間評価にあたるものが，2004年に発行されている．この「精神保健に関するナショナル・サービス・フレームワーク（National Service Framework, NSF）―5年間の経過―」[72]は，日本精神障害者リハビリテーション学会によって翻訳され，日本の読者向けに2本の解説を加えて出版されている．訳者らによれば，日本でも精神保健分野の改革が繰り返され，「入院医療中心から地域生活中心へ」と移行する「改革」がうたわれてはいるが，「失望の連続」，「その道筋が見えてこない」と

感じていたという．そんな中で，イギリスのNSFを読み，そこに示された戦略や3年間で7億ポンド（1ポンド180円として1,260億円）もの追加投資，精神科専門医25％増，そして何より，史上最低の自殺率などの成果を5年の間に実際にあげていることを知ったとき，「まるで別世界」と「深い感銘を覚え」，「感動的ですらある」と感じ，翻訳を決意したと書かれている．

「精神保健に関するNSF―5年間の経過―」では，1999年に示された7つの基準―❶精神的健康の増進，❷プライマリー精神保健ケア，❸サービスの利用，❹専門家によるケア，❺病院と危機対応住居，❻家族(carers)への支援，❼自殺を防止する―と，それを裏づける財政，人的資源，研究開発，情報および実施状況，臨床指針が取り上げられている．それぞれについて，「基準」，「背景」，「何を達成したか」，「さらなる対策を必要とする分野」，「積極的実践例」，「意見」などの見出しを立てて述べられている．最後には，それら全体を踏まえた評価と将来の方向性も示されている．

以上，いくつか紹介したように，NSFの特徴は，❶ケアの質や格差是正などを含む多面的なスタンダードとすべき目標を掲げ，❷10か年に及ぶ数値目標を提示し，❸それを実現するための長期戦略がエビデンスや患者の声も反映して作られていること，❹その裏付けとなる人材養成計画や必要な財源も示されていること，❺目標の達成度が評価され，❻進捗状況についての中間評価を踏まえて必要な見直しをして改訂もなされていることなど，「見える化」と「マネジメント」が貫かれていることである．

パフォーマンスに応じた報酬支払い

質を高めるための仕組みの第2は，改革への現場の意欲を引き出すためのインセンティヴの導入である．

その1つが，Payment by Results (以下，PbR) とよばれている「パフォーマンスに応じた報酬支払い」(Pay for Performance, P4P) である．これは，

EBMに基づいて設定された基準や指標で医療の質を測定して「見える化」し，その結果に基づいて質の高い医療提供に対して経済的インセンティヴを与えるものである．その目的は，単に高質で効率的な医療にボーナスを与えることにとどまらず，高質の医療への改善プロセスを促すこと，つまりマネジメントにある[73]．米国では民間保険などで導入済みで，メディケアへの包括的導入も予定されている．また日本でも「医療の質に基づく支払い」として，2008年の診療報酬で回復期リハビリテーション病棟に導入された．イギリスの場合，すでに2004年から一般外来部門に導入されている．

　PbR（P4P）が国際的にも注目され，導入に向けた動きが広がっている背景には，医療費抑制の流れの中で強められた，診療報酬における「定額（包括）払い」の拡大がある．定額払いでは，過少診療をしたほうが経費節減できて利益が拡大するため，それによる医療の質低下を招く危険がある．それを防ぐためには，検査や薬などの使用量に応じた「出来高払い」でなく，医療の質を評価し，質の高い医療に対し報酬を与える必要がある．

　PbR導入の目的は，医療の質の向上，医療費用の効率化，医療の「見える化」＝アカウンタビリティの確保である．イギリスの一般外来部門の場合，❶診療の量的指標，❷患者の経験，❸組織運営，❹付加的サービスの4領域156指標の達成度に応じて診療報酬が支払われている[74]．❶診療の量的指標でみると，エビデンスに基づいた検査・行動目標が19診療領域に80指標が設けられている．対象疾患は，頻度の多い糖尿病，高血圧，ぜんそくなどや，致死率の高い心血管疾患，悪性腫瘍などで，指標には予防のためのコレステロールや血圧測定から心血管疾患後の禁煙まで含まれている．これらの指標で高いパフォーマンスを示す所に，より多くの報酬を与えることで，より質の高い医療の提供をめざすのである．

　PbRの導入によって，どのような効果があったのだろうか．

　イギリスのPbR導入前後の評価結果をみてみよう[75]．人口約46万人の地域の糖尿病患者16,867人のカルテをみると，2004〜2006年の間に，

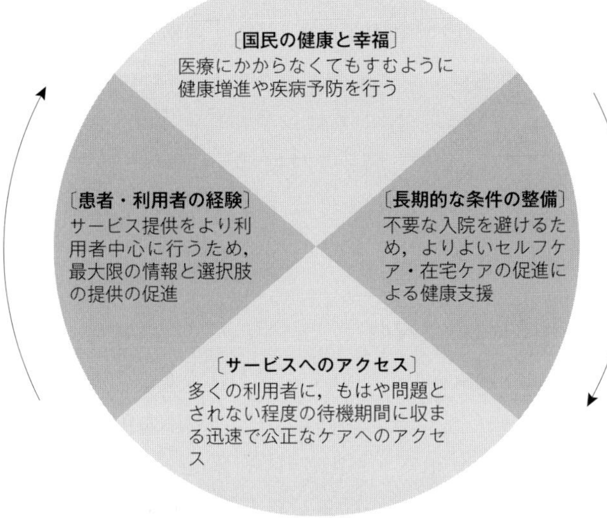

図 2-4 国の優先領域（2005〜2007年）(Department of Health: National Standards, Local Action: Health and Social Care Standards and Planning Framework 2005/06-2007/08. 2004. http://www.dh.gov.uk/prod_consum_dh/groups/dh_digitalassets/@dh/@en/documents/digitalasset/dh_4086058.pdf：2011年5月5日アクセス)

喫煙状況44％→95％，HbA1c（糖尿病の重症度指標）75％→94％，網膜症スクリーニング47％→84％，末梢の脈拍22％→81％，微量アルブミン検査7％→77％に記載率は改善している．治療状況でも，HbA1c 7.4以下の者41％→62％，血圧145/85 mmHg以下の者47％→65％など，望ましい状態を達成している者の割合が増えている．

このように，NSFであるべき姿を示す「見える化」にとどまらず，それの実現のために，インセンティヴも組み込んで，現場が医療の質向上を推し進めるマネジメントの仕組みをつくったのである．

サービスの質のモニタリング・評価

質を高めるための仕組みの第3は，サービスの質のモニタリング・評

価による「見える化」である．評価の重視は保守党時代からのものであるが，ブレア政権になり評価の視点として，「効率」だけでなく，「質」，「公正・公平なアクセス」などの視点も加えられ総合的に評価が行われるようになった．例えば，NHSと社会サービス分野における国の優先領域（2005～2007年度）として，**図2-4**の4つが示され，これらが評価の重点対象にもなっているが，そこには「効率」という言葉は出てこない[76]．

評価の方法と業績指標の具体例

NSFで示された数値目標についても，それらがどの程度達成できているのかをモニターしている．2001年には，CHI（2004年度以降はHealthcare Commission, HC）によるレポートが出され[77]，2002年には第一回目の患者調査（ただし実施は1999～2000年）の結果が発表され，2003年には3年後の状況が報告された[78]．

例えば，2003年度のプライマリケアにおける「鍵となる目標」は，9項目—❶GPへのアクセス，❷Primary Care Professional（PCP：GP以外のプライマリケア専門職）へのアクセス，❸薬の誤用率，❹財政的なマネジメント，❺禁煙プログラムに参加した者のうち4週間後も禁煙していた患者の割合，❻職場環境の改善，❼標準以上の待ち時間である外来患者の割合，❽待機可能な入院において標準以上の待ち時間である患者の割合，❾救急救命部門（A&E）において到着から入院までの総所要時間が4時間以内である患者の割合である[79]．

「質の良いサービスへのアクセス」，「健康増進」，「サービス提供」の3領域には，それぞれ12，11，10項目の指標群が選定されている．例えば，「75歳未満のがん死亡率」や「糖尿病性網膜症のスクリーニング」，「インフルエンザワクチン接種率（65歳以上）」などがある（**表2-4**）．なお，これらの重点目標や指標群，評価の仕方は，毎年改訂されている．重点目標を減らし，インプット（投入されている資源）評価からアウトカム（治療成績）評価の方向へと向かっている．

イギリスのプライマリケアは，一般医（General Practitioner, GP）約50人

表2-4 業績指標（2003年度，抜粋）

質の良いサービスへのアクセス	健康増進	サービス提供
・退院後の（医療・介護）ケア提供の遅れ ・患者調査：予約までのアクセス・待ち時間 ・患者調査：よりよい情報提供・より多くの選択肢 ・患者調査：清潔・快適・親しみのある場所 ・患者調査：安全で質が高くコーディネートされたケア	・子宮頸部がんのスクリーニング ・75歳未満の循環器疾患死亡率 ・糖尿病網膜症のスクリーニング ・インフルエンザワクチン接種率（65歳以上） ・三種混合ワクチン接種率（2歳児）	・コミュニティにおける設備・機器充足率 ・抗生物質の処方率 ・ベンゾジアゼピン系薬の処方率 ・職員意識調査：健康・安全・インシデント ・職員意識調査：職員の満足度・職務態度

のグループからなるプライマリケアトラスト（PCT）単位で運営されており，全英で約300のPCTsがあった．原則すべてのPCTsの評価結果が，ホームページなどを通して実名入りで国民に公表された（表2-1）．2003年度のパフォーマンスの格付け結果をみると，3つ星15％（前年度15％），2つ星60％（同46％），1つ星21％（同32％），ゼロ5％（同7％）であり，前年度に比べ改善がみられたという[80]．

評価方法も，試行錯誤を繰り返しながら改良を加えている．評価主体も，CHIから，2004年に保健医療委員会（Healthcare Commission, HC）へ，さらに2009年にはCare Quality Commission（CQC）へと，組織の再編成を繰り返している．HC当時でいえば，医療の質を高めるため，❶クリニカルガバナンスの監査，❷医療事故などの調査，❸患者調査，❹職員意識調査，❺格付けを実施していた．

2004年度には，NHSトラストごとのパフォーマンスの格付け（NHS performance rating）が導入された．対象を，プライマリケア，救急医療，専門医療，精神保健の4分野に分けて，分野ごとに「鍵となる目標（key targets）」と3領域からなる「業績指標（performance indicators）」が設定されている（表2-1）．クリニカルガバナンス監査の結果も考慮しつつ，これらを総合評価し，表2-1に示したように3つ星から星なし（ゼロ）まで4段階で格付けが行われた．

格付けの高いトラストには，より高い自由度が与えられ，低いトラストには「同じNHSの制度のもとで運営されているのに，なぜ医療の質が悪いのか？」とその理由を説明する責任が問われた．

福祉分野における評価

福祉サービスについてもPAFを用いて，サービスの質のモニタリングや評価がなされていた．PAFとは，パフォーマンス（業績）を数値化した指標で評価し，他と比較する一種のベンチマーキングである．医療・福祉サービス分野だけでなく，教育，交通など地方政府の行う活動全体に適用されている評価手法である．PAFには次の5つの次元❶国の優先事項と戦略目的，❷コストと効率性，❸サービスの効果，❹利用者と家族にとってのサービスの質，❺公正なアクセスがある[81]．

2004年度でみると，福祉サービスでは46指標が用いられていた．対象は「子ども・家族」(19指標)，「成人・高齢者」(26指標)，「マネジメント・資源」(1指標)の3つに区別されている[82]．例えば，集中的な在宅ケア，在宅高齢者数，アセスメントまでの待機時間などがある．

福祉サービスの評価結果は，150の自治体別に毎年公表された．2002年からは，PAFや監査結果などを統合し，最終的に4段階（ゼロから3つ星）での格付け（star-rating）も行われた．自治体の58％が2つ星に属しており，平均星数は2002年の1.42から，2003年1.68，2004年1.77，2005年1.92へと毎年改善されている[83]．

量的評価指標による評価方法への評価

サービスの質の評価方法のうち，従来からの監査などによる評価は質的・個別的アプローチであったのに対し，最近は比較可能性・一覧性の点で優れる量的評価によるベンチマークや，アウトカム評価に踏み込んでいる．このように医療や福祉の質を数量的に評価することに対し，「客観的な評価」ができ，それに基づいた効率的資源分配が可能になると政府が主張している一方で，いろいろな問題も指摘されている．

まず評価に用いる指標の選択が，「待機者リスト」などわかりやすく

政府が公約にしやすいか否かで決まる面がある．また，医療サービスのパフォーマンスはとても複雑で，患者のQOLなど測定しにくいものはいくらでもあるにもかかわらず，量的に測定するとなると既存データで測定しやすい指標だけが評価されることになる．そして臨床現場が，患者のニーズよりも評価指標によって動かされるという危険も指摘されている．他との比較や変化の把握がしやすいベンチマークによる医療の質評価は，一見客観的かつ科学的であるようにみえる．しかし，使い方によって，部分的かつ恣意的な評価や運用もあり得ることを見落としてはならない．このような現場からの批判などを受けて，毎年のように形や方法を変えながらも，サービスの質の評価への取り組みはむしろ強化されてきた．

日本への示唆

イギリスでは，臨床レベルから国レベルに至る，サービスの質向上のための仕組みや戦略が確立されてきた．❶提供すべきサービスの基準・目標の明示，❷現場への権限委譲の徹底，❸多面的な評価の実施，という質の向上にとって重要な要素が有機的に絡まりあって機能している．

日本においても，質の高い医療・福祉サービスを提供するためには，国レベルの戦略と支援が不可欠である．今後，日本でも，医療・福祉サービスの質の向上を目指すのであれば，まず国レベルで，日本版NSFやcare standardによる課題の同定と目標の設定，戦略の策定，その根拠づくりとなるEBMの推進や，ガイドラインの整備，各医療機関・事業所の情報化投資への支援や，指標群の開発，データベース構築などの整備をすることが前提条件である[1]．これらの医療の質を高める構造的な仕組みなしに，医療・福祉サービスの質向上を目指して部分的な取り組みをしても，総体として質の向上がもたらされるか疑問である．個々には質向上を意図していたとしても，例えば質の評価のための情報収集を，必要な情報化投資のないまま現場に求めれば，書類書きのために患者の診療や利用者のケアの時間が削られるなど，混乱が持ち込まれるだ

けであろう．

　わが国では，質向上に向けた個別の取り組みはみられるものの，国レベルでの基準や目標の設定，さらには提供されるサービスの質をモニタリングして評価するという体系的な「見える化」の仕組みづくりが遅れている．質を高めるためには，個々の要素の確立と，それらが相互的に機能するマネジメント・システムが重要である．日本が学ぶべきは，質向上のための体系的な仕組みと戦略，「見える化」とマネジメントである．

5. イギリスにおける医療政策の決定プロセス

　イギリスの医療保障制度は，よく知られたNHSである．その特徴は，第1に，ヘルスケアが誰でも利用できること（universal coverage），第2に，健診など予防からリハビリや緩和ケアまで含む包括性（comprehensiveness），第3に，利用時に費用の自己負担がほとんどないこと，である[7]．NHSは，1948年に創設されて以降，保守党政権下での1990年改革，ニューレイバー（新しい労働党）による1997年以降の改革など，いくつかの節目を超えてきた[1,7]．しかし，3つの特徴については，一貫として守られてきた．

　これらの改革前後の状況を記述することに比べ，その政策決定プロセスを説明するのは容易ではない．ヨーロッパ11か国の医療政策について研究した経済学者と政治学者たちも，医療制度改革のプロセスは単一の理論で説明することはできないと述べている[84]．なぜならば，そのプロセスには，多くの因子が複雑に絡み合っているからである．医療に限っても，医療従事者や医療財政を担う者，患者，医療にかかっていない国民など，立場・利害の異なる多くの利害関係者がいる．さらに，医療制度は独立して存在しているのではない．それが組み込まれている医療以外の制度や歴史，政治・政策の変遷の文脈などと切り離して考えることはできない．

　これらのすべてをカバーすることはできないので，本節では，ブレア政権時代のイギリスを対象に，医療費配分のあり方など政策決定プロセ

スに影響している4つの要素にわたって述べる．それらは，❶効果，❷効率，❸公平・公正，❹エンパワメントである．これらは，医療政策研究における評価基準としてほぼコンセンサスとなっている[1]．前2者は，それぞれ医学的合理性と経済的合理性に対応し，後2者は，社会的合理性と言い換えることもできる．そして，これらのすべてを同時に満たすことは困難であり，バランスが重要なものである[1]．

医学的合理性─医学的な効果に基づく政策選択

イギリスに目立つ特徴は，医学的なエビデンス（根拠）を重視していることである．EBM（根拠に基づく医療）は，医学的な動機に基づくものであり，医療政策や医療費配分とは関連がないようにみえる．しかし，イギリスでEBMが熱心に進められた動機の1つは医療費配分にかかわるものであった．

NHSは，医療技術評価プログラム〔The NHS Health Technology Assessment（HTA）Programme〕やEBMに不可欠なシステマティック・レビュー〔質の高いエビデンスである無作為化臨床試験（RCT, p143 コラム参照）を体系的に集めて批判的に吟味したもの〕の推進もサポートしている．EBMの情報源として有名なコクラン・ライブラリーや（7か国語に翻訳され世界の100万人を超える臨床医が利用している）クリニカル・エビデンス[85,86]の歴史をさかのぼると，その創設や運営にNHSが関与している．

なぜ，EBMが医療費配分の意思決定の根拠になりうるのか．それは，医療技術（薬剤や治療法）の中には，専門家の意見や経験に基づき経験的に行われてきたが，RCTなどの科学的方法で評価してみると，「さほどの効果がない」あるいは「かえって有害である」と判明するものが珍しくないからである．例えば，クリニカル・エビデンスが掲載している医療技術の評価結果を，2005年（2,404種類の医療技術，図2-5）[85]と直近の2010年の数字[86]で比べると，「有益である（beneficial）」はわずか15％から（おそらく評価対象となった医療技術が増えたため）11％へとむしろ減少傾向，「有益らしい（likely to be beneficial）」の22％，23％と合わせても，37％，34％と

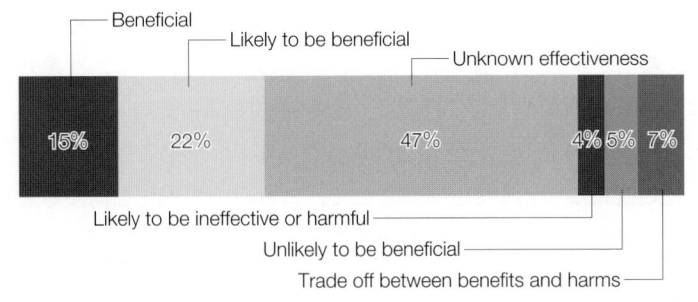

図2-5 治癒効果の確からしさの割合―2,404種類の治癒についての分類
(2005年)(Minhas R, et al : Clinical Evidence. BMJ Publishing Group, London, 2010)

どちらも4割に満たない．一方，「有益ではないらしい（unlikely to be beneficial）」は（両年とも）5％で「無効か有害らしい（likely to be ineffective or harmful）」4％，3％と合わせると9％，8％となり，「効果不明（unknown effectiveness）」は47％と51％で5年間でほとんど変化がない．

医療資源は，有限で希少である．ならば，医学的に効果・有益性を示すエビデンスが確立している技術に優先的に医療財源を振り分け，無効な，まして有害である医療技術には医療費を配分すべきではない．このようにしてEBMは，単に医学的な判断の根拠になるだけでなく，医療費配分の優先度決定の根拠にもなっている．

日本でも，エビデンスに基づくガイドライン作成や診療報酬改定論議がようやく始まっている．しかし，質の高いエビデンスとなると，日本人での知見が少なく，海外での報告に基づくものがほとんどであることが指摘されている．そのことからも，EBM重視はイギリスにおける特徴の1つと言えよう．

経済的合理性―効率に基づく政策選択

イギリスでは，効率も医療費配分の意思決定の根拠となっている．日本で，効率追求の方法と言えば，もっぱら医療費抑制である．しかし，

イギリスの場合には，"value for money（金額に見合った価値）"が生み出されているのか，が問われている．そこでは効率の向上とは，「費用」対「効果」の比率の改善であると（正しく）捉えられ，「費用」が増えてもそれ以上に「効果」「効用」「便益」が大きければ良いとされる[1]．それは，個々の医療技術レベルだけでなく，トラスト（病院などの運営主体）レベルでも追求されている．

医療技術レベル

医療技術レベルでいえば，複数の医療技術の間で費用対効果などを比べる臨床経済学的な評価研究の蓄積がある．例えば，先に紹介した医療技術評価（HTA）では，医療技術の効果だけでなく，費用も評価されている．そして，臨床経済的な評価研究のデータベース（NHS Economic Evaluation Database）を自ら整備しており，費用と効果の検討（NHS Cost and Effectiveness Reviews）の一部として公開している．また，NICE（国立最適医療研究所）[87]では，NHSの下で提供されるべき医療技術のガイドラインなどを出して，トラストの意思決定を支援している．そのガイドラインの特徴は，単に医学的な効果だけでなく，費用対効果も考慮されている点にあり，これはドイツやスイスにはみられない特徴である[88]．

トラストレベル

病院などを運営しているトラストでも，効率的な資源配分が追求されている．イギリスでは医療費水準を2000年から5年間で実質1.5倍にするという改革が進められた．実績値をみても，1999年から2004年の5年間で47％拡大していた[89]．したがって，効率の追求は，「費用」対「効果」の比率のうち，「費用」の抑制でなく，いかに「効果」を大きくするのかが課題となっていた．そのため，「産出（output）」が，投入（input）された費用にふさわしく増えているのか否かがモニターされている．

具体的には，トラストの業績（performance）の評価である．2004年度の40指標（indicators）の中には，待機患者数や心臓バイパス術後の死亡率，病院食の質，財務マネジメント（financial management）なども含まれている．

それらを総合的に組み合わせて「3つ星」から「星なし」の4段階で格付け (star rating) された[90]. 急性期病院を運営しているトラストについて, 2001年度 (166トラスト)[79] と2004年度 (173トラスト)[38] を比べると, 3つ星が27.1％から42.2％へ増えており, 医療のパフォーマンスや質の向上がみられたとされている.

このような評価に基づき, パフォーマンスが優れたトラストは, 中央からの自由度が高い財団トラスト (foundation trust) に移行することが認められる[3]. 一方, 成績のふるわないトラストには支援資金が投入される[1]. これらを通じて, 医療費を投入することにより, アウトプットが量的にも質的にも, 改善しているかモニターされているのである.

公正・公平に基づく政策選択

政策決定プロセスにおける第3の基準・論点は, 公正や公平をどの程度重視するのか, である. これにも, 政党あるいはイデオロギー・レベルのものと, それを具体化する取り組みがある.

政党あるいはイデオロギー・レベル

「第三の道」をスローガンにかかげて登場したニューレイバー (新しい労働党) によれば, 「効率」よりも「公正・公平」を重視していたのが (古い) 労働党の「第一の道」であった. 次に登場した保守党は, そのために社会の活力が落ちたとして, 「第二の道」を選択した. それは, 「公正・公平」を多少犠牲にしてでも「効率」を追求する新自由主義的な路線を意味した. それに対して「第三の道」では, 「効率」だけでなく「公正・公平」を同時に追求するという. 「効率」を重視するという意味では右に寄ったが, 「公正・公平」を重視する点では, やはり社会民主主義路線である.

そこでは, 効率追求の手段として, 民間活力 〔例えば私的 (private) 病院〕の活用や政策評価の重視など, 一連の取り組みが採用された. それらは, 公的 (public) な行政サービスの管理運営に, 民間で開発されてき

た手法を,取り入れようとするニュー・パブリック・マネジメント（NPM）の流れを汲むものである[2]．しかし，ニューレイバーの取り組みには，保守党が進めた新自由主義型のNPMとは，異なる側面がある．例えば，医療費の大幅拡大に代表されるように，必ずしも「小さな政府」路線を意味していない．また，効率を追求する競争政策により生じる社会格差の拡大も黙認しないという立場を打ち出している．同じNPMとよぶとしても，『「第三の道」型のNPM』として，新自由主義型のそれとは区別すべきものである（本章第2節参照）．

健康格差・社会的排除への取り組み

社会格差拡大による社会的排除・健康格差を黙認しない社会民主主義らしい取り組みを紹介しておこう．

1つは，社会的排除に対する取り組みである．ブレアは，1997年に政権につくと，社会的排除対策室（Social Exclusion Unit）を設置した．社会的排除とは，低所得層だけでなく，失業者やニート（仕事に就かず職業訓練も学校教育も受けていない者），ホームレス，移民や子ども，高齢者を含む，社会から排除されているすべての人々である．これらの層には，疾患が多いことをはじめ，いくつもの社会的不利が重なってみられる．これらを放置できないとして，対象別のいろいろなプログラムに取り組んでいる[91]．

もう1つは，健康格差に対する取り組みである．貧困層など社会階層の低い層に疾患が多いことは昔から知られていた．しかし，NHSで誰でも医療にかかれるようになれば，社会階層間の健康状態の格差は減ると信じられていた．ところが，労働党政権の下で設置された委員会が調べてみると，社会階層間に大きな健康格差はなくなっていないことが明らかになった．その報告書[48]が出たときには，政権交代しており保守党が政権についていた．この問題に消極的な保守党政権は，報告書を黙殺しようとしたが，かえって世間の注目を集めることになった[1]．18年間の保守党政権の後，労働党が政権に返り咲くと，再び健康格差問題の調査委員会を設置した．その調査の結果[47]，図2-6[58]に示すように健康格差はさらに拡大していることが明らかになった．それを受けて，政府

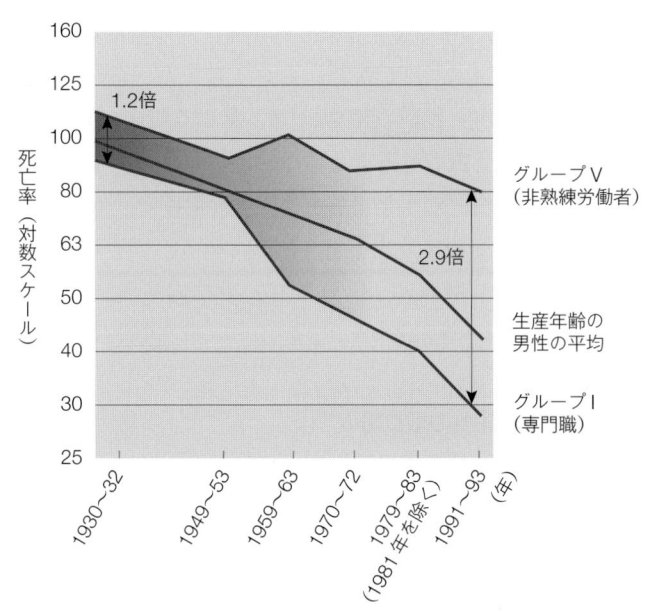

図2-6 社会経済グループⅠ(専門職)とⅤ(非熟練労働者)との死亡格差:イングランドとウェールズ(Department of Health : Tackling health inequalities : a programme for action. http://www.dh.gov.uk/assetRoot/04/01/93/62/04019362.pdf, 2003)

は行動計画を発表している[49,58].その内容は,健康格差が生じる過程が複雑であること[92]を反映し,多面的なものになっている.そして,その後の進捗状況をモニタリングしている[93-95].

　以上のように,医療や社会における公正・公平をどの程度まで重視し,あるいは健康格差や社会的排除を放置すべきでないと考えるのかについて,保守党と労働党との間には明らかな差がある.社会に合理的だとして許容できる程度は,時の政権,ひいては選挙を通じて示された国民の選択に依っている.

政策選択プロセスにおけるエンパワメント

　最後に取り上げる政策選択に影響する要因は,エンパワメントである.

言い換えれば，政策形成，政策選択プロセスへの国民やNPOに代表される市民組織の参加の程度である．わが国と比べ，イギリスはこの面でも明らかに進んでいる．

例えば，エビデンス作りを進める研究の推進である．NPOである患者団体がチャリティを募って集めた資金の一部を，研究助成金にしている．これにより，どの分野のどのような研究を推進すべきかの意思表示をし，実際に支援しているのである．その規模も，半端な額ではない．例えば，脳卒中協会の例をみると，1年間で8つのプロジェクトに約2億円である[1]．単純平均すると，1つのプロジェクトあたり2,500万円になる．日本の科学研究費補助金（日本学術振興会）の基盤研究の平均よりもはるかに大きい額である．

また，NICEにおけるガイドライン作成過程にも，市民や患者団体が参加している．NICEの役割は，国民・患者の「知らされた上での選択（informed choices）」を支援することであると明示されている[87]．

さらに，格付けに使われている40の評価指標の中には，患者調査から得られた6指標も含まれ，患者の声が反映されている．そして，3つ星を獲得した優良トラストが財団トラストになった場合，その理事会には，住民代表が参加することになっている[3]．また，健康格差や社会的排除に対する取り組みにおいても，コミュニティや近隣（neighbourhoods）を巻き込んだプログラムが重視されている．

4つの基準間のバランスを決めるもの

医学的合理性に基づき政策選択しようにも，すべての疾患に対して有効な医療技術やケアが確立しているわけではない．その場合，経済合理性に基づけば，そのケアの提供はやめるべきである．では，確立した治療技術がない場合に「有効な治療法はない．がまんしなさい」といわれることを，果たして患者は望むであろうか．おそらく，「少しでも効く可能性のある方法を試して欲しい」と望む患者が多いであろう．だから，患者がガイドライン作成に関与して，どのようなケアを提供してほしい

のかをガイドラインに反映することが重要となる．

　また，日本では効率的な医療をめざすと称して，医療費水準のさらなる抑制が論議されてきた．しかし，イギリスでは，医療費を抑制しすぎて，100万人を超える入院待機者が生まれ，手術も1年半以上待たされるという医療の荒廃を経験した．医療費水準は低いほどよいのではない．そのことを学んだ国民は，経済的合理性に基づき医療費水準を決める際にも，どれくらいの質のサービスであれば，どの程度の医療費を負担しても良いのか，サービスの質と費用との両方をみている．その水準を，高いとみるか，value for moneyとみるか，決めるのはやはり国民である．

　さらに，どれくらい公正・公平を追求するのか，あるいは健康格差・社会的排除についても，どの程度なら社会的に許容範囲とするのかは，政権を担う政党のイデオロギーや路線により大きく変わることを示した．つまり，選挙で示される国民の意志により，その政策選択は行われることを意味している．

　以上，医学的な効果，経済的な効率，公正・公平という3つの基準のいずれをみても，一義的に決まるものではない．また，それらを同時に満たすこともできない．したがって，これらのバランスをとること，どの程度が社会的にみて合理的なのかを決めるのは国民である．だから，第4の基準となるエンパワメントが必要となる．鉄の女サッチャーですら，イギリス国民のNHS支持が根強いことを知り，NHS解体を断念したという．長期的には，さまざまなルートを通じて国民が政策選択プロセスに参加することで，NHSの3つの特徴は守られてきたのである．

6. 2000年以降のブレア政権によるNHS改革への評価

2000年以降のNHS改革による2007年までの変化

　ブレア政権による医療費拡大を伴う本格的な医療制度改革が始まって

5年たった2004～2005年の複数の報告書によれば，改革による改善がみられ始めていた．政府の発表はもちろん[15,60,61]，政府とは独立したシンクタンクKing's Fundによる調査[96]でも，救急センターや病院の清潔度，職員の給与などで改善がみられているとBBCも報じた[62]．また，日本から定期的に視察に訪れている医療職からも，医療の質が向上しているという好意的な評価も聞いた．

医療費の拡大

　NHSに民間（private）医療費を加えた総医療費は，1999～2004年の5年間で47％増加し，GDP比でみると1997年の6.6％から2003年度で8.3％，2004年度には8.7％になると見込まれていた[89]．イングランドのNHS予算でみると，この7年間に330億ポンド（1ポンド180円として約5.9兆円）から674億ポンド（約12.1兆円）へと倍増している[54]．さらに，2007年度までこのスピードで拡大される見通しが示された[97]．その一方で，この間に間接費用は減っているので[15]，効率は高まっていることになる．

急増する人員・設備

　医療費が抑制された1990年代半ばには看護師数やGP研修医は減少していたが，増加に転じた[60]．1999～2004年の5年間に，看護師でみると約33万人から約39.8万人に6.8万人（21％）増加した．医師数は，9.4万人から11.7万人へと2.3万人（24％）も増加している．看護師・助産師養成定員も18,707人から24,284人へと5,577人（30％）も増え，医学部の定員は，3,972人から6,326人へと実に2,354人（59％）も増加している[15]．1990年代半ばには建物や設備に対する投資額も，20％削減されていたところから60％の増加に転じ，2003年から5年間の情報化投資増加率は170％に達する見込みとした[98]．重症者用ベッド（critical care bed）も，2000年の2,362床から2005年に3,213床まで36％増えている[15]．

待機者リストの短縮

　待機者リストも減少している．救命救急患者で4時間以上待っていた

患者の割合は，2002年の約23％から2005年3月にはわずか1.9％にまで減少し，GPに48時間以内に診てもらえなかった患者も25％から0.02％にまで減った[15]．2000年3月から2005年3月までに，「13週間以上待っている外来予約患者」は，約40万人から30,468人に，「6か月以上入院待機している患者」も約27万人から40,806人にまで激減した[15]．全入院待機患者数も，98年4月に130万人いた入院待機者は2005年3月までに，82万人へと約50万人も減少した[15]．その後も改善は続いた．

死亡率の減少

がんによる死亡率（3年間平均，対人口10万人）は，1995〜1997年の141.2から，2001〜2003年で124.1まで減少し，2009〜2011年の目標値113.0に達する勢いである．冠動脈疾患死亡率をみても，同時期に141.0から102.8へと減少しており，目標の84.6をやはり達成しそうである．その背景には，再灌流療法実施件数が46,000件（1999年度）から65,900件（2004年度）へと43％も増え，60分以内に血栓溶解療法を受けた割合も同時期に24％から55％へと31ポイントも増えるなど，プロセスの改善がある[15]．

3つ星（格付け）病院の増加

病院の格付け（star rating）でみても，改善している[38]．急性期病院を運営しているトラストについて，2001年度[90]（166トラスト）と2004年度[38]（173トラスト）を比べると，最高位の3つ星の割合が27.1％から42.2％へと増えている．

2007年の7つの成果

2007年度報告[99]でも，2008年に60周年を迎えるNHSが，一年間にあげた成果を7つリストアップしている．それをみると，問題となっていた院内感染では，MRSA（メチシリン耐性ブドウ球菌）敗血症が2003年度に比べ43.5％減少した．一般医（GP）受診後18週間以上待機する者や，がんが疑われてから専門医の診察を2週間以上待つ者が明らかに減っている．診断のために6週間待つ者（図2-7）をみると，2006年1月には約90万人

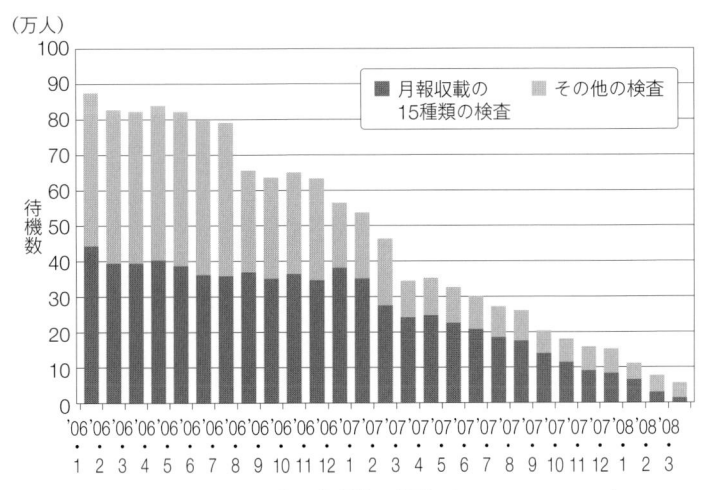

図 2-7 診断のために 6 週間待つ患者数の推移（2006.1～2008.3）

いたが，08年2月には10万人を切っている．

　在英国日本大使館書記官として滞英中であった武内氏によれば，待機時間については，政府のデータだけでなく，多くの国民も減っていると認めている．また患者による選択（patient choice）や患者のかかわり（patient involvement）が強調されるようになり，医療機関も競争にさらされ努力しなければならない．パフォーマンス評価もあって，それが悪ければ，マネジャーはクビになるようになった．それらの結果，官僚主義的といわれていたNHS職員のメンタリティも徐々に変わりつつあるという[65]．

成果に対する批判的な評価

　主に政府による積極的な評価に対し，批判的な評価も少なくない．
　第1に，大きな改革の方向に対しての批判である．ブレア政権になって以降，手術待機者を減らすために，株式会社立の民間病院での手術費用をNHSが負担したり，民間資本による病院施設整備（Private Finance Initiative, PFI）を積極的に取り組んだりなど「公的部門と民間部門のパー

トナーシップ」を推進している．NHSトラストの裁量権を高めて独立採算の度合いをいっそう強めた財団トラスト (foundation trust) への移行も行われた．このような動きを保守党時代から続く民営化 (privatisation) として捉え，本当に効率的と言えるのかと，批判的に描いた「NHS株式会社」[100]という本が出ている．

第2に，投入された医療費の額の大きさに比べればアウトプットは小さく，効率はむしろ落ちているという指摘である[63,89,101]．その理由の1つは，追加投入された医療費が給与の引き上げなど欠損していた部分の穴埋めに消えてしまった可能性がある[101]．増えた医療費の半分が人件費に消えたという推計もある[97]．GPの平均報酬は，2002年度72,011ポンド（約1,296万円）から，PbRの導入などで2005年度には113,614ポンド（約2,045万円）へと1.58倍に増えた[102]．マイケル・ムーア監督の映画「SICKO」にも，「所得も悪くない」と満足げに語るイギリスのGPが登場していた．人手が増えたり給与（費用）が増えたりしても，長時間労働の緩和や，安すぎた給与があるべき水準になっただけとすれば，医療サービスの提供量は増えない．この面からも，量だけでなく質の評価や改善が求められているといえよう．

第3に，個々の改革の方法についてである．パフォーマンスに応じた報酬支払い (PbR) に対しても次のような疑問や批判がある．目標とされている指標の臨床的意義への疑問，測定法の妥当性と信頼性への疑問，目標指標にだけ着目し画一的対応で個別的な対応が後退するのではないか，報酬など外的な動機づけで「患者のために」という内的動機づけが減退するのではないか，「患者中心」から「目標指標中心」になってしまうのではないか，などである[74]．

第4に，待機者数など，数値目標として示された数値が操作されているので信頼できず，実際には数値で示されるほど改善していないという批判である．そもそも入院待機者数が約50万人も減ったなどで成果が強調されたが，まだ80万人分も残っていた[63]．また，NHSの管理者たちにとっては，この目標を達成しなければクビになるので，強い圧力がかかっていた．そのため，次のようなきわどい方法による数値の操作が

なされている実態があるという[63,96]．救急患者の待機時間では，救急車が病院の敷地内に入ってから待機時間が計測され始めるので，数値を小さく見せるために，救急車が病院の周りをぐるぐる回っていたり，門前で待機していたりするという．またNational Audit Office report（2001年）には，次のような手術待機者数の削減策が紹介されている．まず，患者宅に電話をして，「いつ長期休暇（holiday）をとるのか」を聞きだす．そして，その休暇予定日に合わせて手術日を組んで文書で患者に通知する．すると患者は，「その日は都合が悪い」と返事する．こうして「患者の自己都合による拒否（キャンセル）」を作りだし，待機者リストからいったん削除するのである．

さらに同報告書では，52％の専門医が「待機者リスト削減目標を達成するということは，臨床的な重症度とは異なる順に治療すること」と答え，そのうち8割の者が「緊急度の高い患者の治療延期による弊害が生じている」と答えているという[96]．さらに，救命救急部門を対象にしたイギリス医師会の調査でも，1/3の者が「データは現状を正確に反映していない」，半数以上は「緊急性のある患者よりも，緊急性はないが長く待っている患者を優先するような歪みが生じている」と答えたという[96]．

これらの評価からいえることは，いったん医療従事者の士気が低下し，医療が荒廃してしまえば，その克服には，多大な費用と長い時間が必要となること，質の評価や数値指標による「見える化」とマネジメントも万能ではなく副作用がありうること，などであろう．

7. ブラウン政権下の医療制度改革

ブレア首相の退陣をうけ，2007年6月ブラウン政権がスタートした．NHSは，2008年に創立60周年の節目を迎えた．ブラウン政権の保健大臣（Health minister）ダルジ卿によって，今後10年間のNHS改革の方向を示すNHS Next Stage Reviewと題する文書群が，2007年の中間報告[103]

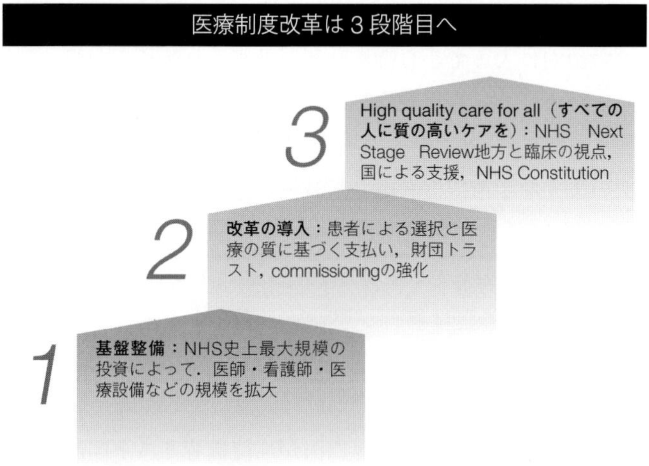

医療制度改革は3段階目へ

3 High quality care for all（すべての人に質の高いケアを）：NHS Next Stage Review地方と臨床の視点，国による支援，NHS Constitution

2 改革の導入：患者による選択と医療の質に基づく支払い，財団トラスト，commissioningの強化

1 基盤整備：NHS史上最大規模の投資によって，医師・看護師・医療設備などの規模を拡大

図2-8　**医療制度改革の3段階**[105]（Professor the Lord Darzi : High quality care for all : NHS Next Stage Review Final Report. Department of Health, http://www.ournhs.nhs.uk/wp-content/uploads/2008/07/20080630-nsr-final-report-slides.pdf, 2008）

を経て，2008年6月30日に最終報告[104]が示された．

NHS Next Stage Review（ダルジ・レポート）2008の概要

　この文書の中では，ブラウン政権下の医療制度改革を，ブレア改革に引き続く第3段階（図2-8）と位置づけた．第1段階は，NHSプラン（2000）[20]によるもので史上最大規模の投資によって，医師・看護師をはじめとするスタッフの増員と施設・設備の改善を図った．第2段階のNHS改善プラン（2004）[54]では，患者による選択と医療の質に基づく支払い，財団トラスト（Foundation Trust）の設立，付託（契約による請負内容を明確化の意味で使われるcommissioning）の強化などが行われた．そして，第3段階として，すべての人に高い質のケアを提供すべく，NHS憲章（Constitution）の策定などを行うとした．

　「すべての人に高い質のケアを（High Quality Care for All）」を実現する方

法は，大きく❶患者・国民，❷組織・システム，❸職員の3つにかかわるものに分けて示された．

まず「患者と国民のための高質のケア」では，健康保持を支援し患者のエンパワメントするための健診(screening)キャンペーンや，登録するGPの選択の幅を広げることなどを権利として認めるNHS憲章(次項)の策定を行う．患者が予算を与えられ自らサービスを選択できる制度(personal care budgets)のパイロット事業なども行うとした．

次のNHSの組織やシステムにかかわるものでは，Healthcare Commissionケアの質委員会Care Quality Commissionに改組(後述)し，NICEが作成する質の標準(standard)を拡充する．医療の質について，患者の経験や安全性，治療成績などで評価し，「質に関する報告書(Quality Accounts)」の発行を法律で義務づける．患者による評価を含む質の評価を報酬に反映する．

3つ目の職員にかかわるものでは，NHS職員の仕事の価値を評価し，NHS憲章(次項)の中では職員に対する公約(pledge)も掲げる．質の高いケアを提供するには，その担い手である医療従事者の教育と研修の質も高める必要があると，そのための方針A high quality workforce：NHS Next Stage review[106](後述)も同時に発表した．

NHS憲章(NHS Constitution)案

60年に及ぶNHSで初めて，今後もNHSで守られるべき基本原則をまとめたものである．表2-5に示すような構成のA4で7ページの原案[107]が，6月30日にNHS Next Stage Reviewと同時に示された．

前文では，この文書が原則(principles)と価値(values)を確立(establish)するものであるとし，患者と国民，スタッフそれぞれの権利と(NHSが)約束(pledges)するもの，そして負うべき責任(responsibilities)が記されていること，NHSサービスを提供する民間(private)や第三セクターも，法によってこの憲章に則ることが求められると述べている．また，この憲章は10年ごとに，ハンドブック(Handbook of the NHS Constitution)——より

表 2-5　NHS 憲章の構成

前文
1.　NHS を導く原則（principles）
2a.　患者と国民—あなたの権利とあなたへの NHS の約束（pledges）
2b.　患者と国民—あなたの責任（responsibilities）
3a.　スタッフ—あなたの権利とあなたへの NHS の約束
3b.　スタッフ—あなたの責任
NHS の価値（values）

表 2-6　登録が求められる要件（抜粋）

ケアや治療の安全性と効果
- 利用者のニーズにあったケアや治療が安全に効果的に行われているか
- 必要な食物を得られているか
- 利用者の自立やプライバシー，個人としての尊厳をサポートするうえで，安全で適切な場所でケアや治療をされているか

ケアや治療がその人に相応しく（personalised）公正であるか
- 人々がケアや治療について情報を知らされたうえでの意思決定にかかわっているか
- 自立を支援しているか
- 利用者や家族，介護者を敬っているか

安全で効果的，公正，その人に相応しく（personalised）提供・マネジメントされるよう運営されているか
- リスクマネジメント，質の保証（quality assurance），臨床的な統治（clinical governance）がされているか
- ケアと治療の提供の記録が残されているか
- 利用者が必要とするケアや治療を提供するのに，職員が安全で適格（competent）であることをチェックしているか

具体的なことを 46 ページにわたって記したもの—は 3 年ごとに更新されることなどが記されている．

Healthcare Commission から Care Quality Commission（ケアの質委員会）へ

　2004 年に CHI から改組された Healthcare Commission は，the Health and Social Care Act 2008 によって Care Quality Commission（ケアの質委

員会) に改組されることになった. 2009年4月に, Healthcare Commissionと, Commission for Social Care Inspection (CSCI), Mental Health Act Commission (MHAC) の機能を統合して発足した. Care Quality Commissionは, 政府とは独立した組織 (regulator) [※1]である. 医療 (healthcare) だけでなく成人向けの福祉 (adult social care), 精神保健 (mental health) 分野をも対象とし, 事業者から提供されるサービスの安全性と質の確保を目的とする[108].

そのためにCare Quality Commissionは, 2010年度から新しい登録 (registration) システムを施行する. 登録が求められる要件の案として, **表2-6**が示されている. 詳細な基準は, 今後定めるという. この他, 事業者などのパフォーマンスを評価し, 比較可能な形でNHS Choices websiteなどで公表すること, 提供されたサービスが良くないと危惧がもたれた場合の総合的な検証 (review), 保健医療と成人の福祉サービス, 精神保健に関する議会への年次報告書の提出等を行う, などの機能をもつ.

※1:用語解説 (Glossary)[108] によればRegulationとは「規制 (rule) を作ったり判決 (adjudication) したりするシステムを通して特定の市場や産業をコントロールすること. 多くは政府によって設定された枠組みの中で, 独立した組織によってマネジメントされ, 規制者 (regulator) によって明確な規制へと解釈される. その目的は, サービスの提供者がその目的に適合していることを国民に保障することである」とある. Regulationを直訳すれば, 「規制」になるであろうが, 日本語で規制というと「規律を立てて制限すること」「させないようにすること」というニュアンスになってしまう. 実際にイギリスでHealthcare Commissionが担ってきた機能をみると, 日本語でいう規制よりも広く, 医療の質に関する評価や監査を含み, それらの結果を公表することを通じて, 医療機関やNHSトラストが質向上に向けて努力するようにし向けることを含む. それらによって国民に高い質の医療の提供を保証することを目指している.

A high quality workforce

NHS Next Stage reviewがめざすケアの質向上には医療従事者養成の

見直しが必要として，54ページに及ぶ文書 A high quality workforce: NHS Next Stage review[106] も同時に発表された．そこでは医師だけでなく，看護師，助産師，その他の医療従事者，研究者，歯科医，薬剤師，ヘルスケアチームの役割と教育研修のパスウェイ（方針）について見直すことが示された．

例えば医師の卒後研修については，学会とも協力して3年以上かけて改革を進めるという．そのために，諮問組織 Medical Education England (MEE) を創設する．そのメンバーは専門職団体だけでなく，労働組合，保健省の代表などからなる．また，この MEE をサポートする機関 the Centre of Excellence を設立する．これは1つ以上の大学がホストを務め，医療従事者の養成にかかわる情報を国内外から収集し，エビデンスに基づく需給を分析する機能をもつ．また保健省の中に，医学教育部長 (Director of Medical Education) のポストを創設する．この役職者は，卒前教育から卒後研修の基礎研修から専門研修までのすべての教育研修に関する権限をもつ．

MEE に対し，2年間の初期研修を始め，専門研修の初期における総合性と専門性のバランスの取り方，研修終了時のアセスメントなど，より広範な改革と結びつけた検討を諮問する．プライマリ・ケアの充実のため，GP としての専門研修ができるところを800か所増やす．学会とも協力して，モジュール単位の資格 (Modular credentialing) を長期的視野のもとに導入計画を策定する．これは特定の時期に，知識，資質，行動，態度，経験も考慮して，公的な資格を公的に証明するものである．これからの医師にはリーダーシップが求められるので，卒前教育・卒後研修，そして臨床医向けにリーダーシップの研修や標準を設定する．指導医については，教育者としての研修とレビューを義務化する．さらに，教育の財源の配分方式の見直しも行うという．次の10か年の計画と謳うだけあり総合的なものである．

NHS Next Stage Review（ダルジ・レポート）2008をどうみるか

　以上がNHS Next Stage Reviewや同時に発表された方針文書やNHS憲章などの概要である．これらは，どのように評価できるであろうか．

　ブレア政権下の医療制度改革は，NHS創立以来で「最大の抜本改革」と謳われた．確かに，それは大がかりな改革であった．第1節で紹介したように，一期目の1997年には，質を高める枠組みを作り，NSFやNICEなどエビデンスに基づく目標を設定した．そして，いわば国立病院であったNHS病院を，独立行政法人にあたる財団トラストに移行して，現場の裁量権を強化するとともに，医療の質を高めるクリニカルガバナンスの責任も現場にあるとした．さらにCHI（2004年にHealthcare Commissionに改組）やPAFなどで，質が向上しているか否かを多面的にモニタリングする仕組みを作った．そのうえで，2000年に医療費の大幅な拡大，医療従事者の拡充など資源も投入するNHS Planを公表した．さらに，2004年のNHS improvement planあたりから患者や国民の選択（choice）や関与（involvement）が強調され，医療の質に基づく支払い（Pay by Results）なども導入されてきた．

　NHS Next Stage Reviewをみると，改革方向の転換というよりは，従来の方向に沿ってさらに一歩進める内容とみることができる．イギリス国内のマスコミによる扱いが，NHS Planのときほど大きくないことからもそのことがわかる．例えば，ブレアの医療制度改革で導入されたNICEやHealthcare Commission（2009からCQC）などの機関は，見直しというよりはその機能の拡充が目指されている．目標による誘導，ガイドラインによる標準化，ケアやその質の測定・評価，目標達成や質の向上に対し報酬やインセンティブを与える仕組みは，いずれも引き継がれ強化される方向である．ただし，医療費の拡大幅は，年に7％から年4％程度にペースダウンする．先行する2000年のNHSプラン，2004年のNHS改善プランに比べた違いを強調すれば「量的な拡充から質を高めることへ」，地域や医療従事者スタッフの関与や支援を，いっそう前面に押し出していること，質の高いケアの担い手たる医療従事者の教育と

> **column**
>
> ## キャメロン政権のNHS改革
>
> 　2010年5月の総選挙で，ブラウン率いる労働党が破れ，保守党と自由民主党の連合政権が誕生した．新政権は，日本では信じられない早業で，7月12日には「Equity and excellence: Liberating the NHS」[1]（公正と卓越：NHSの自由化）と題する白書を出した．イギリスの「白書（white paper）」は，日本のそれが年次報告書的な性格であるのに対し，改革方針を示す文書である．
>
> 　「大きな国家から大きな社会へ（big government to big society）」をキャッチフレーズに掲げる新政権は，「NHSは膨張しすぎた」として，経済環境の悪化と財政赤字も背景にあって，11,000人規模の人員削減に着手し，労働党政権の下で作られてきたPCT（Primary Care Trust）を廃止する一方で，民間セクターの参入拡大による市場や競争など，やはり労働党とは一線を画す路線をとろうとしている．BMJ（英国医師会雑誌）は，これを「野心的で危険な（ambitious and risky）」改革と評する巻頭言[2]を掲載した．新政権の医療政策については，別の機会に紹介したい．
>
> 1) Department of Health : The NHS White Paper, Equity and excellence: Liberating the NHS. http://www.dh.gov.uk/en/Publicationsandstatistics/Publications/PublicationsPolicyAndGuidance/DH_117353, 2010
> 2) Ham C : The coalition government's plans for the NHS in England. BMJ 341 : c3790, 2010

研修の質を高める方針を掲げたことである．

　ブレアの医療制度改革の初期には，小さな政府で効率化を追求していた前政権の保守党を意識してか，効率（efficiency）という言葉がよく登場していた．しかし，今回のNHS Next Stage Reviewでは，その言葉は消え，代わりに目立つようになったのは説明責任（accountability）である．医療費を増やすが，それに見合う価値や質の向上を追求しようという姿勢の表れだろう．

　NHS憲章については，精神や原則を謳ったものであり，それ自体によって現実の医療が変わるとは考えにくい．ただし，ここに書かれた原

則—例えば「医療サービスは原則無料で，医療の必要性に応じて提供される」—は政権を超えて保証されると謳っている．このことは，2010年の選挙で政権が保守党に渡った後，仮に自己負担導入などが検討されるとしても，それを導入するには，このNHS憲章(に書かれた原則)も改定しなければならなくなることを意味する．つまり，NHS憲章の力は，労働党政権下よりも，むしろ政権が代わったときに，ここに書かれた原則を変えようする試みへの抑止力として働くといえるだろう．

新政権のNHS改革

2010年5月の総選挙で，労働党政権から保守党・自由民主党連立政権へとイギリスでも政権交代が起きた．その結果，医療政策にも変化が起きている(コラム キャメロン政権のNHS改革参照)[109,110]．さっそくP4P (pay for performance, p136参照)にあたるQOFの見直しがなされ，達成すべき数値目標(ターゲット)も診療をゆがめているとして98%から95%などへと引き下げが行われた[111]．一方で変わらなかったものもある．かつて保守党への政権交代のときに発表された健康格差に関するブラックレポートは，サッチャー政権によって黙殺されそうになった．しかし，今回は健康格差の是正を勧告したWHOの健康の社会的決定要因委員会の座長を務めたマーモット教授が，英国医師会名誉会長になったことに象徴されるように，健康格差問題は，政権交代後もBMJ(英国医師会雑誌)に，引き続きいろいろな視点から取り上げられている[111,112]．新政権も白書のタイトルにequity(公平)という言葉を入れ，利用時無料の原則を謳ったNHS憲章を是認するとし，白書の別冊の中で政策が公平さに与える影響のアセスメントに取り組むとしている[113]．

新政権の「野心的で危険な(ambitious and risky)」[110]といわれる医療制度改革の実効性は未知数である．イギリスでは，政権交代が起きると，制度や組織の名称を変えて，前政権との違いを演出しつつ実質的には引き継がれることも多い．1997年から13年間に及んだ労働党政権の医療制度改革で強化された数値目標を使ったマネジメントや「見える化」，そ

して健康格差対策などのうち，何が実質的に残され，何が消えゆくのか，それを見届けることで，歴史的な評価ができるだろう．そこからまた，10年遅れで医療クライシスを経験した日本にとって参考になる教訓やモデルが見い出せるに違いない．

8. 日本への示唆

　イギリスでも日本でも，医療費を抑制しすぎて，医師不足や医療の荒廃を招いた．そこから医療費の拡大に転じ，医療改革に取り組んだイギリスの経験に学ぶと，日本が今後乗り越えるべき課題や教訓がみえてくる．ここでは，それを3点にまとめておきたい．

「医療クライシス」だけでは改革は進まない

　第1の課題・教訓は，「医療クライシス」という現実だけでは医療制度改革は進まないことだ．それは改革を進めるうえで，いわば必要条件であって，十分条件ではない．日本でも，「医療クライシス」，「医療危機」，「医療再生」などと題して新聞に連載が組まれ，疲弊する医療の現場の様子を，マスコミが報道するようになった．医療が崩壊の瀬戸際にあることに，国民の間で共通認識が形成されてきたといってよいだろう．
　社会保障の削減も限界だと動き出した世論によって，政権交代も起きた．それによって診療報酬本体も0.38％とわずかながら引き上げに転じ，それを好意的に評価する社説は多かった．私が『「医療費抑制の時代」を超えて──イギリスの医療・福祉改革』（医学書院, 2004）を出した頃に比べると，明らかに潮目は変わった．
　しかし，それだけでは，足りない．医療制度改革を進めるには，改革の意志と国民の支持が必要である．そして改革で目指す目標やその実現に必要な仕組み（構造）やそこに至る道筋（戦略）などからなる政策が形成されなければならない．思いつきでも，要素的でも，近視眼的でもな

い．よく練られた，総合的で，長期的なゴールと戦略が必要である．10年後の目標と10か年戦略を掲げ，それに必要な仕組みを作ったイギリスは，そのモデルの1つになる．

「見える化」が必要

　第2の課題・教訓は，「見える化」あるいは「評価と説明責任」の必要性である．日本にも，EBMはある．が，それは，しばしば科学的な根拠に基づくEvidence（エビデンス）basedなものではなく，体験に基づくExperience（エクスペリエンス）basedなEBMである．日本が医師不足かどうかを論じているときに，「私のまわりには開業医が多すぎて困っている．だから医師不足ではない．医師増員に反対だ」というような開業医の意見がインターネット上でみられた．このような自分の(狭い)体験に基づく意見が，その象徴である．もう1例挙げれば，ある研究会での討論のとき（したがって，第1章3節や第4章2節のようなデータを示さずに），私が「日本にも健康格差がある」と発言したときのことである．参加していたある有名な経済学者はやや驚いた表情で「これほど豊かになった日本に，そのような事実があるのだとすれば，われわれ(経済学者の一部)の立論の前提は崩れてしまう」と発言したことが忘れられない．

　イギリスにおいても，初期に「見える化」されたのは，計りやすい費用であり，捉えやすいプロセスであった．やがて無作為化臨床試験(RCT, p143コラム参照)を積み重ねて，医療技術のアウトカム(結果・成果)を「見える化」してEBMを推し進めてきた．医療・福祉サービスの質などの難しいものまで「見える化」することに果敢に取り組んできた．出された批判に応えて，試行錯誤する中で，その信頼性と妥当性のレベルを上げてきている．そして「健康の不平等」も「見える化」した．競争や効率志向の強い人達でも，さすがに「人の命も金次第で構わない」という露骨な主張は遠慮する．逆に，公正や社会正義志向の強い人達も，「効率は無視して構わない」とはいえないだろう．

　つまり効率や費用，効果や質，公正や公平など，医療にとって重要な

諸側面を，可能な限り多面的，客観的に「見える化」することは，主義主張や利害の異なる人達が，現実に対する共通認識を深め，建設的に論議を進めていくうえで，不可欠な作業である．

　医療費の拡大を望むのであれば，国民・患者に負担増を受け入れてもらわなければならない．増えた医療費によって，医療の質や効率，公正が，どのように向上しているのか，「価格に見合った価値（value for money）」や「最大の価値（best value）」を実現しているのか，国民・患者に説明することが，政府や医療界には求められる．政府や医療機関とは独立したCare Quality Commissionに代表される「説明責任」を果たすための「見える」仕組みを作ったことも，イギリスで医療改革が，大筋で国民に支持された，無視できない要素であると思われる．

現場を支援する国レベルの戦略的マネジメント

　第3の課題は，国レベルの戦略的なマネジメントの重要性である．「見える化」や「評価と説明責任」は手段であって目的ではない．これらは，ゴール志向のマネジメント・サイクルの中に位置づけられたときに，真価を発揮する．医療の仕組みやプロセスを改善して，医療のムラ，ムリ，ムダを排し，医療の質や効率，そして公正・公平を高めるためにはマネジメントの強化が必要である．改革を進めるときに好景気に恵まれたイギリスは幸運であった．日本の現実をみれば，東日本大震災の復興も加わり，いっそう厳しい制約の中で改革を進めなければならない．つまりイギリス以上に重要になるのは，目標を見定め，必要な部分を選んで，貴重な資源を集中させる，メリハリのある戦略的なマネジメントである．

　医療・福祉のマネジメントにも，トップ（国の政策などマクロレベル），ミドル（法人や病院・施設・事業所などメゾレベル），フロントライン（ケアチーム，ケアプロセスなどのミクロレベル）など，少なくとも3つのレベルに分けて考えることができる．これらすべてのレベルのマネジメントがかみ合ったときに，パフォーマンスは最大化する．では，このうち日本において相対的に弱く，したがって今後パフォーマンスを上げるために，戦略的に強

化すべきマネジメントのレベルはどこであろうか．

　日本がなぜイギリスと並ぶ低い水準の医療費であったにもかかわらず，なんとかもちこたえてきたのか．日英の医療制度・政策の比較をしながら考え続けてきた私の答えは，「メゾ・ミクロレベルが踏ん張ってきたから」である．民間医療機関の割合の大きい日本では，イギリスと比べ，メゾレベルの病院–病院間，そして病院–診療所間にも競争がある．その中で生き抜くために，地域におけるどのような医療機能を担うのか，戦略を練ってマネジメント・経営努力せざるを得ない環境があった．社会保険方式の下での診療報酬改定となると，現場の実情を反映すべく，医療界から要望をとりまとめるボトムアップの膨大な作業が行われている．臨床レベルでも，医療従事者が長時間労働をいとわず献身的に働く意欲は日本のほうが遙かに高いと，英国で臨床医をしていた医師から聞いた．

　一方，国レベルのマネジメントとなると，日英で立場が逆転する．イギリスは，NHSという巨大な国営保健医療システムで運営されてきたために，国レベルの理念や目標，戦略や計画，モニタリングを支える仕組みがしっかりしている．その例を，NSFやNICEの機能，NHS全体で共通の情報システムや，それを通じたデータの収集と指標化そして公表，さらに専門医の地方への定数配置政策などにみることができる．もっとも，それゆえに「管理強化だ」，「トップダウンの押しつけだ」などの批判を浴びて協力を得られず，期待されたほどの成果に結びついていない面もある．理念レベルは立派なのに，現場や実践に近づくにつれ，さほどでなくなる，という感想をもつ滞英経験者は少なくない．それへの反省から，イギリスでも，クリニカルガバナンスの重視，患者による選択（patient choice）や患者のかかわり（patient involvement）の重視など，ボトムアップが強調されているという面もある．

　つまりイギリスに比べると，日本は個々の医療機関・医師の裁量に任されている範囲が広く，国にしかできないレベルのマネジメントが弱いのである．日本にも，診療報酬による誘導や数々の規制はある．しかし，本章で紹介してきたように，すでにイギリスにモデルがあって有用と思

われるのに，日本には欠落しているものが少なくない．日本でもDPCのように，国が主導して現場の意見を丁寧に反映させながら「見える化」を進め，病院レベルのマネジメント支援を進めてきた経験が生まれてきている．現場を支援するために，日本の良さであるボトムアップアプローチを活かしつつ，国にしかできないレベルのマネジメントを強化することが，日本医療のパフォーマンスを高めるうえで有益だと考える．

おわりに

　本章で述べてきたように，イギリス国民が保険料負担の引き上げを受け入れ，医療費拡大政策を支持したのは，医療の荒廃だけが理由ではない．そこから脱出する構造改革や戦略があったからである．そこで追求されたのは医療費の無駄の排除，効率を高めることだけではない．医療の質や公平・公正も含めた"value for money"（金額に見合った価値）を生み出すというゴールと，それを実現するためのマネジメントの仕組みや戦略づくりもあった．さらに現状やプロセスを「見える化」して，成果をモニタリングし，国民に説明する仕組みも作った．

　「見える化」，「評価と説明責任」の強化とマネジメントの強化は，密接に関連している．「見える化」が進むと，現状や問題とすべき課題がみえてくる．あるべき姿とのギャップが明らかになれば，問題を解決し，あるべき姿に近づけたい，というマネジメントの「意志」が生まれる．一方，マネジメントには，ビジョンやゴール，そして仕組みと戦略が不可欠である．マネジメントは，ゴール（目標）の設定に始まり，そこに至る戦略を練ることを必要とする．政策プロセスをモニタリングし，成果や課題を把握し，やり方を変えることである．そのためには問題やプロセス，成果などの「見える化」が必要になる．「見えないものは，マネジメントはできない」からだ．さらに国レベルのマネジメントを進めるには，国民や現場の理解と支持を得なければならない．そのためには，改革の必要性と方向，進捗状況などを，「見える化」して「評価と説明責任」を果たすことである．滞英経験をまとめた森臨太郎氏も述べてい

るように[114]，国民が決める際にはタブーとされるような情報も明らかにされること，そして国民が成熟することも必要である．それは，マクロレベルのインフォームドコンセントともいえる．

　日本より10年早く医療クライシスと医療改革を経験したイギリスに学ぶべきは，改革しようという意志であり，限られた資源を活かして最大限のパフォーマンスを実現しようというマネジメントである．そのための10年単位の長期的なゴールと戦略を含む政策の形成と仕組みである．そのためにも「見える化」を進めて「評価と説明責任」を果たすことである．これらが社会保障拡大に必要な負担増を国民が受け入れ，医療・福祉制度改革を支持してもらうために必要である．

文献

1) 近藤克則：「医療費抑制の時代」を超えて―イギリスの医療・福祉改革．医学書院，2004
2) 藤森克彦：構造改革ブレア流．TBSブリタニカ，2002
3) 伊藤善典：ブレア政権の医療福祉改革―市場機能の活用と社会的排除への取り組み．ミネルヴァ書房，2006
4) イギリス医療保障制度に関する研究会（編）：イギリス医療保障制度に関する調査研究報告書【2009年版】．医療経済研究機構，https://www.ihep.jp/document/PJ09601c_2009_201003.pdf, 2010
5) OECD：OECD Health Data 2010 ― Frequently Requested Data. http://www.oecd.org/document/16/0,3746,en_2649_34631_2085200_1_1_1_1,00.html, 2010
6) 近藤克則：イギリスNHS改革にみる福祉国家の医療改革の行方．三重野卓，近藤克則（編）：福祉国家の医療改革―政策評価にもとづく選択．pp5-40，東信堂，2003
7) Oliver A：The english national health service：1979-2005. Health Econ 14 Suppl 1：S75-99, 2005
8) Ham C：Health policy in Britain. Fourth editioned. Palgrave, New York, 1999
9) Timmins N：The five giants. a biography of the welfare state. Fontana Press, London, 1996
10) 一圓光彌：国民保健サービス．武川正吾，塩野谷祐一（編）：先進諸国の社会保障1．イギリス．pp229-262，東京大学出版会，1999
11) 松渓憲雄：イギリスの医療保障―その展開過程．光生館，1998
12) Toynbee P, Walker D：The health of health. Did things get better? An audit

of labour's successes and failures. pp72-91, Penguin Books, London, 2001
13) BBC news : Elderly 'wait longer in casualty'. 31 July, 2001, http://news.bbc.co.uk/1/hi/health/1466483.stm
14) Dyer O : London hospital slated for "chaotic" ultrasound service. BMJ 325 : 1193, 2002
15) Department of Health : Chief Executive's Report to the NHS : May 2005. Department of Health, http://www.dh.gov.uk/assetRoot/04/11/03/83/04110383.pdf, 2005
16) Spurgeon P, et al : Waiting times for cancer patients in England after general practitioners' referrals : retrospective national survey. BMJ 320 : 838-839, 2000
17) Smith R : Why are doctors so unhappy? There are probably many causes, some of them deep. BMJ 322 : 1073-1074, 2001
18) BBC news : Safety fears as doctors' hours shoot up 16 December, 1999, http://news.bbc.co.uk/1/hi/health/567745.stm
19) BBC news : Consultants 'working too many hours'. 11 October, 2001, http://news.bbc.co.uk/1/hi/health/1592985.stm
20) Department of Health : The NHS Plan. Volume I, A plan for investment. A plan for reform. Cm 4818 - I. Department of Health, www.doh.gov.uk/nhsplan/nhsplan.htm, 2000
21) Mechanic D : How should hamsters run? Some observations about sufficient patient time in primary care. BMJ 323 : 266-268, 2001
22) Johnstone C : Strategies to prevent burnout. BMJ 318 : 2, 1999
23) BBC news : 'Suicide risk' for doctors and nurses. 27 September, 2000, http://news.bbc.co.uk/1/hi/health/944503.stm
24) White C : Reported incidence of violence against NHS staff up by 13%. BMJ 326 : 678, 2003
25) Dyer C : Bristol inquiry. BMJ 323 : 181, 2001
26) Ferriman A : Public's satisfaction with the NHS declines. BMJ 321 : 1488, 2000
27) Department of Health : The new NHS―Modern Dependable.Cm3807. Department of Health, 1997
28) Blair T : The Third Way-New Politics for the New Century. pp1, 3, 4-6, 8-11, 15-17, 20, The Fabian Society, London, 1998
29) Giddens A : The Third Way. Polity Press, 1998
30) 舟場正富：ブレアのイギリス―福祉のニューディールと新産業主義. PHP研究所, 1998
31) Department of Health : A First Class Service. Quality in the new NHS. The Stationary Office, London, 1998

32) 武内和久，竹之下泰志：公平・無量・国営を貫く英国の医療改革．集英社新書，2009
33) Hughes OE : New public management. Public management & administration. pp52-80, Macmillan press, London, 1998
34) 大住荘四郎：ニュー・パブリック・マネジメント―理念・ビジョン・戦略．pp13-80, 202-212, 日本評論社, 1999
35) Department of Health : National service frameworks and strategies. 2011年5月4日アクセス：5月4日 http://www.nhs.uk/nhsengland/NSF/pages/Nationalserviceframeworks.aspx
36) 河口洋行：進んだ英国の病院評価．真野俊樹（編）：21世紀の医療経営．pp159-181，薬事日報社，2003
37) 近藤克則，山本美智予：イギリスにおける医療の質評価の動向．JIM 15 : 232-236, 2005
38) Healthcare Commission : 2005 performance ratings. 2011年：5月4日アクセス http://ratings2005.healthcarecommission.org.uk/Ratings/england.asp, 2005
39) 片岡寛光：今なぜ公共経営か？ Waseda Public Management : 8-11, 2004
40) Corby S : The national health service. Horton S and Farnham D : Public management in Britain. pp180-193, Macmillan Press, London, 1999
41) Butler J : Patients, Policies and Politics : Before and After "Working for Patients". Open University Press, 1992
42) 山田治徳：イギリス自治体の業績評価―Best Valueを超えて．Waseda Public Management : 38-45, 2004
43) Kemm J, et al〔松田晋哉，藤野善（監訳）〕：健康影響評価―概念・理論・方法および実施例．社会保険研究所，2008
44) Scott-Samuel A : Health impact assessment. BMJ 313 : 183-184, 1996
45) World Health Organization (WHO) : Health Impact Assessment. 2011 : 5月4日 http://www.who.int/hia/en/, 2004
46) Department of Health : Policy appraisal and health. EL (95) 129/CI (95) 47. Department of Health, 1995
47) Department of Health : Independent inquiry into inequalities in health : Report (Chairman : Sir Donald Acheson). The Stationary Office, London, 1998
48) Townsend P, Davidson N : The Black report. second editioned. Penguin Books, London, 1992
49) Department of Health : Reducing health inequalities : An action report. DoH, London, 1999
50) Department of Health : Saving Lives : Our Healthier Nations. Cm4386. Department of Health, London, 1999
51) Wanless D : Securing our future health : Taking a long-term view, Final

Report. HM Treasury http://www.hm-treasury.gov.uk/consultations_and_legislation/wanless/consult_wanless04_final.cfm 2004
52) Shannon C : Second Wanless report welcomed by public health experts. BMJ 328 : 542, 2004
53) Wanless D : Government levers Securing our future health : Taking a long-term view, Final Report. pp167-181, HM Treasury London, 2004
54) Department of Health : The NHS Improvement Plan. Putting People at the Heart of Public Services. Department of Health, http://www.dh.gov.uk/en/Publicationsandstatistics/Publications/PublicationsPolicyAndGuidance/DH_4084476, 2004
55) The Economist : Private Finance Iniciative. One step back. The Economist 2003. 7. 24, 2003
56) 河口洋行：英国における病院PFIの問題点と我が国への示唆．社会保険旬報 2160 : 6-12, 2003
57) 木戸利秋：イギリスのソーシャル・インクルージョンと知的障害者．障害者問題研究 32 : 22-29, 2004
58) Department of Health : Tackling health inequalities : a programme for action. http://www.dh.gov.uk/assetRoot/04/01/93/62/04019362.pdf, 2003
59) 槌田洋：NPMの新段階—ニューレーバー政権の自治体統制とコミュニティ戦略．大阪自治体問題研究所研究年報 7 : 74-96, 2004
60) Department of Health : Chief Executive's report to the NHS : May 2004. Department of Health, 2004
61) Department of Health. NHS Modernisation Board : Caring in Many Ways : The NHS Modernisation Board's Annual Report 2004 Department of Health, 2004
62) BBC news : Audit finds NHS has made progress. 24 March, 2004, http://news.bbc.co.uk/1/hi/health/3498336.stm
63) BBC news : Is the NHS really getting better? 7 May, 2004, http://news.bbc.co.uk/1/hi/health/3693277.stm
64) 近藤克則：検証『健康格差社会』—介護予防に向けた社会疫学的大規模調査．医学書院，2007
65) 近藤克則，他：ブレア政権の医療制度改革—イギリス滞在者に聞く．社会保険旬報 : 18-23, 2008
66) 二木立：民主党政権の医療政策．勁草書房，2011
67) Health Do : Better Health in Old Age. http://www.dh.gov.uk/prod_consum_dh/groups/dh_digitalassets/@dh/@en/documents/digitalasset/dh_4093215.pdf, 2004
68) Department of Health : A New Ambition for Old Age - Next Steps in

Implementing the National Service Framework for Older People. http://www.dh.gov.uk/prod_consum_dh/groups/dh_digitalassets/@dh/@en/documents/digitalasset/dh_4133947.pdf, 2006

69) Department of Health Longterm Conditions NSF Team : The National Service Framework for Long-term Conditions. 2005. http://www.dh.gov.uk/prod_consum_dh/groups/dh_digitalassets/@dh/@en/documents/digitalasset/dh_4105369.pdf : 2011年5月5日アクセス

70) Department of Health : The NHS cancer plan. 2000

71) Department of Health : Manual for Cancer Services 2004 Department of Health, London, 2004

72) Department of Health : The National Service Framework for Mental Health – Five Years On. 2004. http://www.dh.gov.uk/prod_consum_dh/groups/dh_digitalassets/@dh/@en/documents/digitalasset/dh_4099122.pdf : 2011年5月5日アクセス

73) 医療の質に基づく支払い研究会：P4Pのすべて―医療の質に対する支払い方式とは．医療タイムス社，2007

74) 葛西龍樹，富塚太郎：プライマリ・ケア診療の質追求．日本医事新報 4372 : 1-4, 2008

75) Tahrani AA, et al : Diabetes care and the new GMS contract : the evidence for a whole county. Br J Gen Pract 57 : 483-485, 2007

76) Department of Health : National Standards, Local Action : Health and Social Care Standards and Planning Framework 2005/06-2007/08. 2004. http://www.dh.gov.uk/prod_consum_dh/groups/dh_digitalassets/@dh/@en/documents/digitalasset/dh_4086058.pdf : 2011年5月5日アクセス

77) Commission for Health Improvement : NHS Cancer Care in England and Wales. Commission for Health Improvement, 2001

78) Department of Health : The NHS Cancer Plan. Three year progress report : Maintaining the momentum. http://www.dh.gov.uk/assetRoot/04/06/64/40/04066440.pdf, 2003

79) Inspection CfHAa : Inspecting Informing Improving NHS performance ratings 2003/2004. 2004.

80) Commission for Health Improvement : Rating the performance of the NHS in 2003/2004. http://ratings2004.healthcarecommission.org.uk/more_information.asp, 2004

81) Commission for Social Care Inspection : Understanding the performance assessment framework (PAF).

82) Commission for Social Care Inspection : PSS Paf Indicators definitions for 2004-05.

83) Commission for Social Care Inspection : Performance ratings for social services in England, 2005.
84) Oliver A, Mossialos E : European health systems reforms : looking backward to see forward? J Health Polit Policy Law 30 : 7-28, 2005
85) Minhas R, et al : Clinical Evidence. BMJ Publishing Group, London, 2010
86) Tovey D, et al : Clinical Evidence. BMJ Publishing Group, London, 2005
87) National Institute for Health and Clinical Excellence : 2011年5月6日アクセス : http://www.nice.org.uk/
88) Gress S, et al : Criteria and procedures for determining benefit packages in health care. A comparative perspective. Health Policy 73 : 78-91, 2005
89) The Office of Health Economics : What is happening to the nation's health? An Update on Health and Health Care in the UK. The Office of Health Economics, http://www.ohe.org/, 2005
90) Department of Health : NHS performance ratings : acute trusts, specialist trusts, ambulance trusts, mental health trusts 2001/02. http://www.dh.gov.uk/en/Publicationsandstatistics/Publications/PublicationsPolicyAndGuidance/DH_4002706, 2002
91) Social Exclusion Unit : Tackling Social Exclusion : Taking stock and looking to the future. Emerging Findings Office of the Deputy Prime Minister, 2004
92) 近藤克則：健康格差社会―何が心と健康を蝕むのか．医学書院，2005
93) Department of Health : Tackling Health Inequalities : Status Report on the Programme for Action. Department of Health, http://www.dh.gov.uk/assetRoot/04/11/76/98/04117698.pdf, 2005
94) Department of Health : Tackling Health Inequalities : 2005-07 Policy and Data Update for the 2010 National Target. 2008. http://www.dh.gov.uk/prod_consum_dh/groups/dh_digitalassets/@dh/@en/documents/digitalasset/dh_091415.pdf
95) Department of Health : Tackling Health Inequalities : 10 Years On - A review of developments in tackling health inequalities in England over the last 10 years. 2009. http://www.dh.gov.uk/en/Publicationsandstatistics/Publications/PublicationsPolicyAndGuidance/DH_098936
96) King's Fund : Has the Government met the Public's Priorities for the NHS? A King's Fund briefing for the BBC 'Your NHS' Day 2004. King's Fund, http://news.bbc.co.uk/nol/shared/bsp/hi/pdfs/18_03_04_kings_fund_audit.pdf, 2004
97) The Economist : National Health Service. Stressed out. The Economist 2005. 10. 15, pp55-56, 2005
98) The Labour party : News and speeches : Delivering the NHS Plan. 2005:11.3

The Labour Party, http://www.labour.org.uk/news/milburnnhsplan, 2003
99) Nicholson D : The Year : NHS Chief Executive's annual report 2007/08. Department of Health, http://www.dh.gov.uk/en/Publicationsandstatistics/Publications/PublicationsPolicyAndGuidance/DH_084843, 2008
100) Pollock A : NHS plc — The Privatisation of Our Health Care. Verso, London, 2004
101) Le Grand J : Further tales from the British National Health Service. Health Aff (Millwood) 21 : 116-128, 2002
102) National Audit Office : NHS Pay Modernisation : New Contracts for General Practice Services in England. http://www.nao.org.uk/publications/nao_reports/07-08/0708307.pdf, 2008
103) Professor Lord Darzi : NHS Next Stage Review Interim Report. Department of Health, http://www.dh.gov.uk/en/Publicationsandstatistics/Publications/PublicationsPolicyAndGuidance/DH_085825, 2007
104) Professor the Lord Darzi : High Quality Care For All — NHS Next Stage Review Final Report. Department of Health, http://www.dh.gov.uk/en/Publicationsandstatistics/Publications/PublicationsPolicyAndGuidance/DH_085825, 2008
105) Professor the Lord Darzi : High quality care for all : NHS Next Stage Review Final Report. Department of Health, http://www.ournhs.nhs.uk/wp-content/uploads/2008/07/20080630-nsr-final-report-slides.pdf, 2008
106) Department of Health : A high quality workforce : NHS Next Stage review. Department of Health, http://www.dh.gov.uk/en/Publicationsandstatistics/Publications/PublicationsPolicyAndGuidance/DH_085840, 2008
107) Department of Health : The National Health Service Constitution — A draft for consultation. http://www.dh.gov.uk/en/Publicationsandstatistics/Publications/PublicationsPolicyAndGuidance/DH_085814, 2008
108) Department of Health : A consultation on the framework for the registration of health and adult social care providers. Department of Health, http://www.dh.gov.uk/en/Consultations/Closedconsultations/DH_083625, 2008
109) Department of Health : Equity and excellence : Liberating the NHS 2010. http://www.dh.gov.uk/prod_consum_dh/groups/dh_digitalassets/@dh/@en/@ps/documents/digitalasset/dh_117794.pdf : 2011年5月7日アクセス
110) Ham C : The coalition government's plans for the NHS in England. BMJ 341 : c3790, 2010
111) Kmietowicz Z : Government cuts targets to focus instead on "quality patient care". BMJ 340 : c3368, 2010
112) Benach J, et al : The importance of government policies in reducing employ-

ment related health inequalities. BMJ 340 : c2154, 2010
113) Department of Health : Equity and excellence : Liberating the NHS — Initial Equality Impact Assessment (EqIA). 2010. http://www.dh.gov.uk/prod_consum_dh/groups/dh_digitalassets/@dh/@en/@ps/documents/digitalasset/dh_117350.pdf : 2011年5月7日アクセス
114) 森臨太郎：イギリスの医療は問いかける．「良きバランス」へ向けた戦略．医学書院，2008

第3章
医療・福祉の「見える化」とマネジメント

Summary

　医療費や社会保障財源は，国民が負担することを納得した範囲でしか増やせない．財源を効果が大きいところに効率的に使うこと，そのために医療や福祉の技術やシステムに対する「見える化」を進め「評価と説明責任」を追求して，限られた資源で最大の成果を生み出せるマネジメント・システムが必要である．

　そこで第3章では，「見える化」とマネジメントについて考える．まず第1節では，医療の変化をどう捉えられるのかを大局的に考え「見える化」や「評価と説明責任」の徹底が今後いっそう求められるであろうことを確認する．そこでは社会保障に回す費用が，いかに効果的・効率的に，かつ公平・公正に使われているのか，現状や課題を「見える化」することが必要となる．

　第2節では，サービスの質の向上をめざしたマネジメントにかかわる動きとして2008年以降医療に導入され，介護サービスについても検討が始まったP4P（Pay for Performance，質に基づく支払い）を批判的に検討する．P4Pの導入は世界的潮流であるが，P4Pが必ず質の向上につながるわけではないことがわかってきている．また，誤った評価を導入すると，かえって質の低下を招く場合すらある．P4Pの前提となるエビデンスづくりのためには，まずは大規模なデータベー

スやエビデンスづくりを担える人材養成など，多くの課題がある．

第3節では，医療・ケア技術の効果の「見える化」とも言える「根拠に基づく医療/政策（EBM/EBP）」を進めるために，エビデンスの質が高いとされる臨床比較試験（RCT）の限界と現実的な代替策について考える．すべての技術にRCTを行うことは非現実的であり，技術システムの評価にも向いていない．次善の策として，大規模データベースの開発による「よくデザインされた比較研究」の基盤整備が望まれる．

第4節では，以上を踏まえ，医療・福祉における政策やサービスの「見える化」とマネジメントを進めるための5つの視点—❶格付けではなく，マネジメント・サイクルを回すための評価，❷マネジメント主体によるボトムアップ型評価の支援，❸マクロ・メゾ・ミクロのマルチレベルや多要素で相互に補完しあう評価の枠組み，❹複数の評価基準・方法による多元的・多面的評価，❺データベースを活用した多数の病院・施設や自治体間などのマネジメント主体間のベンチマークによる比較，について述べる．

日本における「見える化の時代」「評価と説明責任の時代」が成熟していくには，各領域における大規模データベースの構築，サービス評価研究とマネジメント研究を担える人材育成とエビデンスの蓄積，それらを包含したマネジメント・システムの開発が必要である．それに向けて，この第3章では総論を，引き続き第4～6章で各論を示す．

はじめに

医療・福祉のマネジメント・システムづくりが求められている．それはイギリスで医療費を拡大し（言い換えれば国民に負担を受け入れてもらいながら），医療改革を進められた要因の1つでもあった（第2章）．日本でも，社会

保障の拡大のための負担を国民に受け入れてもらうには，医療・福祉改革の戦略とパフォーマンスなどをモニタリングし，マネジメントができるようなシステムが必要である（第1章）．

　マネジメントに不可欠なのが，「見える化」[1]，評価した結果を国民や社会に対し説明する「評価と説明責任」[2]を果たすことの推進である．「見える化」とは「基本になる情報やデータを提示することで，気づきや問題意識を高め，自ら改善する努力を促す仕組みをつくる」ことである．「見える化」を進め「評価と説明責任」を追求すると，❶問題の早期発見と解決，❷情報の公開による改善の活発化，❸問題の顕在化による再発防止と「強み」を強化することによる質の向上が進む[1]．「見える化」そしてマネジメントの対象は，国の政策（マクロ）レベルから病院・施設・事業所（メゾ）レベル，病棟・ケアチーム，プログラム，臨床（ミクロ）レベルに至る医療・福祉の政策やサービス全体である[3]．

　医療には，❶質や効果（Effectiveness），❷費用や効率（Efficiency），❸アクセスや公平・公正（Equity）など，「3E」とよばれる評価基準があり，それらのバランスが取れていることが，良い医療システムの要件とされる[2]．福祉サービスにおいても同様のことがいえる．しかし日本では，医療や福祉サービスの質やアクセスの善し悪しの「見える化」が，他の先進諸国に比べ遅れていた．見えていたのは，費用だけである．そのために，増え続ける医療・介護費用が問題として目につきやすく，費用抑制ばかりが論議されてきたともいえる．調べれば医療のアクセスや健康における格差が見えてくるし，医師不足という現実もあったのに，それが見えにくかったために問題であることが共有されてこなかった．一方，医療のアクセスや健康格差，介護サービスの質なども「見える化」が進んだ他国では，建設的な議論がなされ対策も始まっている（第2章参照）．言い換えれば「見えているものしかマネジメントできない」のだ．費用抑制だけに目を奪われず，バランスのとれた医療・福祉改革を進めるためには，質の側面も公正の側面も「見える化」し課題を明らかにして，マネジメントしていくことが必要である．

　そこで本章では，「見える化」とマネジメントについて考える．まず

第1節では，医療・福祉の変化がどう捉えられるのかを大局的に考え，「見える化」や「評価と説明責任」の徹底が今後いっそう進むであろうことを確認する．第2節では，サービスの質のマネジメントにかかわる動きとして2008年以降医療に導入され，介護サービスについても検討が始まったP4P (Pay for Performance, 質に基づく支払い) を批判的に検討する．そして第3節では，医療技術の効果や質の「見える化」ともいえる「根拠に基づく医療 evidence based medicine (EBM)」を進めるために，臨床比較試験 randomized clinical trial (RCT) の限界と現実的な代替策について考える．第4節では，以上を踏まえ，医療・福祉における政策やサービスの「見える化」とマネジメントを進めるための視点を5つにまとめる．

1. 医療・福祉の大きな流れをどう見るか？

　まず，医療・福祉の世界で起きている10〜20年単位の大きな流れをみてみよう．拙著『『医療費抑制の時代』を超えて』[2]で，紹介したようにRelman[4]は，米国，イギリスなどの医療を巡る3つの時代区分について次のように述べている．これは日本の医療や福祉にも，概ね当てはまる．

「医療費拡大の時代」から「医療費抑制の時代」へ

　まず医療保障制度が確立した1950年前後以降を「医療費拡大の時代」とした．日本で国民皆保険が実現したのが1961年である．この時代は，高度経済成長を背景に，人命を救うためといえば医療費拡大が受け入れられた．しかし，やがて経済の低成長時代となり，拡大する医療費が経済成長率を上回るようになった．その結果，1980年前後から先進諸国は相次いで，医療費を何とか抑えようと方向転換した．米国にDRG/PPS (診断群別事前包括払い制度) が導入されたのが1983年，イギリスにサッ

チャー首相が登場したのが1979年であった．

医療の質の低下で行き詰まる「医療費抑制の時代」

しかし，この時代も永続きしない．いきすぎた医療費抑制により医療の質が低下するからである．先進諸国の医療制度改革の教訓をまとめたOECDのレポート[5]でも，医療費（価格・賃金）を低く抑えると，❶質の低下，❷人材の確保，離職防止困難，❸サービス・革新的医薬品などの供給不足などを引き起こす可能性が高いと指摘されている．

これは今の日本で起きている「医療クライシス」そのものである．病院の人手不足，長時間労働と高密度労働を背景にした医療事故などが報じられ，医療の質への不安・不満が高まっている．医療従事者の士気の低下が顕在化し，勤務医の集団離職で閉鎖された内科病棟，研修医の外科，産婦人科など「しんどい診療科」離れも報じられている．福祉においても介護職の給与を抑えすぎたために人手不足が顕在化し，給与引き上げのための対策が講じられるようになった．それらは長年にわたって医療・福祉など社会保障費が抑制されてきた結果生じたものである．まさに「医療費抑制の時代」の弊害が，日本でも明らかになったのである．

「医療費抑制の時代」を超えて――「評価と説明責任の時代」へ

「医療費抑制の時代」の次に来る「評価と説明責任の時代」では，個々の医療技術やプログラムも，病院・施設・事業所も評価される．日本でも，その兆しを見い出せる．「根拠に基づく医療（EBM）」が重視され，新聞や雑誌での病院ランキングなどが増加した．そして，国民への説明責任も求められている．インフォームドコンセントや財団法人日本医療機能評価機構が行う医療機能評価，介護サービス情報の公表，福祉サービスの第三者評価などが，それである．

多くの者は，EBMを純粋に医学や技術的な関心に基づくものだと狭く捉えている．しかしEBMは，これらの「評価と説明責任の時代」へ

と向かう流れに不可欠なものでもある．医療費を一律抑えれば医療の質は低下する．さりとて財源は限られている．だから効果についてのエビデンスが乏しい部分の医療費は抑え，効果が高く効率が良いところに医療費を配分する．その第一ステップがEBMなのである．診療報酬改定に向けた要望を出すときにも，厚生労働省はそのエビデンス（根拠）を求めている．エビデンスに基づいて「限られた資源で最大限の成果」[3]を追求する時代なのである．

また，普及が進むDPC（Diagnosis Procedure Combination）は，医療内容の「見える化」のツールであり，介護分野でも導入が検討されているP4Pの前提は，医療・ケアの質の「見える化」である．

このようにみてみると「医療費抑制の時代」から「評価と説明責任の時代」あるいは「見える化の時代」への流れは，10年単位で進む医療・福祉の大きな変化であり，逆戻りすることはない．

2. 医療・ケアの質向上とP4P

では「見える化」の対象や課題には，どのようなものがあるのだろうか．医療へのアクセスや健康における格差については第1章と第4章で述べるので，ここでは医療・ケアの質向上にかかわる動きの中から「質に基づく支払い（P4P）」を取り上げる．

なお，医療・ケアの質には3つの要素がかかわっているとされる．それは❶ストラクチャー（人員や施設基準など投入される資源），❷プロセス（投入された資源から生み出されるサービス），❸アウトカム（ストラクチャーやプロセスから生み出される成果・効果）である．

P4Pの定義と登場の背景

2008年の診療報酬改定において，回復期リハビリテーション（以下，リハ）病棟に「医療の質に基づく支払い」が導入された．「医療の質に基づ

く支払い」のことを，海外では「パフォーマンスに応じた報酬支払い(P4P)」などとよぶ．IOM (Institute of Medicine) によれば[6]，P4Pとは，選ばれた基準や手順によって測定した医療の質が高い提供者に対して報酬を与えることである．それは，単に良いパフォーマンスや費用節減に報酬を与えることではない．その目的は，医療の質改善プロセスを促すことにある．つまり，国際的には，必ずしも「成果（アウトカム）主義」でなく，手順・プロセス（診療録への記載など）の評価も含んでいる．

イギリスの場合，Payment by Results（以下，PbR）とよばれ，2004年から一般外来部門に導入されている．米国では民間保険などで導入済みで，メディケアへの包括的導入も検討されている．アジアでも，韓国や台湾などで導入されている．

P4Pが登場し，国際的にも注目され，医療のみならずケアの分野へも導入の動きが広がっている．その背景として，イギリスでは一般外来医療における人頭払い，米国ではDRG/PPSなど，報酬の包括払い方式にも弱点があることが指摘できる．包括払いでは，間引き診療・ケアのほうが経費節減できて利益拡大となるため，過小診療・ケアのおそれが高くなる．それを監視するためには，何らかの方法で医療やケアの質を評価する必要があるのである．

日本でも，DPCや後期高齢者医療制度などで，包括払い部分が拡大しており，医療界の外部からP4P導入への圧力が高まっている．草刈隆郎規制改革会議議長は，次のように述べた[7]．「優れた医療技術をもち，治療期間短縮とコスト低減を実現できた医療機関には，より多くの『果実』が還元されればコスト削減も図れる」，「もちろん必要で正しい医療が担保されるよう診療内容を詳細に公開されることが前提となる．そのうえで治療の『量』ではなく『質』を評価し，その対価を支払うという発想に転換…（中略）…を検討すべきである」．2010年に導入された新しいDPC調整係数も，P4P的要素の導入という見方もある[8]．

P4P導入の目的は，3つ―❶医療の質の向上，❷医療費用の効率化，❸医療の可視化＝アカウンタビリティの確保である[9]．図3-1に示すような質改善のためのマネジメントサイクルを回すためのツールの1つで

図 3-1　臨床の質改善サイクル（Bhopal, et al, 1991）

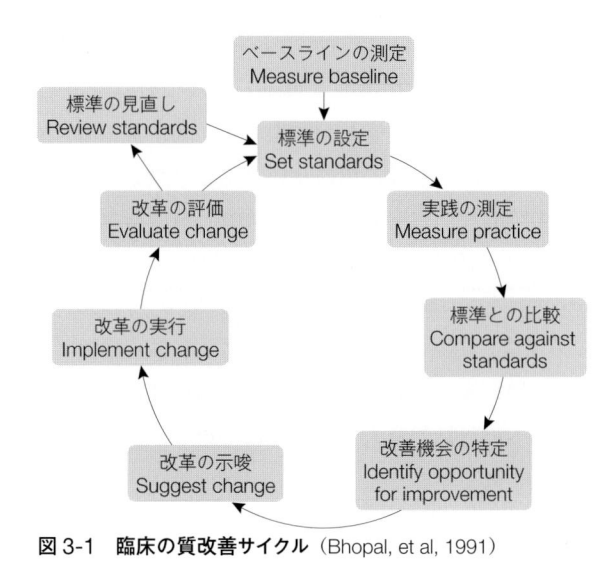

ある．

米国における医療の質評価

　第2章で，イギリスのPbRや「見える化」の成果についてはすでに述べたので，ここでは米国でのP4Pについて紹介する．米国では，病院医療やナーシングホームのケアの質を評価して，その結果が"Hospital Compare"や"Nursing Home Compare"という病院・施設間比較をできるウェブサイトで公開されている．その中には，例えば「左心室不全へのACE-I（アンジオテンシン変換酵素阻害薬）／ARB（アンジオテンシンⅡ受容体拮抗薬）投与率」や「ハイリスクのうち褥瘡がある者の割合」などの指標がある．これらは，EBMに基づくガイドラインの中で，救命率が高いなど質の高い医療・ケアとして推奨されているものである．前者をみてみると，報告されている全米の病院の平均は85％，マサチューセッツ州の平均86％，タフト・ニューイングランド医療センターで78％に対し，有名なマサチューセッツ総合病院（MGH）では91％に達していることが

わかる．一見，100％にするには，まだ9％改善の余地があるようにみえるが，その薬剤の投与が禁忌の患者もいるので，100％が良いとは限らない．このような現実をも反映した数字を「見える化」するベンチマーク（数値指標による比較）が進められている．

　米国では既にP4Pが医療の質向上につながったかどうかを検証した研究論文が多数出ている．それらの評価結果をみてみると，医療の質の向上につながったといっている論文が約4割，一部の指標で有効だったというのが3割，一方で3割ぐらいは医療の質に影響がなかったと報告されている[10, 11]．また，ナーシングホームについても，P4Pは1980～2007年の間に13プログラムで導入されたが，2007年時点で6プログラムはすでに中止されるなど，多くは短命で，アウトカムについての評価は少ないなど，必ずしもケアの質の向上効果は確認されていない[12]．つまり，P4Pを導入すれば自動的に質が上がるというほど簡単ではない．

P4Pの副作用

　今後，日本でもP4Pの本格的な導入の検討が進められるだろうが，そのときに留意すべきことがある．それは，P4Pには副作用もあることだ．米国では，治療成績を良くみせるために健康な人を手術していたという容疑で，株式会社立病院がFBI（連邦警察）の強制捜査を受けている[13]．それは父親が心臓病だったため，念のため受診した55歳の患者の話から始まる．

　「すぐに心臓カテーテル検査を受けなければならない」といわれて検査を受けると「すぐに手術を受けたほうが良い」といわれた．しかし「当院は，死亡率が低く手術成績が良いので，待機者が一杯いるため，少し待ってもらう必要がある」といわれた．その患者は「すぐに手術を受けたほうが良い」といわれたので，他の病院を受診した．すると「手術の必要なし」，「あなたの心臓は正常だ」といわれたというのである．それが契機となり，健康な人を手術していたという容疑が浮上したのだった．

　株式会社にとっては，健康な人を手術すると手術件数は増えて収入は

増え,(健康な人を手術するので)手術後の死亡率は下がる.その結果,治療成績は上がり,患者が集まる.その結果,ますます儲かるという循環を形成する誘因になる.死亡率だけを指標にしたりすると,このような歪んだ医療を生み出してしまう危険がある.

　また,報酬を増やすためup codingやgamingとよばれる数字の操作も行われているという告発もある.例えば,入院時に重症を意味するコードをつけておけば退院時には改善が大きくみえる.それによって,より高額の報酬を請求するような方法である.

　イギリスにおいてもP4P (PbR) に対して次のような批判がなされている.目標指標の臨床的意義への疑問,測定法の妥当性と信頼性への疑問,目標指標にだけ着目して,患者の状態よりも目標指標を改善させることに熱心になる,画一的対応で個別的な対応が後退する危険,金銭など外的な動機づけによって「患者のために」という内的動機づけが減退する危険,「患者中心」から「目標指標中心」へなど,医療が変質する可能性などの批判である[14].

質を高める評価に必要な条件

　このような副作用あるいは影の側面もあることを踏まえると,P4Pと名前がつけばどのようなP4Pでも良いわけではないことがわかる.P4Pにも,いわば「良いP4P」と「悪いP4P」とがある.「良いP4P」は,医療・福祉界への信頼を高め,医療・福祉界内部の自信も深め,質の高い医療・ケアの普及を後押しする.一方,「悪いP4P」は,医療・福祉界に混乱と疑心暗鬼と分断をもたらし,いたずらに医療・ケアの質の格差を助長するものである[9].

　「見える化」は重要である.しかし,いかなる評価や「見える化」でも質が高まるわけではない.例えば,アウトカム評価のないプロセス評価は虚しい.なぜなら,効果のないプログラムのプロセスを熱心に評価している可能性があるからである.また,プロセス評価のないアウトカム評価は危うい.例えば,健康な人を手術して治療成績を上げているか

もしれないからである．つまり，プロセスもアウトカムも両方，多面的に評価することが必要である．

また，報酬（外的動機づけ）のための評価では，医療やケアの中身が歪められる危険が高くなる．これは悪いP4Pである．質の向上には，報酬だけでなく，「当事者（の内的動機づけ）」による評価とプロセス改善の努力が必要である．言い換えれば，評価指標や「見える化」のシステムは，誰か第三者に開発してもらい評価してもらうものではなく，当事者の立場から納得いくものを開発し，評価結果を自分たちのプロセス改善に結びつけるべきものなのである．

さらに，データベースの整備，構築も必要である．海外ではP4Pの対象領域が増えているが，その前に膨大なデータベースが構築されている．P4Pには，医療・ケアの質向上にかかわるエビデンスが前提となるが，実証的な臨床研究によるエビデンスづくりは，データベースがあって初めて可能になるからである．医療・ケアのプロセスやアウトカムには，年齢，性別，疾患の種類や合併症の有無などが影響する．さらに，例えば同じ脳卒中でも，歩いて来院する軽症から急性期に死亡となる重症まで重症度に相当な幅がある．それらの影響を調整しなければアウトカムは評価できない．つまり，これらの多くの要因に関するデータがそろったデータベースなしには適切な質の評価はできないのである．また，それを活用してエビデンスづくりを担える人材育成も不可欠である．

日本でも中医協診療報酬基本問題小委員会への提出資料「医療療養病棟等の評価に係る見直し」(2007年11月28日)に，「将来的に医療の質による評価を行うことを目的として，病棟単位で治療・ケアの質を反映できる事項について継続的に測定・評価することを義務づける」方向へ向かうことが示された．

今後のP4Pの本格的な導入に向けて，❶まずは関連するデータを集めたデータベースを構築し，❷それを活用し医療・ケアの諸側面を評価したエビデンスづくりとそれを担える人材養成，❸エビデンスに基づいた臨床指標やモニタリングシステムの開発，❹新しい技術（システム）の導入によって医療・ケアの質が上がるのかの検証，❺効果が検証された技

術（システム）の普及など，多くの課題が待ち受けていることがわかる．

3. 効果の「見える化」—evidence based medicine（EBM）と大規模データベース

P4Pの前提となるエビデンスとは，医療・ケア技術の効果を「見える化」したものである．「エビデンスに基づく医療・実践（evidence based medicine/practice, EBM or EBP）」は，少なくとも言葉としては定着した感がある．しかし，日本独自の（日本人を対象とし，日本のシステムのもとでの）エビデンスが不足しているという指摘は多い．医療・ケアの質を高めるためには，日本におけるガイドラインの作成が必要であり，その根拠となるエビデンスづくりは今後ますます求められるようになるだろう．

RCTの特徴と限界

しかし，エビデンスづくり，とりわけ無作為化臨床試験（randomized clinical trial, RCT，コラム参照）あるいは無作為化対照比較試験（randomized controlled trial, RCT）の実施は容易ではない[15]．EBMの世界では，エビデンスの質の高さが問題にされる．そして，RCTやそれを集めたシステ

表3-1 エビデンスレベルに関する分類

エビデンスレベル	内容
Ia	RCTのメタ分析 （RCTの結果がほぼ一様）
Ib	RCT（Randomized Controlled Trial）
IIa	良くデザインされた比較研究 （非ランダム化）
IIb	良くデザインされた準実験的研究
III	良くデザインされた非実験的記述研究 （比較・相関・症例研究）
IV	専門家の報告・意見・経験

（脳卒中合同ガイドライン委員会『脳卒中治療ガイドライン2009』[16]より）

column

無作為化臨床（対照比較）試験（randomized clinical / controlled trial, RCT）

　最も質の高いエビデンス（根拠）が得られる研究デザインのことで，無作為化対照比較試験（randomized clinical / controlled trial, RCT）とも呼ばれる．

　薬やお呪（まじな）いなどで介入した介入群あるいは実験群で，痛みが治まったからといって，それが鎮痛効果をもつとは限らない．たまたま痛みが治まるタイミングだった可能性があるからだ．つまり偽薬（プラセボ，コラム参照）を飲ませたり，お呪（まじな）いを受けさせたりしても，一部の人は「良くなった」と答えるので，実験群だけを観察しても効果があるとはいえない．そこで，実験群とは別に対照（control）群をおいて，両群を比べて，対照群を上回る効果が実験群で見られるかどうかを確かめる対照比較試験（controlled trial）が生まれた．

　しかし，これでも科学的な方法論として十分でないという批判ができる．被験者に，新しい薬を飲む治療（臨床治験）に協力してほしいと頼んで，引き受けてくれた人を実験群に，断った人を対照群にしたとする．この場合，医師や新しい薬への態度の違いというバイアス（系統的な偏り）が生じる．依頼した医師を信頼しており，良くなるための試みに積極的な人ほど協力してくれる人が実験群に多くなる．一方，医師のことをあまり信頼しておらず，「モルモット代わりはいやだ」という人や「新しいものは怖い」と考え拒否した慎重派ほど対照群になる．この両者を比べると，仮に薬の効果が全くなくても，実験群には医師に対する遠慮も加わって「良くなった気がする」と答える人が多くなるだろう．そこで，このようなバイアスを避けるために行われるのが，無作為化（ランダム化）である．研究目的や方法，あり得る副作用なども説明し，自由意志で研究への協力に同意（informed consent）してくれた人を，例えばサイコロを振って偶数が出たら実験群に，奇数が出たら対照群にと，本人の意志や研究者の意図が入り込まないように無作為に振り分けるのである．これが無作為化である．

　このような無作為化によって対照群と実験群を設定し比較する研究デザインをRCTと呼ぶ．そこから得られるエビデンスの質は，無作為化や対照群との比較がされていない研究，専門家の意見などに比べ質の高いものになるのである．

> **column**
>
> ### 偽薬（プラセーボ）・二重盲検化（double blind）RCT
>
> 　RCTの中にも，より質の高い研究とさほどでないものがある．実験群では「良くなった」とか（副作用で）「かえって悪くなった」と答える人が一定の割合で出てくるのに対して，対照群では（何もされていないので）「変わりがない」と答える人が増えるバイアス（系統的な偏り）が生じてしまう．だから対照群にも，見かけ上は実薬と同じで薬理作用はないもの（偽薬，プラセーボ）を飲ませたりして，被検者からは自分が実験群か対照群か，わからないようにする盲検（blind）化をして比較するほうが研究の質が高い．さらに，効果を判定する側が，新薬に期待していて，誰が新薬を飲んだ実験群であるのかを知っていると，つい実験群に対する評価が甘くなるバイアスが生じてしまう．それを防ぐために行われるのが，効果を判定する側にも誰が実験群で誰が対照群なのかをわからない状態で効果判定をする盲検化である．被験者も実験者も盲検化されているので，これを二重盲検化（double blind）対照比較試験と呼ぶ．
>
> ### システマティック（体系的）レビューとメタ分析
>
> 　二重盲検化RCTなど質の高い研究デザインで得られた知見にも，偶然あるいは誤差で真実とは異なる結果が得られる可能性がある．「統計学的に5％の危険率で有意」とは，20回に1回（5％）の確率で，たまたま起きた現象を意味があると誤って解釈する危険があるという意味である．その可能性を排除するために，複数のRCTで同じような結果が得られる再現性があるのか確認する必要がある．それが質の高い研究をもれなく系統的（systematic）に集めるシステマティックレビュー（批判的検討）の目的である．集めた複数の研究データを再分析するのがメタ分析（meta-analysis）である．

マティックレビューやメタ分析（コラム参照）により得られたエビデンスが最も質が高いとされる[16,17]（表3-1）．

　このRCTを実施しやすいのは，❶比較的単純な介入で，❷他の要因の影響が少ない場合で，❸アウトカムが明確に定義でき測定可能で，❹短期効果を実証する場合であるという特徴・性格がある[18]．このような

条件を満たす医療・ケア技術はさほど多くはない．医療・ケアの大多数は，1つの技術だけでなく，それを他の技術と組み合わせた「技術システム」の中で提供されている．そこでは他の多くの要因の影響を受けており，ある要素的な技術がいくら優れていても，技術システムが機能していなければ，患者は救われない．例えば，リハビリテーションでいえば，個々の医師や理学・作業療法士，言語聴覚士，ソーシャルワーカー，介護職が優れた技術をもっていたとしても，それらがバラバラに提供されたのでは良いアウトカムは得られない．リハビリテーション病棟やチームが形成され，できるだけ早期に患者が紹介され，個々の技術が，適切な順番で組み合わせられたプログラムとして提供される「技術システム」が必要である．つまり，ケアの質を高めるためには，個別技術だけでなく，技術システムに関する評価が不可欠である．加えて恣意的な要素が入らないようにするためには，治療群か対照群かをわからないようにするため，偽薬（プラセーボ）などを用いた盲検（blind）化（コラム参照）が望ましいが，日常臨床の中では難しい．さらにどちらの群も不利益にならないような倫理上の配慮も必要である[18,19]．

また，リハビリテーションやケアなどにおいてはとりわけQOL（quality of life，生活の質）など，測定しにくい長期的なアウトカムも重要である．

つまり，RCTには，大きなコストと困難が伴い，実施が容易ではない．言い換えれば，RCTなど実験的研究は個別技術の効果の検証には向いているが，ケアの質を規定する「技術システム」の評価は苦手なのである．

EBMを推進する立場からもRCTには，次のような弱点があることが指摘されている．まず，手間・暇・費用がかかる．1つのRCT実施には，数千万円かかる[2]．だから「多数の臨床上の疑問のためにRCTに頼ることは不可能であるし，現実的ではない」[20]．「『RCT至上主義』こそEBM実践の敵である」[17]．

さらに，合併症や認知症がある患者は，対象からしばしば除外されるので，その結果はケアの現場に多い（合併症や認知症をもつ高齢）患者にも適用できる保障はない．つまり内的妥当性〔対象とした集団内で，研究結果が正しい（妥当な）度合い〕は高いが，外的妥当性（その研究が対象とした状況以外でも適

用できる度合い)は低いのである[17,20]．

EBMとは

では，どうしたらよいのか．その答えのヒントは，EBMの定義の中にある．EBMをRCT以外の研究を質が低いと切り捨て顧みないものという誤解が一部にある．しかし，EBMの第一人者Sackettの定義によれば違う．彼は「一人一人の患者のケアにおける意志決定において，現時点で入手しうる最善のエビデンス (current best evidence) を良心的に，明示的に，思慮深く用いること」[21] としている．

RCTは最善かもしれないが，それによるエビデンスが入手できない場合は多い．EBMの情報源Clinical Evidence (BMJ publishing group) でも，「有益 (beneficial)」というエビデンスがあるのは15%にとどまり，6割以上の治療法はエビデンスがないか「有害である（らしい）」のである[22]（第2章図2-5 p98参照）．

つまり「RCTのような理想的状況が無理ならば，妥協しなければならない」[19] のである．

よくデザインされた比較研究

現実的に「入手しうる最善のエビデンス」として，RCTに次ぐIIaレベルの「よくデザインされた比較研究 (非ランダム化)」(**表3-1**) を蓄積する方法がある．「よくデザインされた比較研究」とは，結果に影響するバイアスを可能な限りコントロールした研究である．

バイアスとは，「真の値から系統的に乖離した結果を生じさせる，あらゆる段階での推論プロセス」のことであり，選択バイアス，測定バイアス，交絡バイアス，標本バイアス，出版バイアスなどがある[19]．

バイアスをコントロールする方法には，ランダム化以外にも，限定，マッチング，層化，標準化，多変量 (解析による) 補正，感受性分析などいろいろな方法がある[19]．

未知のバイアスをもコントロールできる点でランダム化は優れているが，既知のバイアスについて他の方法で可能な限りコントロールした「よ

> **column**
>
> ### データバンクとは
>
> 　1つの病院におけるデータベースではなく，複数の病院のデータベースを結合したものを「データバンク」と呼ぶことがある．各病院のデータベースに含まれる項目や個々の項目におけるデータの入力形式（例えば病名を選択肢から選ぶのか自由記述かなど）は，異なっているのが普通である．すると多施設のデータベースは，1つに結合できない．そこで事前に，項目や入力形式を定めておき，データをプールするのである．各病院内では電子カルテと同じように個人情報を含むデータベースとして運用し，そこから個人情報を削除したデータを集める方法である．これもデータベースの一種であるが，院内のデータベースと区別するため，多施設参加型のものを「データバンク」と呼んだりする．銀行（バンク）と同じように，多施設からデータ（お金）を集め，それをまとめて資源（資本）として活用するからであろう．

くデザインされた比較研究」で妥協するのである．

データベースとデータバンク

　よくデザインされた比較研究を可能にするのが，大規模なデータベースである．多くの病院では，何らかの患者台帳がつくられている．これも簡単なデータベースである．これに，次の情報が含まれていれば，アウトカム研究が可能となる．1つは，病名や入院時の麻痺など病状の重さや日常生活動作（Activities of Daily Living, ADL），自立度，合併症，治療プログラムなど，着目するアウトカムの予知因子の情報である．もう1つは，治療成績やQOLなどのアウトカムに関する情報である．これらの情報を用いて，ある対象集団が，どのような予知因子にさらされたときに，どのようなアウトカムが生じるのか，という因果関係を探る評価研究，あるいは臨床疫学的な研究が可能となる[23]．

　1つの病院・施設におけるデータベースではなく，複数の病院・施設のデータベースを結合したものを「データバンク」（コラム参照）とよぶこ

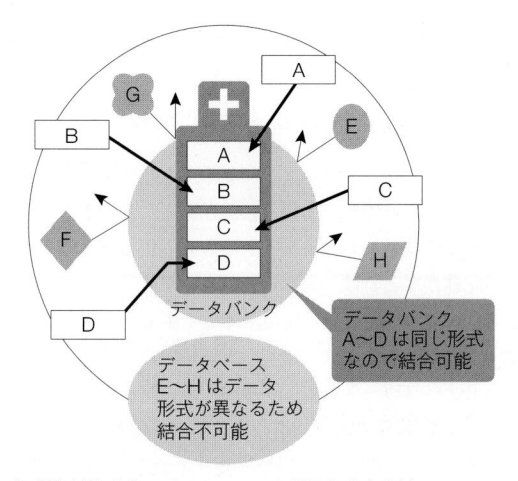

各病院が作成するデータベースの項目や入力を統一することで，多くの病院の患者データベースを結合できるように開発したものがデータバンクである．A〜Hのアルファベットは各病院のデータベース．

図3-2　各病院のデータベースと多施設共同型データバンク

とがある．多数の病院・施設のデータベースを事後的に結合しようとすると，それぞれに含まれる項目や個々の項目におけるデータの入力形式(例えば，病名を選択肢から選ぶのか，自由記述か，男性/女性か，Male/Femaleかなど)は，異なっているのが普通である．すると多施設のデータベースは，1つに結合できない．そこで事前に，項目や入力形式を定めておき，各病院・施設から個人情報を削除したデータを提供してもらい，そのデータを結合して蓄積するのである(**図3-2**)．DPCも，多施設の診療情報を統一フォーマットで集めるために開発されたものである．

多施設データバンクの長所

多施設参加型のデータバンクには，1つの施設のデータベースにはない，いくつかの長所がある．

第1に，多施設が参加することで，登録されるデータの規模が大きくなるので，統計学的な検出力が上がる．

第2に，1つの施設で得られた結果が，他施設においても再現性がみられる普遍性の高いものかを検討できる．

　第3に，患者・入所者特性の違いを考慮したうえで，施設間の帰結を比較すれば，施設間で治療・ケア成績や効率の比較が可能となる．日本でもDPCを用いて，病院間で比較するベンチマークがなされるようになってきている．

　第4に，対照群を設定した比較試験が可能となる．一般に，ある施設内では，使われる介入技術やプログラム（プロトコール）は同じであることが多い．その効果や効率を検証するには，それを行っていない施設を比較対照として，成績を比べる必要がある．単一施設のデータベースでは，このような対照群が得られないために，プログラムなどの効果を検証することが容易ではなかった．多施設からデータが得られるようになることで，このような対照群を設定して比較することが可能になる．

臨床におけるアウトカム研究の目的

　アウトカムとは，病型や入院・入所時重症度などの予知因子（アウトカムに影響する因子）による影響を受けた，ある時点での結果である[23]．

　そもそも臨床におけるアウトカム研究の目的は何であろうか．研究にも基礎的な（色合いが強い）研究から臨床（への応用）を強く意識した研究までいろいろある．基礎的な研究であれば，研究者の知的関心に基づき，純粋に知識を増やすことが目的である．長い目で見て，何が役に立つか，研究する時点では予測不可能だから，基礎研究も重要である．

　一方，臨床研究の究極的な目的は，臨床の質を高めることであろう．アウトカム研究で，良いアウトカムをもたらす要因や阻害因子を明らかにし，その成果を臨床に生かすことによって，臨床の質をより高いものにすることを目指している．

データベースを用いた観察研究の意義

　バイアスの排除という点で強力ではあるが実施が困難で制約も多いRCTという実験研究的方法に比べて，観察されたデータを集めたデー

タベース（データバンクを含む）を活用した観察研究の長所を指摘することができる．

　RCTでは，いくつもの基準を満たす「選ばれた患者」だけを分析対象にするのに対し，データベースでは，全患者・利用者を観察対象とすることも可能である（ただし，実際の登録・分析にあたっては，DPCでも見られるように疾患別などに限定されることが多い）．したがって，得られた知見を適用できる範囲（外的妥当性）は，一般に観察研究のほうが大きい．

　また，治療成績や効率を，病院間で比較することができる．そこには「個別技術」の効果ではなく，「技術システム」の影響も反映している．

　施設間比較によって，現実に到達可能な目標が得られ，他病院をベンチマーク（基準点）とした臨床の質のモニタリングが可能となる．それによりプログラムや技術システムの問題を発見し，見直しができる．つまり，臨床研究の究極の目標である「臨床の質改善」に必要な「技術システム」総体の評価やマネジメントが可能になるのである．

　もちろん短所もある．研究の質（内的妥当性）という視点でみれば，未知のバイアスはコントロールできないという意味において，RCTにはかなわない．また，データベースを用いた研究では，分析やコントロールできるのは，観察されデータとして記録されている変数だけである．

　例えば，RCTは滅多に手にすることができない最高級品であり，観察研究は比較的容易に手に入る機能限定版である．どちらが日常生活（臨床）に向いているのだろうか．「RCTだけが意味のある研究ではない」し，「観察研究と実験研究は異なる研究手法であり，両者が重要で，どちらが欠けても学問は成り立たない」，「実験研究の基となる観察研究」も必要なのである[18]．日常臨床の質をモニタリングして高めるというアウトカム研究の究極の目的からみると，多施設共同による観察研究のほうにむしろ潜在的な可能性がある．

データバンクの開発で見えてきたこと

　日本におけるP4Pは，2008年度から回復期リハビリテーション病棟に導入された．先に，質の評価には当事者がかかわることが重要である

> **column**
>
> ## データベースとデータマネジメント・システム
>
> 　データベースはデータを結合したものである．しかし，それだけでは医療の質向上にはつながらない．データベースを中核に，円滑にデータを収集し，分析し，活用するデータを（で）マネジメントするためのシステムが必要である．
>
> 　データ収集の段階でいえば，データの質を高めるために，用いる評価尺度の信頼性と妥当性の検証，データ収集する人が適切な評価をできるような研修も必要になる．データ収集にかかるコストを抑えるための仕組み（システム）づくりも必要である．入力のコストを補償する方法以外にも，専門医受験資格として症例の登録を義務づけるような考え方もある．一方，電子カルテのデータの活用なども有力な手立てである．データを集めた後も，データクリーニングや異常値に関する問い合わせ，分析に便利なファイル形式への変換やコードブックの作成，データを有効活用するための魅力あるフィードバック方法の開発，データを活用したエビデンスづくりの体制づくり，得られたエビデンスを活用したガイドライン作成，ガイドライン作成に必要なエビデンス作りの課題設定なども必要になる．
>
> 　以上のようにデータを結合したデータベースだけでなく，データ収集からフィードバック，それを活用したエビデンスづくりによる医療の質向上までを含めた全体が，データマネジメント・システムである．

と述べた．この場合「当事者」とはリハビリテーション医学医療関係者である．筆者もリハビリテーション医学会の専門医として，リハビリテーション患者データバンクの開発に2005年から取り組んできた[24-26]．

今までに蓄積されたデータを使って分析して，次のようなことがわかってきている[24-27]（第5章参照）．

第1に，いろいろな指標を使って評価してみると，すべての指標においてパフォーマンスが良い病院はなく，使われる指標によって違う結果が得られることである．このことは最近，新聞や週刊誌などが病院ランキングを発表しているが，いくつかの尺度を組み合わせたとしてもランキングすることには，誤解を与える危険を伴うことを意味している．

第2に，入院時の患者の年齢，病型，脳卒中重症度，ADL得点など

から予想される退院時ADL得点を求めて，それと実際の退院時のADL得点を病院ごとに比べてみると，病院間で結構バラツキがあることである．

　第3に，この指標でパフォーマンスが良い病院と悪い病院の間で特徴を比較してみると，専門医や病棟訓練の有無などが，違いを説明する可能性がみえてきた．このような比較検討を今後も重ねることで，ケアの質を上げる手がかりが得られると思われる．

　第4に，妥当性の高いパフォーマンス指標の開発には手間暇がかかることである．どの因子をどう調整（考慮）するかによって，結果がずいぶん変動するからである．例えば，診療報酬では，在宅復帰率が指標として使われているが，この指標は家族介護力の大きさの影響を受ける．介護力がある患者とない患者で比べてみると，在宅復帰率はおよそ2割違う．一人暮らしの患者は身の回りのことが一人で全部できるようにならないと家に帰れないからである．地域によって，一人暮らしのほうが多い地域もあるが，そのような地域にある病院が，いくら努力して質の高い医療を提供していても，家族介護力など病院の努力が及ばない要因によって，質が悪いようにみえてしまうことを意味する．今の診療報酬で用いられている在宅復帰率の基準では，加算条件を満たしていない病院があったが，家族介護力の違いを考慮して一人暮らしの患者を分母から外して在宅復帰率を算出すると，すべての病院が基準をクリアした．このような病院の努力が及ばない因子を考慮しない指標や基準で医療の質の善し悪しを評価するのは，妥当とはいえないであろう．

　日本では，P4Pの前提となるエビデンスが不足している．研究基盤となるデータベースも，それを使って分析する研究者も足りないのが実情である．今後は，このような医療・ケアの質にかかわる評価研究の発展が期待される．

4.「見える化」とマネジメントを進めるための5つの視点

　以上のような検討やこの間に筆者がかかわってきた評価研究の経験を踏まえ，医療・福祉政策やケアの評価とマネジメントにおいて重要な5つの視点について述べる．それは，❶格付けではなく，マネジメントサイクルを回すための評価，❷マネジメント主体によるボトムアップ型評価の支援，❸マクロ・メゾ・ミクロのマルチレベルや多要素で相互に補完しあう評価の枠組み，❹複数の評価基準・方法による多元的・多面的評価，❺データベースを活用したベンチマークによる多数の自治体・事業者間比較の5つである．

　なお，評価対象となるのは，政策（Policy）―プログラム（Program）―事業（Project）などのレベルに分けられる．それに対応して評価も，政策評価，プログラム評価，プロジェクト評価などとよび分けることもある[2]．本節では「プログラム評価」という言葉を用いることにするが，いずれのレベルにも当てはまると考えている．

　医療・ケアの質を高めるにはマネジメントの視点が必要である．政策（Policy）―プログラム（Program）―事業（Project）など，どのレベルにおいても，マネジメントのプロセスは，PDCAサイクルで表現できる．まず計画（Plan）を練り，実行し（Do），振り返り（Check），行動する（Action）というプロセスである．このプロセス（あるいはサイクル）において，「評価（Check）」にあたる「見える化」は重要な位置を占めている．計画（Plan）の前には，課題やニーズを抱える対象や関連要因などを明らかにする事前評価が不可欠である．また，介入（Do）がはじまった後にも，どこにどのような変化が起きているのかを「見える化」する評価は，より効果的で質の高いケアへと改善していく根拠となる．また，限られた資源で最大限の成果を上げるためには，効率についての評価も必要である．一方で，社会的に排除されたり，受診抑制など医療のアクセスや健康格差など公正・公平の視点からの「見える化」も欠かせない．

良い評価と悪い評価

　良い評価とは，その評価基準や方法・指標が納得のいくものであり，どこに改善の課題があるか，その理由は何か，それを克服するにはどうすればよいのか，現実的な次の目標は何か，などのヒントが得られる評価である．

　一方，プログラム評価にも，「良い評価」だけでなく，有害な「悪い評価」もある．「悪い評価」とは「納得がいかず意欲を奪う評価」，「手間ばかりかかり役に立たない評価」である．

　例えば，「客観的な評価指標に基づくランキング」や「成果主義」といえば聞こえはよいが，意図せずして不幸な結果を招きかねない．例えば，機械的に死亡率の低い病院ランキングを発表すれば，救急車や重症患者を受け入れる病院は減るだろう．要介護高齢者のうち施設入所者が少なく在宅ケア利用者が多い保険者（市町村）を，「在宅ケア充実度で上位」とするランキングを公表したとする．マスコミや市民は，低位にある保険者を非難するであろう．しかし，日本には，冬になるとホームヘルパーが訪問できないほどの豪雪地帯もある．そんな地域ニーズに応えれば施設はある程度整備せざるをえない．地域ニーズに応えて施設整備に努めてきた保険者は，このランキングだけで低位と評価されることには納得がいかず，意欲を失うだろう．また，このランキングは，他のランキングとかなり相関している可能性が高い．それは施設不足のために必要な入所ができず，在宅で長い間入所を待たされている人の割合が多い保険者ランキングである．また，入所待機期間が長期化して，介護負担に耐えかねた介護者に虐待されている高齢者が多い保険者ランキングかもしれない[28]．

　P4Pを導入したら，健康な人を手術する株式会社立の病院が現れた米国や，成果主義を導入して社員の士気低下を招いた企業のように，評価も方法を誤れば有害である．これは単なる手法の問題ではなく，何のために評価をするのかという設計思想や価値，理念の問題を含んでいる．

「見える化」の5つの視点

では「良い評価」をするためにもつべき視点とはどのようなものであろうか．今までの評価研究の経験を通じて引き出したのが，次の「5つの視点」である．

格付けではなく，マネジメント（PDCA）サイクルを回すための評価

まず「見える化」の目的である．評価は評価のために行うのでない．評価の目的は，（政策やプログラムなどの）介入のしかたをマネジメントして，効果・効率・公平などを高めることである．その視点からみるとランキングや格付けは，しばしば有害である．どうすれば改善できるのかという手がかりが得られず，上位とされた一部の施設に利用希望者が殺到すれば効率はかえって低下する．高いランクのサービスに高い利用料が必要になれば，そこから排除される利用者が生まれ，公平性も損なわれる．

マネジメントのPDCAサイクルでいえば，評価はチェック（Check）に当たる．評価は，格付けではなく，その結果から，次の改善に向けた行動（Action）のための課題と課題克服の手がかりを引き出す「見える化」を目的とすべきである．

マネジメント主体によるボトムアップ型評価の支援

次に，「見える化」に取り組む主体は誰なのかである．評価結果は，政策主体やサービス提供者などマネジメント主体に受け入れられ活かされなければ，プロセスの改善をもたらさない．政府が上からトップダウンで目標を押しつけたり，研究者など外部の者が指標を用いて客観的にアセスメントしたりしても，それらがマネジメント主体にとって納得できず，活用できない，さらには反発したくなるような評価では，意義は乏しい．「見える化」とは，単に評価をすればよいのではなく，マネジメント主体が自らかかわり，問題解決やそれによる質向上につなげる思想や姿勢を必要とする．

また「価値判断を含む評価」，「改善のための評価」は，個別事情（ロー

カル・ノリッジ）をよく知る当事者でなければできない．評価者は価値判断を肩代わりするのではなく，どのような価値がありうるのか，その選択肢を示し，「価値中立的な評価」をすることで，マネジメント主体が「価値判断を含む評価」をするのを支援すべきである．そのためには，主体者が理解でき，利用できる評価方法やツール，表現方法の開発が重要となる．

マクロ・メゾ・ミクロのマルチレベルや多要素で相互に補完しあう評価の枠組み

　3番目に，評価の枠組みは，マクロ・メゾ・ミクロというマルチ（多重）レベルという意味においても，あるレベル内においても総合的である必要がある．

　例えば，介護予防のケアマネジメントが成果を上げられないとしても，その原因が地域包括支援センターやケアマネジャー（メゾ）レベルにあるとは限らない．国レベルによる制度設計や市町村とその支援者であるべき都道府県レベルなど，より上位レベルに原因があるかもしれない．逆に困難事例が集まっていたなどミクロレベルに原因があるかもしれない。これらのマクロから，メゾ，ミクロに至る評価が重層的になされ，相互に補完しあうような評価枠組みが必要である．

　また，各レベル内においても，多くの構成要素の関連をとらえる枠組みが必要である．地域ケアにも，在宅ケアだけでなく，施設ケアがある．重度要介護者は介護保険施設だけでなく病院にも入院している．フォーマルなサービスだけでなく住民・ボランティアなどインフォーマルなサービスもある．ケアマネジメントも，ケアマネジャーだけで行えるプロセスでなく，いろいろな介護サービス事業者も要介護者も介護者もかかわるプロセスである．これらの要素および相互関係も評価の対象としてとらえる枠組みがないと，家族の費用負担（コストシフト）を考慮しないで，「在宅ケアは安上がり」というような，誤った評価をする危険がある．

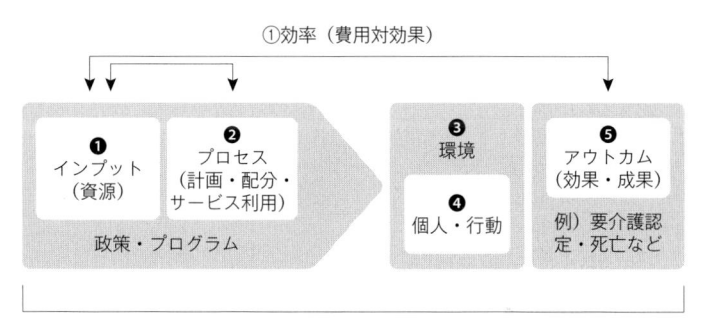

```
          ①効率（費用対効果）
  ┌──────┬────────┐        ┌─────────┐
  ↓      ↓        ↓        ↓
┌─────┬──────────┬──────┬──────────┐
│  ❶  │    ❷     │  ❸   │    ❺     │
│インプット│ プロセス │ 環境 │ アウトカム │
│(資源)│(計画・配分・│      │(効果・成果)│
│     │サービス利用)│  ❹   │          │
│     │          │個人・行動│例）要介護認│
│ 政策・プログラム  │      │定・死亡など│
└─────┴──────────┴──────┴──────────┘
          ②公正（地域間・社会階層間）
```

図 3-3　政策評価指標群の 5 要素と 2 側面

複数の評価基準・方法による多元的・多面的評価

4番目は，評価の基準や主体における総合性である．評価対象となる要素や基準は，**図3-3**に示すように「インプット（投入・資源）」，「プロセス（過程）」，「アウトカム（効果・成果）」，「環境」，「個人・行動」など多要素をとらえ，かつ「効率」，「公正」などを含む多面的なものである必要がある．さらに，評価の方法も，客観的評価と自己評価など，多くの方法を組み合わせるべきである．また，量的に測りやすいものだけでなく，測りにくくとも重要なものは，質的な評価方法でとらえる必要がある．これらはいずれも評価における多面性が必要であることを意味する．

また，評価は（要介護者・介護者・事業者・保険者など）立場が違えば，重視される価値・基準も異なってくる．したがって，異なる立場の評価主体による多元的な評価も必要となる．

データベースを活用したベンチマークによる多数の自治体・事業者間比較

データ蓄積が進んだ領域で，以上の原則に沿ったプログラム評価の基盤を提供しうるのが，多くの病院・施設や自治体などマネジメント主体が参加するデータベースである．データベースを構築すると，完全という意味ではないが多面的な評価が可能となる．また，マネジメント主体がデータ収集や評価指標の開発プロセスに参加することで，納得や理解が得られ利用できる可能性は大きくなる．

さらに，他の病院・施設や保険者をベンチマーク（基準点）とする比較が可能となる．これにより，相対的にみた到達度や課題が明らかとなり，現実的な目標設定も可能となる．

おわりに

このまま社会保障費の抑制が続けば，日本の医療・介護現場は崩壊する瀬戸際にある．そこからの脱出には，公的医療費や社会保障費の拡大が必要だが，その実現は簡単なことではない．国民が公的な医療費や社会保障費の拡大のための負担を受け入れてくれるには，無駄を排除して，増やした医療費や介護費が，ケアの質や公平性の改善につながるような仕組みづくりが必要である．そのためには，医療・ケアの質や公平性について「見える化」を進めることが必要である．問題が「見える」と，「対策をとるべきだ」という意見が喚起され，「なぜ問題がおきたのか」と解明が進む．それらを通じて質の向上，アクセスの改善，公平の追求がなされるようになる．

「見える化」に取り組むこと自体が，価値があることであり，プロフェッショナルたる専門職の責務である．その責務を十分に果たしていると信頼を得たとき，そして改善すべき問題が明確となり，その対策には何が必要で，どれくらいの費用がかかるのか，費用をどこにどのように投ずれば改善するのか，その道筋（戦略）まで「見える化」されたとき，国民が負担増を受け入れてくれる可能性は広がる．

日本における「評価と説明責任の時代」，「見える化の時代」が本格的なものへと成熟していくには，各領域における大規模データベースの構築，それらを活用したサービス評価研究とマネジメント研究の蓄積，それらを包含するマネジメント・システムの開発が必要である．それに向けて必要となる総論について，この第3章で述べた．次章以降でその事例を示すことにしよう．

文献

1) 遠藤　功：見える化―強い企業をつくる「見える」仕組み．東洋経済新報社，2005
2) 近藤克則：「医療費抑制の時代」を超えて―イギリスの医療・福祉改革．医学書院，2004
3) 近藤克則：医療・福祉マネジメント―福祉社会開発にむけて．ミネルヴァ書房，2007
4) Relman AS : Assessment and accountability : the third revolution in medical care. N Engl J Med 319 : 1220-1222, 1988
5) The OECD Health project : Towards High-performing Health Systems OECD, Paris, 2004（阿万哲也訳：世界の医療制度改革―質の良い効率的な医療システムに向けて．明石書店，2005）．
6) "Committee on Redesigning Health Insurance Performance Measures Payment, and Performance Improvement Programs" : Rewarding Provider Performance : Aligning Incentives in Medicare (Pathways to Quality Health Care Series). Institute of Medicine (IOM) http://www.nap.edu/catalog.php?record_id=11723, 2006
7) 草刈隆郎（規制改革会議議長）：ムダ排除し生産性高めよ．日本経済新聞，2008年6月3日
8) 池上直己：巻頭言．病院 69：669, 2010
9) 医療の質に基づく支払い研究会：P4Pのすべて―医療の質に対する支払い方式とは．医療タイムス社，2007
10) 鄭丞嬡，他：米国における医療の質に基づく支払（P4P）の動向と日本への示唆（上）．社会保険旬報 2396：10-15, 2009
11) 鄭丞嬡，他：米国における医療の質に基づく支払（P4P）の動向と日本への示唆（下）．社会保険旬報 2397：20-24, 2009
12) Briesacher BA, et al : Pay-for-performance in nursing homes. Health Care Financ Rev 30 : 1-13, 2009
13) 李啓充：ウォール・ストリート・メディシン―株式会社病院の「犯罪」．市場原理が医療を亡ぼす―アメリカの失敗．pp3-22, 医学書院，2004
14) 葛西龍樹，富塚太郎：プライマリ・ケア診療の質追求．日本医事新報 4372：1-4, 2008
15) 里宇明元：リハビリテーション医学とEBM．医学のあゆみ 203：590-596, 2002
16) 脳卒中合同ガイドライン委員会：脳卒中治療ガイドライン 2009．脳卒中合同ガイドライン委員会，http://www.jsts.gr.jp/jss08.html, 2004
17) 名郷直樹：EBMキーワード．中山書店，2005
18) Victora CG, et al : Evidence-Based Public Health : Moving Beyond Randomized Trials. Am J Public Health 94 : 400-405, 2004

19) 根本明宣：RCT; randomized controlled trial. 総合リハ 35：618-619, 2007
20) Fletcher RH, et al：Clinical Epidemiology：The Essentials, third edition. Williams & Wilkins, Baltimore, 1996（福井次夫監訳：臨床疫学—EBM実践のための必須知識．メディカル・サイエンス・インターナショナル，1999）
21) Sackett DL, et al：Evidence based medicine：what it is and what it isn't. BMJ 312：71-72, 1996
22) Tovey D, et al：Clinical Evidence. BMJ Publishing Group, London, 2005
23) 千田富義：リハビリテーション医学における帰結の研究．総合リハ 32：397-401, 2004
24) 近藤克則，山口明：エビデンスづくりに向けた大規模データバンクの可能性と課題．総合リハ 33：1119-1124, 2005
25) 近藤克則，他：リハビリテーションにおける帰結研究—脳卒中を中心に．大規模データベースとデータバンク．総合リハ 36：23-27, 2008
26) 近藤克則（主任研究者）：リハビリテーション患者データバンク（DB）の開発（H19-長寿-一般-028）総括研究報告書．平成19-21年度厚生労働科学研究費補助金（長寿科学総合研究事業），2010
27) Jeong S, Kondo K, Shiraishi N, et al：An evaluation of the quality of post-stroke rehabilitation in Japan. Clinical Audit 20：59-66, 2010
28) 横関真奈美，近藤克則，杉本浩章：特別養護老人ホーム入所待機者の実態に関する調査．社会福祉学 47：59-69, 2006

第 **4** 章

介護予防と健康の社会的決定要因

Summary

　第4章では，見直しが求められている介護予防とその背景にある「健康の社会的決定要因」について考える．

　第1節では2006年度の介護保険制度改正で強化された介護予防重視システムの導入経過を確認し，2次予防（旧・特定高齢者）と1次予防（一般高齢者）施策ともに導入後の評価が十分とはいえないこと，現在得られる評価結果では期待したような効果が確認されていないことを紹介する．そして今後の3つの選択肢を提示する．

　どの選択肢を選ぶべきかを考える糸口として，第2節では，「健康格差」がいかなるもので，どの程度のものが存在しているのかを示す．そこではわれわれの取り組むAGES（愛知老年学的評価研究）プロジェクトの高齢者約3.3万人のデータを用いて，低所得層で最大で6.9倍もうつ状態が多いことなどを紹介する．そして，介護予防事業対象者の把握が困難な一因が健康格差にあることを明らかにし，介護予防戦略をハイリスク戦略偏重から環境への介入を重視するポピュレーション戦略の強化の方向へと転換する必要性を述べる．

　第3節では，「健康の社会的決定要因」の影響が大きいことから，それへの対策をWHOが総会決議まで上げて加盟諸国に勧告し，EUなどの海外諸国ですでに「健康インパクト評価（Health Impact

Assessment, HIA)」を初めとする動きが出てきていることを示す.

第4節では,介護予防の「もう1つの戦略」としてのポピュレーション戦略立案に向けた2つの社会疫学研究プロジェクト—地域介入研究とJ-AGES（日本老年学的評価研究）プロジェクト—を取り上げる.その中で明らかになってきた転倒と社会環境の関連やポピュレーション戦略のための政策評価システムの開発について紹介する.

以上を通じて,介護予防政策においても,政策レベルの「見える化」とマネジメントの強化が課題であること,そしてその課題克服の方向を示したい.

1. 介護予防政策の概要と現状,そして課題

2000年度に介護保険制度が導入されて以降,介護給付費は増え続け,2000年度の3.6兆円から2005年度には約7兆円になると見込まれた.その結果,保険料も引き上げられ,全保険者の平均で,1か月約2,900円から,約4,300円に3割増えると予想された（図4-1）.

その原因を分析してみると,要介護4・5のような重度要介護者の増加による要因よりも,要支援・要介護1などの軽度要介護者の増加による要因が主なものだとされた.

そこで,軽度の要介護状態で新たに要介護認定を受ける者を減らそうと,2006年の介護保険制度改正で,介護予防重視システムが導入された.

介護予防事業の枠組み

導入された介護予防システムは,2つの部分で構成されている.1つは,既に要介護認定を受けている者を対象とする「新・予防給付」である.もう1つは,まだ要介護認定を受けていない者を対象とする「地域支援

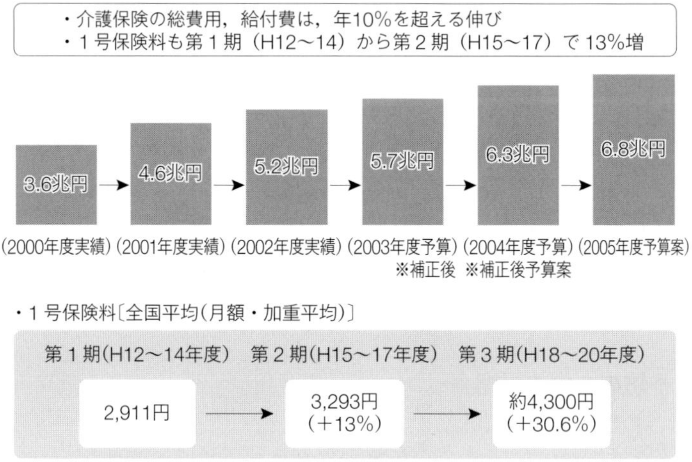

- 介護保険の総費用，給付費は，年10%を超える伸び
- 1号保険料も第1期（H12〜14）から第2期（H15〜17）で13%増

3.6兆円 → 4.6兆円 → 5.2兆円 → 5.7兆円 → 6.3兆円 → 6.8兆円

（2000年度実績）（2001年度実績）（2002年度実績）（2003年度予算）（2004年度予算）（2005年度予算案）
　　　　　　　　　　　　　　　　　　　　　　　　※補正後　※補正後予算案

- 1号保険料〔全国平均（月額・加重平均）〕

第1期（H12〜14年度）　第2期（H15〜17年度）　第3期（H18〜20年度）

2,911円 → 3,293円（+13%） → 約4,300円（+30.6%）

図4-1　介護保険財政の現状（厚生労働省資料，2004）

〈新たな介護予防システムの確立〉
- 「地域支援事業」の創設
- 「新・予防給付」の創設
- 市町村が責任をもって実施

非該当　要支援・要介護者

対象者：非該当／軽度（要支援・要介護1）／中重度（要介護2〜5）

「地域支援事業」の導入
要支援・要介護状態に陥るおそれがある者（高齢者人口の5%程度）等を対象とした介護予防事業の実施

「新・予防給付」の創設
軽度者に対する給付内容，マネジメントシステムを介護予防の視点から見直し

一貫性・連続性のある総合的介護予防システムの確立

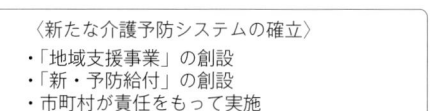

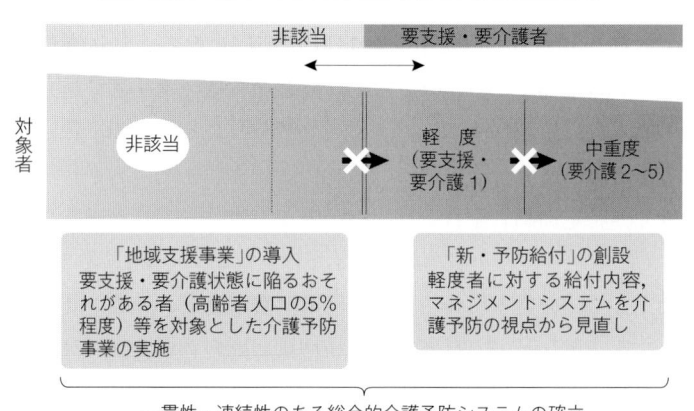

図4-2　介護予防の推進（厚生労働省資料，2004）

事業」の中で行われる介護予防事業である（**図4-2**）．

　後者の「地域支援事業」は，「介護予防事業」，「包括的支援事業」な

どからなる.「介護予防事業」は,さらに「特定高齢者施策」と「一般高齢者施策」の2つに分けられた.特定高齢者とは,「要支援・要介護状態に陥る恐れのある者」であり,一般高齢者はそれ以外を指す.

なお厚生労働省老健局は,2010年8月6日に,特定高齢者の名称を「2次予防に係わる対象者」とするとの通達を出している.本章では,それ以前の経過から記載しているため,連続性を考慮して導入当時からの「特定高齢者」として記載する.

介護予防の2つの戦略

予防医学では,ハイリスク戦略とポピュレーション戦略の2つの戦略があり,それらを組み合わせることが重要とされる[1].ハイリスク戦略とは,危険性の高いハイリスク者をスクリーニング(ふるい分け)により特定し,その人に対して介入する戦略である.一方,ポピュレーション戦略とは,スクリーニングを行わず,人口集団全体を対象とする戦略である.

厚生労働省老健局地域包括支援センター業務マニュアル(厚生労働省老健局 2005年12月19日)によれば,特定高齢者施策はハイリスク戦略,介護予防一般高齢者施策はポピュレーション戦略に立っている.特定高齢者施策では,健診受診者を対象に,基本チェックリストでスクリーニングを行って,特定高齢者を特定し,その人達を対象に,介護予防事業への参加を勧める.一方,一般高齢者施策では,パンフレットの作成・配布,講演会などで,介護予防についての知識を普及啓発,介護予防にかかわるボランティアなどの人材育成,地域活動組織の育成・支援などを行うとされた.

新・予防給付に介護予防の効果はあったのか?

介護予防については,導入時の国会審議でも,その効果について疑問が出され,3年後にその効果を検証することとされた.厚生労働省は,

介護予防継続的評価分析等検討会を設置して，介護予防の効果を検証した[2]．それによれば，要介護認定を受けている者に対する新・予防給付については「施策導入前後で，悪化する人数は統計学的有意に減少し，介護予防効果が実証された」という．ただし，この分析の対照群は，施策導入前の同等群（ヒストリカルコントロール）であり，報告書の中でも「さらに検討を続ける必要がある」とされている．

実際，比較した集団が前後で異なっていたり，悪化したために利用サービス量を増やした者を考慮していなかったりなど，その分析手法には，無視できない重大な課題を含んでいる．そこで，より妥当と思われる方法を用いて筆者らは再分析をしてみた．詳細は省くが，通所介護，通所リハビリテーションなど通所系サービスでは，制度変更に伴い回数が減らされた群で，要介護度の悪化発生率はむしろ増えていた[3]．それによる給付額の増加分は，単純計算すると約130億円規模にもなる．つまり，新予防給付の介護予防効果には疑問が残る．

特定高齢者施策の問題点

次に地域支援事業では，同検討会の報告書[2]によれば「特定高齢者については，施策導入前後で，要介護度が悪化する者の発生率は減少するが，統計学的に有意な介護予防効果を算出することができなかった」とされている．

特定高齢者施策が有効であるためには，少なくとも3つの条件が必要である．第1の条件は，介護予防事業の対象者とすべきハイリスク者を早期発見できること，第2の条件は，その人たちが介護予防プログラムに参加してくれること，第3の条件は，参加してもらう介護予防プログラムに効果があることである．

同報告書も認めたように，現在の特定高齢者施策は有効とは言いきれない．その理由として，以下で述べるように，これらの3つの条件が満たされていないことを指摘できる．

スクリーニングにおける問題点

　特定高齢者施策が有効であるための第1の条件は，要介護状態になりやすいリスク因子をもつ虚弱な高齢者を早期発見できることである．そのためのスクリーニングは，健診受診者を対象として行い，高齢者人口の5%程度が特定高齢者候補者となると見込んでいた．しかし，実際には，わずか0.14%にとどまった[4]．その理由の1つは，スクリーニングを健診参加者を対象に行ったことにある．

　調べてみると健診非受診者に比べて受診者の健康状態はむしろ良い[5,6]．ハイリスク者ほど健診を受診せず，元気な高齢者ほど健診を受診しているのだ．第2節で紹介するように，3万人を超える高齢者を対象にした筆者らの調査によれば，要介護状態になりそうなハイリスク者は，低所得であるほど多く，受けられた教育期間が短いほど多い．このような健康格差は，介護予防の重点とされた栄養状態から口腔機能・残歯数，転倒歴，閉じこもり，うつ状態まで広範にみられ，健康格差は最大6.9倍に及んでいた[7]．そしてそのような人たちほど健診を受診していなかった．

　つまり意図せずして，健康な高齢者を対象にして，スクリーニングしていた結果，想定した水準の「特定高齢者」を把握できなかったのだ．

スクリーニングの費用

　健診を通じたスクリーニングのもう1つの問題は，高額な費用である．2010（平成22）年6月15日地域包括支援センター全国担当者会議資料によれば，健診による特定高齢者の把握のための費用は，介護予防事業（国費ベース）予算176億円の約50%，保険者負担分を含めれば，509億円のうち340億円（66.8%）と，介護予防プログラム提供（33.2%）よりも多い額が対象者の把握のために使われていたことになる．

事業への参加辞退

　特定高齢者施策が有効であるための第2条件，「スクリーニングされた特定高齢者の介護予防プログラムへの参加」にも問題があった．特定高齢者に，介護予防プログラムへの参加を勧めても辞退する者が少なく

なかった．地域包括支援センター・介護予防事業担当者会議資料（2007年3月14日開催）によれば，特定高齢者112,124名（2006年度）のうち，本人の意思による不参加が27,025名（24.1%），その他の理由による不参加が38,043名以上（33.9%以上，「以上」となっているのは計算方法の制限による．実際の割合はもっと高い）であり，両者を合わせ特定高齢者の半分以上が介護予防プログラムに参加していなかった．事業の内容に魅力がない，現在の生活に支障はなく必要性を感じない，「特定高齢者」という名称や，虚弱な高齢者として「特定」されることが高齢者の尊厳を傷つける，などが理由として指摘されている．「平成21年度介護予防事業（地域支援事業）の実施状況に関する調査結果」によると，特定高齢者数は約98万5,000人と約9倍に増えた．一方，特定高齢者施策参加者は，約14万3,000人で約3倍増にとどまり，特定高齢者のうち施策参加者は7人に1人にとどまっている．

厚生労働省の対応

導入後1年間の期待通り進まない経験を踏まえ，厚生労働省は，原因は基準が厳しすぎたためとして，2007年から基準を緩和することで該当者を増やそうとした．しかし，健診を受診しない，より虚弱な高齢者を取り込めないという点はそのままであったため，期待したほど大きな改善はみられなかった．スクリーニングのための基本チェックリスト実施者は872万人で約3割にとどまっている（平成21年度）．結局，健診による把握が実態に即していないと，2010年8月6日には，スクリーニングを健診ではなく，郵送による自記式の「高齢者ニーズ調査」による代替が可能であること，特定高齢者の名称も不評として「二次予防に係わる対象者」とし，各市町村で使いやすい通称の使用を推奨するとの通達が出された．

介護予防プログラムの効果

では第3条件「介護予防プログラムの効果」のほうはどうであろうか．個々の研究をみると，効果があったとする報告がある一方で，効果がな

かったという報告もある．そこで，それらを網羅的に集めたシステマティック・レビュー（p144コラム参照）と，それらの報告データを集めて再分析をするメタ分析[8]を行った結果，次のような指摘がされている．分析対象は，高齢者の転倒予防に関する19の無作為化臨床試験（RCT，p143コラム参照）と準RCTである．介入群の❶転倒者割合と❷転倒に関連する外傷の抑制効果（相対リスク比）は，対照群を1としたとき，介入群で❶0.91と❷0.90でリスクは小さくなっていた．ただし，95%信頼区間をみると，0.82～1.02 と 0.68～1.20と1をまたいでいた．これは統計学的にみると，5%水準で誤差を否定できないことを意味する．つまり介護予防の中で，最も研究が進んでいる転倒予防ですら，その効果や研究の蓄積に限界・課題がみられている段階なのである．ただし，研究で統計学的には有意でない場合でも，対象者数が多くなれば，有意となる可能性はある．

介護予防プログラムの規模

全国で取り組まれている転倒予防プログラムの多くに，仮に効果があったとしても，まだ問題は残っている．2007年度の全高齢者約2,700万人から，1年間に新たに要介護認定を受ける率は約4%，新規要介護者（A）は約100万人である．一方，平成19（2007）年介護予防事業報告によれば，平成19（2007）年の特定高齢者は109,356人で，その中から要介護状態になったのは5,394人（4.9%）であった．つまり特定高齢者からの要介護状態の発生は5,000人強（B）でB/Aは1%未満となる．よって，特定高齢者以外からの発生が99%以上を占めていたことになる．つまり効果的なプログラムが開発されたとしても，その規模を圧倒的に拡大しなければ，新規要介護者数の抑制が期待できる人がそもそも1%未満であり，全体の新規要介護認定者数が減るとは考えにくい．

以上のように，特定高齢者施策には，第1条件のスクリーニングの方法と費用，第2条件のスクリーニングされても事業への参加が少ないこと，第3条件のプログラムの効果，加えて介護予防プログラムの対象者の規模（カバー割合）という多くの問題点を抱えている．

一般高齢者施策の問題点

　ハイリスク戦略に立つ特定高齢者施策に多くの問題があるのであれば，その代替策となる「もう1つの介護予防戦略」(=ポピュレーション戦略)に立つ一般高齢者施策はどうであろうか．
　一般高齢者施策は，特定高齢者施策に比べて各個人に強い影響をあたえるような集中的なプログラムではないため，効果はさらに現れにくいと考えられる．一人一人への効果は小さくともポピュレーション戦略が予防効果を発揮するのは，対象となる人口集団が大きい場合である．

事業規模は十分か

　2007年度介護予防事業報告では，介護予防一般高齢者施策への参加者の実人数の把握はされていない．わかるのは延べ人数のみで，介護予防普及啓発事業で9,185,145人，地域介護予防活動支援事業で1,321,946人の計10,507,091人となる．特定高齢者施策の延べ参加人数計1,771,528人に比べると，一般高齢者施策は延べ人数で約6倍程度の規模である．実人数のデータがないので粗い推計をすると自立高齢者が約2,500万人なので1人が1回しか参加していないとして自立高齢者の40％，1人平均2回なら20％程度が参加したことになる．仮に月に1回年12回参加と仮定すると高齢者人口の約3％の参加規模にとどまっている．これでポピュレーション戦略としての効果が期待できる水準であるかどうか，疑問がぬぐえない水準である．

欠落するプログラム評価

　事業への参加者数を増やせない背景には，事業を提供するマンパワー不足があると考えられる．また，一般高齢者施策についても，評価事業は位置づけられているものの，上述の介護予防事業報告以外にはほとんど評価の報告が行われていない．
　一般高齢者施策については，そもそも介入理論と方法論からなる「介護予防プログラム」としてまとまったものすらほとんどないこと，参加

している実人数の把握がなされていないこと，したがって効果の検証もできないこと，などの問題点が指摘できる．

世界に例のない社会実験＝介護予防の効果は？

「新・予防給付」，「特定高齢者施策」，「一般高齢者施策」からなる2006年度からの介護予防システムの導入は，意欲的だが「世界に例のない（＝エビデンスが乏しい）社会実験」であった．その効果に関する現在までの評価をまとめると以下のようになる．

「新・予防給付」については，厚生労働省の検討会は，全体として効果ありと報告しているが，その評価の方法論には問題があり，より妥当な方法による検証や，サービス別の検証が課題として残っている．

「要支援・要介護状態に陥る恐れのある者」を対象とした「特定高齢者施策」には，スクリーニングの方法と費用，スクリーニングされても事業への参加が少ないこと，プログラムの効果，介護予防プログラムの対象者の規模（カバー割合）という多くの問題点が指摘されている．一部のプログラムや対象者において，効果がある可能性は残っているが，どのようなプログラムが効果的なのか検証がされていないために，それを同定し普及することが現状ではなされていない．

「一般高齢者施策」については，そもそもプログラムとしてまとまったものがほとんどない．参加実人数すら把握がなされておらず，したがって効果の検証もなされていないため，その効果については評価不能である．

これら3つに共通して，現状ではプロセスとアウトカムの評価・検証「見える化」が不十分で，マネジメント（プロセスの改善）がなされていないため，効率以前に効果があるのかないのか，判断不能である．介護予防は，行政刷新会議の事業仕分けの対象になり，予算縮減とされたが，それも無理もない．ここでもまずは「評価と説明責任」を果たすこと，「見える化」の推進が求められている．

今後の3つの選択肢

3つの介護予防の取り組みに共通する今後の課題は，評価つまり「見える化」の強化である．それをしないまま漫然と続けるのでは数百億円規模の「壮大なムダ」を生み続ける可能性は高い．これからさらに進む，少子高齢化，限られた社会保障財源を考えると，「現状維持」は許されないであろう．

評価，「見える化」の強化とそれによる見直しやマネジメントを前提に，今後の選択肢は3つ考えられる．1つは，特定高齢者施策を見直して問題点の改善を図りつつ対象を拡大すること．2つ目は，補完あるいは代替案「もう1つの介護予防戦略」（＝ポピュレーション戦略）となる一般高齢者向けのプログラムを評価して，有効な戦略を開発すること．3つ目は，「介護予防の努力とは，『不老長寿』を追い求める，非現実的で不可能な虚しい努力である」と結論を下して，やめてしまうこと，である．

プログラム評価で使われる「第3種のエラー（過誤）」という言葉は知っておく価値がある[9]．効果（有意差）がないのにあると勘違いする「第1種のエラー」，効果（有意差）があるのに見逃す「第2種のエラー」以外に，もう1つのエラーがある．「第3種のエラー」とは，やり方を改善してうまくやれば効果があるのに，初期段階で効果がなかったからとやめてしまうことである．しっかりとした評価を行えば，おそらく市町村によって，あるいは同じ市町村の中の介護予防プログラムの提供者や提供のしかたによって，効果の大きいものもあれば，効果のないものもあるだろう．全体で平均すると効果がみられないからと言って，全部やめてしまうことが，第3種のエラーにあたる．

われわれは，3つの選択肢の中から，どれを選択すべきだろうか？それを決断する前に，社会で起きている現象の原因や絡み合う要因を深く掘り下げる必要がある．それらのエビデンスに基づいて，判断を下すべきであろう．そこで次節以降では，今までにみえてきている健康格差（第2節）や健康の社会的決定要因（第3節）の関与の大きさを紹介しよう．

2. 検証「健康格差社会」— AGES プロジェクトからの示唆

　高齢者ケア政策の基礎となるエビデンスを得る目的で，1999年からAGES（Aichi Gerontological Evaluation Study：愛知老年学的評価研究）プロジェクトに取り組んできた．その一環として行った「介護予防に向けた社会疫学的大規模調査」の成果は「検証『健康格差社会』」[7, 10]などで発表した．

　本節の目的は，第1に，そのデータを紹介しながら，日本がどの程度「健康格差社会」なのかを検証すること，第2に，介護予防はなぜうまくいかないのか，その一因が健康格差にあることを示すこと，第3に，ではどうしたらよいのか，もう1つの戦略の手がかりを考えること，第4に，これらを通じて社会疫学の視点の重要性を明らかにすることである．

AGESプロジェクトの対象と方法

　AGESプロジェクト2003年調査の対象は，15自治体に暮らす要介護認定を受けていない65歳以上の高齢者である．自治体を通じ，自記式調査票を郵送し，分析対象としたのは32,891人（回収率55.2%）である[7, 10]．

　社会経済的指標は，所得と教育年数とした．所得は，世帯人数を考慮した1年間の「等価所得＝世帯所得／世帯人数の平方根」である．教育年数は，6年未満（小学校），7～9年（中学校），10～12年（高等学校），13年以上の4群に分けた．

　15章にわたる多面的な分析の中から，心理的な側面である「うつ」と，介護予防の重点ともなった「歯の健康と生活習慣」について紹介する．その後，社会的側面である「世帯構成・家族」「ソーシャルサポート」「就業」という個人レベルの要因に続いて，地域レベルの「ソーシャル・キャピタル」についても述べる．最後にそれらに基づく戦略の見直しの方向についてまとめる．

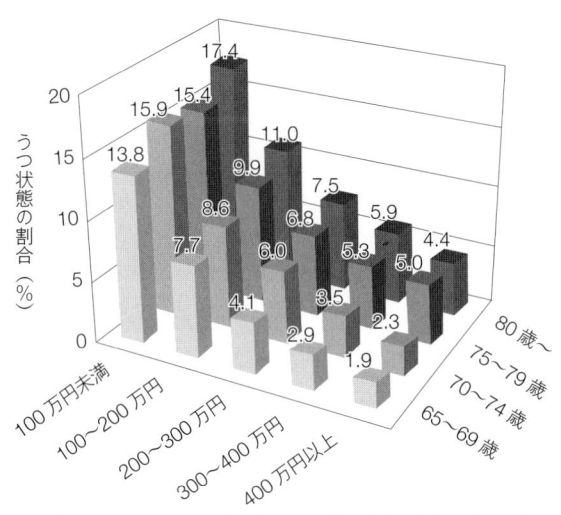

図 4-3 等価所得と抑うつの関連（近藤克則（編）：検証『健康格差社会』—介護予防に向けた社会疫学的大規模調査. 医学書院, 2007）
注）男女を合わせて分析した結果である

うつと不眠における健康格差

「うつ」は，高齢期の重要な健康問題であるとともに，身体機能低下や認知機能低下との関連性が指摘されている．うつ状態の評価には15項目GDS（高齢者うつ評価尺度）を用い，10～15点をうつ状態，5～9点をうつ傾向とみなした．

分析の結果，教育年数の短い人ほど，また等価所得の低い人ほど，うつ状態や不眠ありの割合が有意に高くなっていた．**図4-3**では，年齢段階で層別化したうえで，所得とうつ状態の割合の関連をグラフに示した．等価所得100万円未満では400万円以上と比べて，うつ状態の割合が3～7倍高くなっている．

また「趣味のある人」でうつでない人が多く，さらに所得が低く教育年数の短い人で「趣味のある人」が少なかった．ストレス対処能力の指標SOC（sense of coherence）尺度[11]について分析すると，教育年数が長い

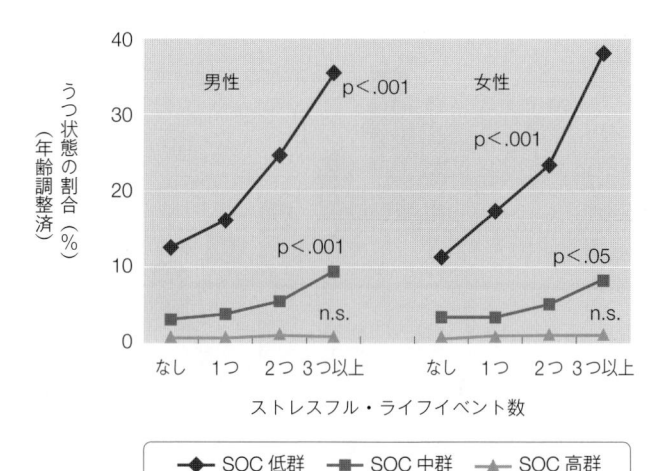

図4-4 ストレスフル・ライフイベント数と抑うつの関連（SOC3群別）
（近藤克則（編）：検証『健康格差社会』―介護予防に向けた社会疫学的大規模調査．医学書院，2007）

注）一般線形モデルにより年齢を調整した数値を示す．
p値は各群ごとで，ストレスフル・ライフイベント数間にうつ状態の%に差があるかどうかを検定した結果である（年齢調整済み）．
n. s.:not significant
うつ状態：GDS（15項目版）得点が10点以上の者
7つのストレスフル・ライフイベント：仕事から引退した，配偶者が亡くなった，親しい親類・家族や友人が亡くなった，大きな病気にかかった，引越しなど住む環境が変わった，経済的な困難が増した，家族の介護を始めた．

人ほど，また等価所得が高い人ほど，ストレス対処能力が有意に高かった．さらに，ストレス対処能力が高い人ほど，ストレスフル・ライフイベントを経験してもうつ状態になりにくいことが示された（図4-4）．

歯の健康と生活習慣

要介護リスクの重点とされた歯（口腔）の健康や「閉じこもり」，転倒歴，生活習慣についても，年齢を調整しても健康格差がみられた．教育年数が短い人では「ほとんど歯のない人」が多く，年齢にかかわらず所得が多い人で残存歯数20本以上の人が多かった．「閉じこもり高齢者」

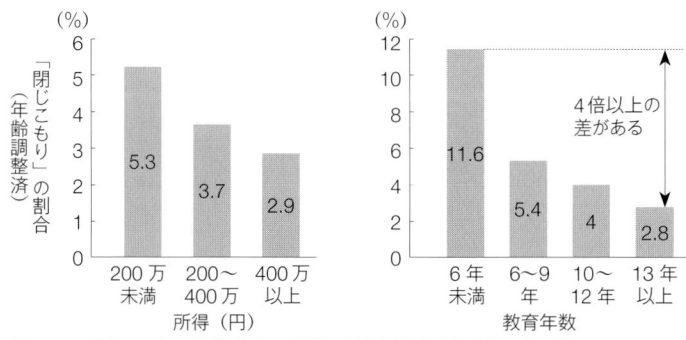

図4-5 「閉じこもり高齢者」は所得が低く，教育歴の短い人に多い（近藤克則（編）：検証『健康格差社会』─介護予防に向けた社会疫学的大規模調査．医学書院，2007）

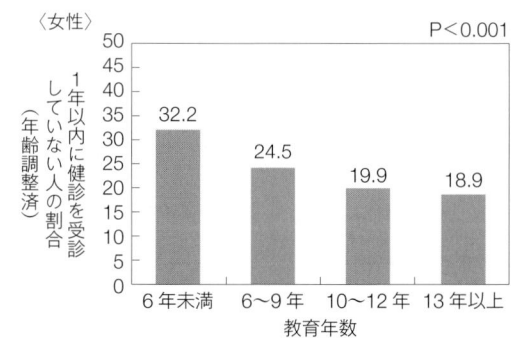

図4-6 教育年数の短い人で，健診を受けていない人が多い（近藤克則（編）：検証『健康格差社会』─介護予防に向けた社会疫学的大規模調査．医学書院，2007）

は，所得が低く教育歴の短い人で多かった（図4-5）．生活習慣をみると，所得が低い人で，歩行時間が1日30分未満と少ない人の割合が高く，喫煙率も高かった．

このように要介護リスクや生活習慣は低所得や教育を十分に受けられなかった人ほど多く，その点を踏まえた対策を考えていく必要がある．

また健診を受けていない人の割合をみると，所得の低い人や教育年数が短い人で1年以内の健診未受診率が高かった（図4-6）．これが健診受診

者を対象にしたスクリーニングでは要介護リスクをもつ，特定高齢者（二次予防にかかわる対象者）の把握が十分できない要因の1つと考えられる．ハイリスク者に対してアプローチしていくためには，健診による早期発見から始まるハイリスク戦略（二次予防）とは異なる「もう1つの戦略」を構想していく必要がある．

世帯構成・家族，ソーシャルサポート，就業

次に高齢者の社会的側面として，ここでは世帯構成・家族，ソーシャル（社会的）サポート，就業を取り上げる．

まず世帯構成でみると，男性の一人暮らしにおいてうつ状態にある者が有意に多い（図4-7）．さらに分析すると，教育年数の少ない男性ほど，高齢期において一人暮らしになりやすいことも示された．

配偶状態に関しては，男女とも死別・離別・未婚などの無配偶に比べ，有配偶のほうがうつ状態の割合が有意に低い．しかし，指標を主観的健康感にすると，女性の場合，無配偶者より有配偶者のほうが主観的健康感が有意に低い結果も得られた．

ソーシャルサポートについては，サポートの受領のみならず，提供もしている者が最もうつ状態の割合が低かった．逆にサポートの受領も提供もないという孤立した状況にある高齢者は，低所得者に有意に多い（図4-8）．

就業については，就業者のほうが非就業者よりうつ状態にある者の割合が有意に低かった．

横断分析でみられたこのような関連に中には，逆の因果関係（例えば，うつ状態のために離職した，など）の影響も含まれていることに留意が必要であるが，対象の一部を追跡したコホート研究によっても，ソーシャルサポートや社会参加が乏しい人で，要介護認定や死亡が多いことが確認されてきている[12-15]．

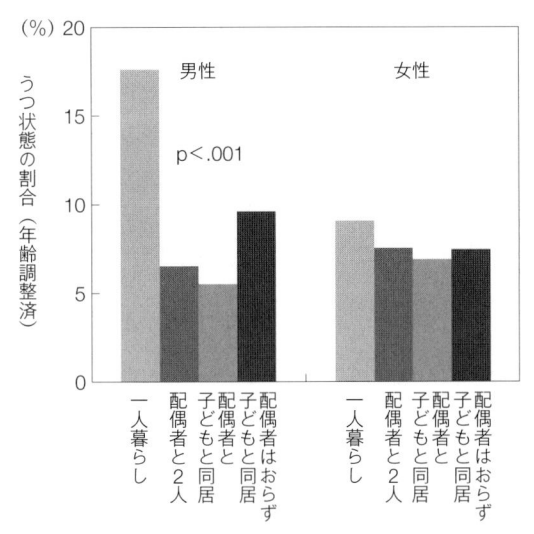

図4-7 配偶状態とうつ状態の割合の関連（近藤克則（編）：検証『健康格差社会』―介護予防に向けた社会疫学的大規模調査．医学書院，2007）

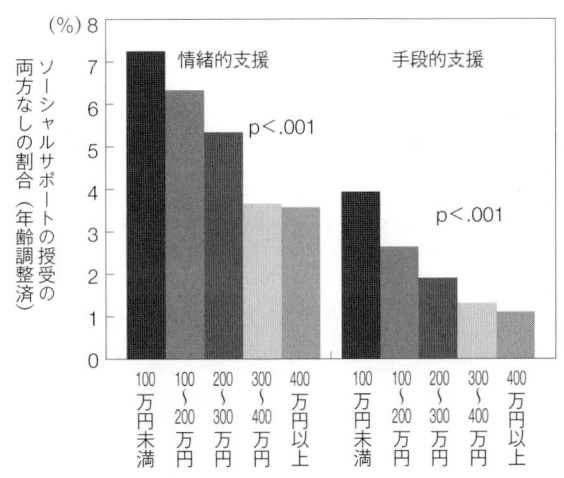

図4-8 等価所得とソーシャルサポートの授受の両方なしの関連（近藤克則（編）：検証『健康格差社会』―介護予防に向けた社会疫学的大規模調査．医学書院，2007）

2．検証「健康格差社会」―AGESプロジェクトからの示唆

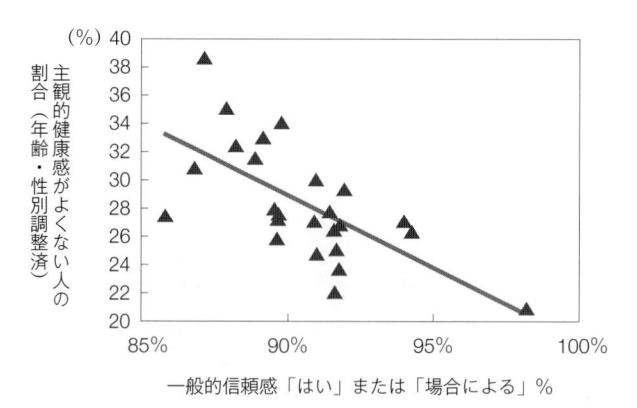

図4-9 ソーシャル・キャピタルと主観的健康感の関連（近藤克則（編）：検証『健康格差社会』—介護予防に向けた社会疫学的大規模調査. 医学書院, 2007）

ソーシャル・キャピタル

　ソーシャル・キャピタルと地域住民の健康の関連を検証した．ソーシャル・キャピタルとは，「地域住民のつながり」や「絆」(きずな) の豊かさのことで，政治学者パットナムは「協調的な諸活動を活発にすることによって社会の効率性を改善できる，信頼，規範，ネットワークといった，社会組織の特徴」[16]と定義している．

　本研究では，旧市区町村〔1950 (昭和25) 年2月1日の市町村の区域〕の境界により対象者の住む地区を25に区分した．分析対象は分析に必要なデータを得られた10自治体の15,225人である．ソーシャル・キャピタルは，先行研究[17]に従い一般的信頼感の質問 (「一般的に，人は信頼できると思いますか」) により測定した．また，健康の指標としては死亡の予測力があることが確認されている[14,18]主観的健康感 (4件法) を用いた．

　25の旧市区町村ごとのソーシャル・キャピタルと主観的健康感がよくないと答えた人の割合との相関係数を求めたところ-0.50 ($p = 0.02$) となり (図4-9)，ソーシャル・キャピタルが豊かなほど健康水準が悪い人が減るという関連がみられた．ただし，このような地区単位のデータ

を用いた地域相関研究（ecological study）は，関係を過大に示している可能性がある．

そこで個人レベルと地域レベルの関連を同時に考慮するマルチレベル分析も行った[19-21]．その結果でも，地域で一般的信頼感の値が1％高くなると主観的健康感がよくないと答える確率が4％少ないという関連がみられた．4％は一見小さくみえるが，その分母は，その地域に住む全高齢者なので，1,000人あたり40人であり，その効果は小さくはない．

また，ソーシャル・キャピタルと所得分配の不平等との関連を分析してみると，不平等の程度を表すジニ係数が大きくなる（不平等が大きくなる）ほど，ソーシャル・キャピタルが小さくなるという相関もみられた[20, 21]．

ソーシャル・キャピタル概念を用いた研究は，「地域づくりを通じて，そこに暮らす人々のつながりや信頼感を豊かにすることが，そこに住む人々を健康にする」ことを検証するものである．これはヘルスプロモーションに通じる考え方であり，今後の研究の進展が期待される[22]．

AGESプロジェクトからの示唆―戦略の見直しの方向

では，どのように戦略を見直したらよいのであろうか．3つの方向がみえてくる．

ハイリスク戦略（特定高齢者施策）における見直し

日本はすでに「健康格差社会」[23]であり，最大7倍もの格差がみられた．その他，検討したほとんどの側面に社会経済的地位による健康格差があること，言い換えれば，健康には多くの要因がかかわっており，その経路は複合的であることが明らかとなった．

掲げた疑問「介護予防はなぜうまくいかなかったのか」の答えの1つは，「要介護リスクをもつ人は，低所得者・教育年数が短い人に多く，そのような人ほど健診を受診していない」ことにある[5, 6]．特定高齢者は，健診に来ない人たちの中にこそ多いのだ．厚生労働省が打ち出した，「郵送調査など健診以外の方法による対象者の選定も認める」方針は妥当と

思われる．

　健診で待っているだけでは，特定高齢者は把握できない．だから，一人暮らしや低所得者，教育年数の短い人など，社会的困難を抱え，リスクを抱えている人たちに対して健診以外の方法でアプローチすることが重要である．具体的には，病院や診療所，地域包括支援センター，在宅介護支援センター，郵送によるニーズ調査におけるハイリスク者の把握や，民生委員やボランティアなども活用した訪問などが考えられる．

ポピュレーション戦略に立つ介護予防施策の開発と評価

　いま重点とされている要介護リスクを対象とするハイリスク戦略の進め方の見直しは必要だが，それだけでは足りない．新規要介護認定を受けた者を対象に，1年前のリスク数を調べてみると，半数はリスクをもたない人たちであった[23]．つまりハイリスク戦略だけでは，リスクを1つでも持つ全員が介護予防プログラムに参加したとしても半数の人が対象外となってしまう．第1節で述べたように，実際には99％以上が対象外となっている．「もう1つの戦略」としてポピュレーション戦略に立つ介護予防施策の強化が必要である．

　それは，健康教育による知識の普及にとどまっていてはいけない．社会階層の低い人ほど，参加してくれないからである．健康な人も含めたすべての高齢者を対象に，身体活動量や趣味・社会参加，ソーシャルサポート（の授受），ソーシャル・キャピタルを豊かにするなど，一般高齢者を対象にポピュレーション戦略によって身体・心理・社会的生活全体を豊かにし，地域の高齢者集団全体の健康水準が高まるような取り組みが必要である．その萌芽にあたる取り組みは，すでに全国にみられる．しかし，それらのうちプログラムと呼べるような共通性とまとまりのあるものは多くない．また，それらの健康への影響に関する評価は遅れている．今後は，現実的で効果のあるポピュレーション戦略に立つプログラムを開発すること，そして評価を進めること，それが今後の課題となる．

ポピュレーション戦略—地域の高齢者集団全体への介入の事例

　果たしてこのような地域の高齢者集団全体を対象に介入することが可能なのであろうか．海外に目を向けると，すでに効果まで検証された先行事例がある．米国のコネチカット州において行われた転倒予防のための地域介入研究である[24]．70歳以上の人口10万人前後の2つの地域の1つを転倒予防プログラム介入地域，もう1つを対照地域とした．

　介入群に対する転倒予防の介入方法は，❶リスクアセスメントと治療，❷健康行動を変える介入の2つである．具体的には，❶は薬剤の低減，起立性低血圧の管理，視力や足に関する問題の管理，危険低減，バランスや歩行，筋力トレーニングを含んだ転倒予防の戦略を推奨する．❷は患者用の教材，パンフレット，ポスター，セミナーなどだけでなく，バスを使った広告，インターネット，テレビやラジオ，新聞といったマスコミまで利用し転倒予防に対する意識の増大を図った．そして，エビデンスに基づいた転倒に関する訓練の説明や，教材の提供，転倒予防につながる生活スタイルの実演，また，各地域で利用できる資源，紹介ネットワークの確立，臨床医のための支援活動まで実施している．その効果を，転倒に関連する外傷発生（骨折，頭部外傷，関節脱臼）およびそれによる医療サービス利用減少による経済効果を，介入地域と対象地域で比較している．

　その結果，介入地域での❶転倒に関連する外傷発生と❷医療サービス利用状況（相対リスク比）は，対照地域を1としたとき，介入地域でそれぞれ❶0.91（95％信頼区間：0.88～0.94）と❷0.89（95％信頼区間：0.86～0.92）と小さくなっており，介入地域で外傷発生および医療サービス利用が有意に減少した．また，その1年後においても，❶外傷発生が0.93（95％信頼区間：0.89～0.96），❷医療サービス利用状況が0.90（95％信頼区間：0.86～0.93）とリスクは小さいままでその効果は持続しているという．

　日本で転倒予防といえば少人数に介入するプログラムを意味するが，このような「転倒の少ないまちづくり」に地域ぐるみで取り組み，その効果を検証している例が生まれてきている．

介護予防政策から健康な公共政策へ

　介護予防を実現するには，ハイリスク戦略のみならず，ポピュレーション戦略に立つ介護予防政策が必要である．しかし，これら介護予防を意図した政策だけでは足りないと考えられる．就労支援やコミュニティ・ボランティア政策などで，高齢者の出番や役割を増やしたり，ソーシャル・キャピタルを醸成したり，所得保障や教育政策まで，息の長い，総合的な戦略が必要である．健康政策（public health policy）の枠をも超える「健康に良い公共政策（healthy public policy）」，「すべての政策で健康を（Health in All Policy）」が必要である．実は，これがヘルスプロモーション[25]が目指しているものである．

介護予防戦略の見直しの方向

　第2節では，日本の高齢者における「健康格差社会」の実態を検証し，特定高齢者をうまく把握できない一因がそこにあることを明らかにした．この現実を踏まえると，介護予防の戦略は3つの方向で見直す必要がある．第1に，健診だけに頼らないなどハイリスク戦略の進め方の改善，第2に，ポピュレーション戦略の開発と評価．そして第3に，より広範な「健康に良い公共政策」の実現に向けた検討である．

　第3の「健康に良い公共政策」の実現は最も困難だが，その効果はおそらく，最も大きい．そのことを理解するには，社会疫学が明らかにしてきた「健康の社会的決定要因」の重要性について知る必要がある．そこで次節では，健康の社会的決定要因を取り上げる．

3. 健康の社会的決定要因と社会疫学

　健康に影響を与える主な要因には，遺伝，行動（生活習慣），医療サービスや政策，環境がある（図4-10 健康に影響する要因）．そのなかで，医療（サービス）よりも行動（生活習慣）のほうが影響が大きく，予防においては

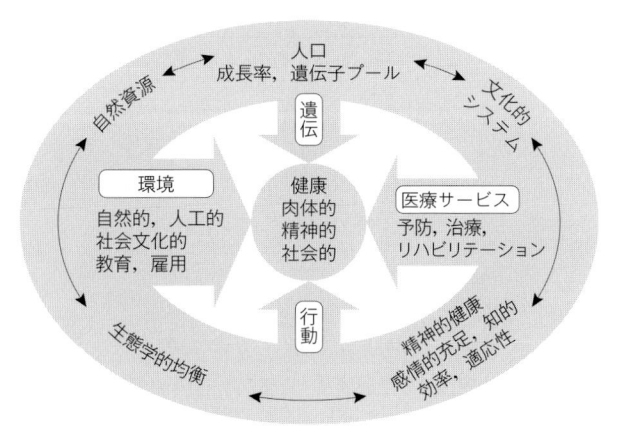

図 4-10　健康に影響する要因（中川米三：日本保健医療行動科学会の発足にあたって．日本保健医療行動科学会年報 1：1-14, 1986）

より重要として，行動変容を期待する健康指導に大きな努力がなされてきた．介護予防事業も，参加者に指導して行動が変容することを期待している．しかし，Blumによれば，これらのうちで「最も大きな力をもつものは，環境要因」である[26]．

環境にも，自然，物理，文化，社会的な環境などいろいろな側面がある．そのなかで健康との関連が想像しやすいのは，大気汚染や交通事情であろう．車が多い環境では排気ガスによる大気汚染が進み，沿道に暮らす人々への健康影響が危惧される．また長距離通勤をしている人ほど，心血管疾患の危険因子とみなせる交感神経系優位の状態であることも報告されている．

では，どのような人が，大気汚染が危惧される地域や長距離通勤が必要な（都心から離れた）ところに住まいをもっているであろうか．環境の良いところ，都心で便利な所ほど，住宅の価格は高い．つまり低所得に代表される社会階層が低い人たちほど，健康にとって望ましくない環境を選ばざるを得ない現実がある．つまり社会経済的要因が，物理的な環境をはじめとする健康に良くない環境への曝露をもたらしている．

このような「健康の社会的決定要因（social determinants of health, SDH）」[27]

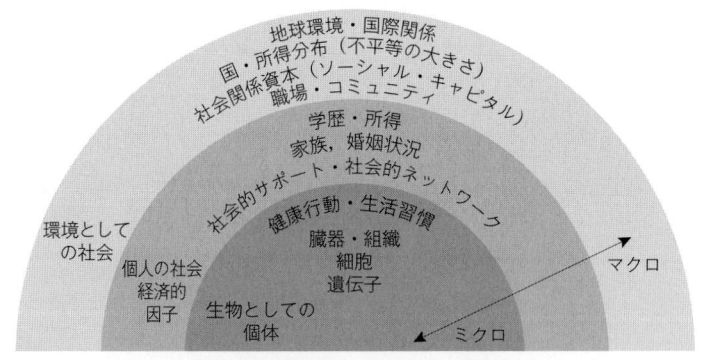

図4-11 健康の決定因子の階層構造（近藤克則：健康格差社会―何が心と健康を蝕むのか．医学書院：150, 2005に加筆）

を解明するのが社会疫学（social epidemiology）[28]である．

健康の社会的決定要因とは

　健康を決定する要因を，内側にミクロの，外側にマクロの要因になるように並べて示したのが**図4-11**である．遺伝子や生活習慣に代表されるような生物学的な要因は，**図4-11**では最内層に位置づけられる．**図4-11**の第2層と第3層にあたるのが，「健康の社会的決定要因」[27]である．第2層には，所得，家族，ソーシャル（社会的）サポートなどの「個人の社会経済的因子」がある．そして最外層に，本人の外にある「環境としての社会」が位置づけてある．重要なことは，健康の社会的決定要因の影響は，社会的弱者により強く及ぶことが多いが，中高所得層を含め社会全体に及んでいることである．

　第2層の「個人レベルの社会経済的因子」の例については，既に本章第2節で紹介した．健診を受診している者は，所得や教育年数でみた社会階層が高いものに多い．配偶者や人脈などの社会ネットワークやそこから得られるソーシャルサポートの豊かさも健康に影響し，それらも社会階層の低い者で乏しいなど，健康に良い資源や環境も社会的な要因に

よって影響を受けている.

「環境としての社会」のありようの重要性

「環境としての社会」(図4-11の最外層)のありようと,そこに暮らす人々の健康との関連も明らかにされてきている.すでに紹介したことがある[23]ので,その後の新しい実証研究を中心に簡単に紹介しておこう.

相対所得仮説―「勝ち組」をも不幸にする格差拡大

相対所得仮説とは,絶対的貧困などの絶対的所得水準だけでなく,他の人と比べた相対的な所得水準も,人々の健康に影響を及ぼすというものである.言い換えれば,ジニ係数に代表される所得分配の不平等(貧富の差)が大きい米国のような社会ほど寿命が短く(死亡率が高く),北欧のような貧富の差が小さい社会ほど,そこに暮らす人々の健康水準が良いという仮説である.

この仮説は,国際比較研究から生まれた.その後多くの国で検討され,2009年には日本国内のデータでも,所得格差が大きい地域で不健康が多く観察されることが相次いで報告された[21,29].Wilkinsonによれば,相対所得仮説を検証した155論文の約7割の論文で相対所得仮説は支持される[30].所見にバラツキが出る理由については「閾値仮説」が提唱された.所得格差がある一線(閾値)を越えて拡大したときに,それが健康に悪影響を及ぼす可能性である.2009年になって,この閾値仮説はメタ分析(多数の論文のデータを結合して行った分析,第3章p144コラム参照)によって検証された.ジニ係数が0.3を超える国で相対所得仮説を支持する結果が得られ,格差による過剰死亡者数が,OECD加盟諸国で150万人,日本で2.3万人と推計されている[31].

その機序(仮説)は,人は自分と似た他者(例えば,同じ地域に住む人や同じ学歴の人)との比較で,自分の所得を相対的に評価しており,相対所得が低い人で健康状態を害しやすいというものである.実際,絶対所得が同じ人でも,相対所得の低い人ほど,要介護認定を受けやすいことが,コ

ホート研究でも実証されている[32]．

この検証されつつある仮説が意味するものは大きい．絶対所得の効果はもちろんあるが，それとは独立して「格差の大きい社会は国民の健康に悪い」．とすれば，介護予防政策にとどまらず，国民の健康水準を高めるためには，所得の再分配を強め，所得の格差を小さくすべきことを意味しているからである[33]．

ソーシャル・キャピタル

もう1つ着目されているのが，ソーシャル・キャピタル（社会関係資本）である．多重レベル分析を用いた12の研究によって[34]，一人一人に与える影響は個人レベル因子に比べ地域レベル因子の効果は小さいものの，やはりソーシャル・キャピタルが豊かな地域ほど健康水準が良いという関連が確認されている．日本でも，そのことが相次いで検証されている[21,35,36]．

用いられている健康指標も，主観的健康感だけでなく，メンタルヘルス（精神保健）指標[37]や，より客観的な残存歯数[36]などへと研究が進められている．

社会関係資本の定義や関連する概念の整理，その測定方法，健康への影響経路，操作可能性など，今後の研究課題は多い[22]．しかし，実証されてきている知見に基づけば，豊かな社会関係資本に恵まれたとき，人はより健康になれるのである．

健康格差に対するWHOやEUの動き

このような社会疫学研究の蓄積をもとに，WHOやEUでは，健康格差への対策など，健康政策への応用も始めている[38]．WHOは，健康格差を25％削減することを目標に掲げ，税，年金，雇用，教育，財政などを動員して，貧困をなくし不平等をなくすことが行政の責務であるとした．スウェーデンでは，2003年に改正された公衆衛生法の中で「社会参加」や「経済と所得保障」が重要であることが明記された．2005

年10月には，EU議長国を務めていたイギリスで健康格差克服をテーマとしたEUサミットが開かれている．36か国から大臣や政治家，政府高官が570人も参加し，健康の不平等の削減に向けての取り組みを強めることで合意した．オランダ，フィンランド，イギリス，アイルランドなどで，健康格差是正の数値目標が設定され，対策が始まっている．2008年にはWHO「健康の社会的決定要因に関する委員会」が最終報告書を出した[39]．その中では，健康への影響が予測される政策を対象に，事前にその健康への影響をアセスメントし，政策決定に反映する健康インパクト評価（Health Impact Assessment）をすることが勧告された．そして，2009年のWHO総会では，健康の社会的決定要因への介入を通じて健康格差を抑制すると決議をあげるに至っている[40]．

「健康に良い公共政策」とヘルスプロモーション

社会疫学が明らかにしつつあることに基づくと，人々の健康には，所得や教育，安定した就労，ソーシャル・サポートや社会参加など，健康の社会的決定要因が重要である．また，個人の努力だけでなく，社会のありようの重要性も見落としてはいけない．実証されつつある相対所得仮説によれば，貧富の格差の大きい社会は，勝ち組をも不幸にする．また，人々のつながり，支え合い，信頼，互酬性などの社会関係資本が豊かな地域では，そこに暮らす人々の健康水準が高いという関連がある．これらを踏まえると，介護予防を進めるためには，介護予防政策だけでなく，より広範囲の「健康に良い公共政策（healthy public policy）」や「すべての政策で健康を（health in all policy）」が必要といわざるを得ない．

予防において，ヘルスプロモーションが重要だと，多くの人が認めるだろう．ただし，日本では「ヘルスプロモーション」が，健康教育や指導だけを指すと，時に誤解されている．しかし，それはヘルスプロモーションのごく一部に過ぎない．ヘルスプロモーションの理念をまとめたオタワ憲章（1986）[25]では「健康のための基本的な条件と資源は，平和，住居，教育，食物，収入，安定した生態系，生存のための諸資源，社会

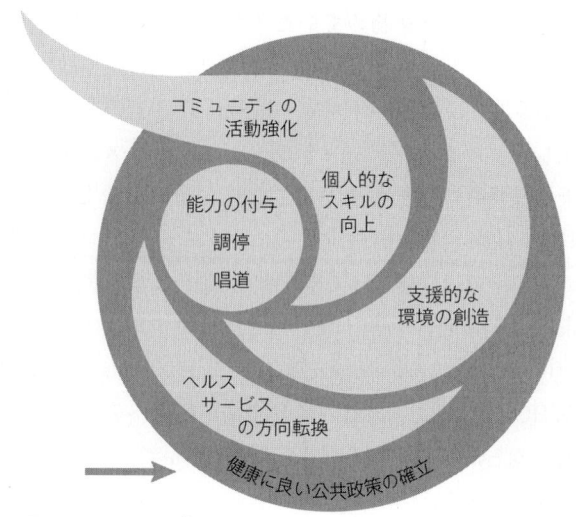

図 4-12　ヘルスプロモーション

的正義と公正である」とされている．

　ヘルスプロモーションとは，健康教育だけを指すのではない．そのロゴに明記されているように，「コミュニティの活動強化」によるソーシャル・キャピタルの涵養や社会的弱者への「能力の付与」，健康に良い「支援的な環境の創造」，受診しやすい方向への「ヘルス（保健・医療）サービスの方向転換」などを含んでおり，それらを内包する「健康に良い公共政策の確立」まで含まれているのがヘルスプロモーションである（図4-12）．

4.「もう1つの戦略」立案に向けて

　紹介してきたような一連の社会疫学研究の成果を踏まえた今後の研究構想が，私立大学戦略的研究基盤形成支援事業（2009-2013）に採択され，日本福祉大学に健康社会研究センター[41]を立ち上げることができた．そこで筆者らが取り組んでいるのは，「もう1つの戦略」であるポピュレーション戦略の立案のために社会疫学のエビデンスづくりを進めるこ

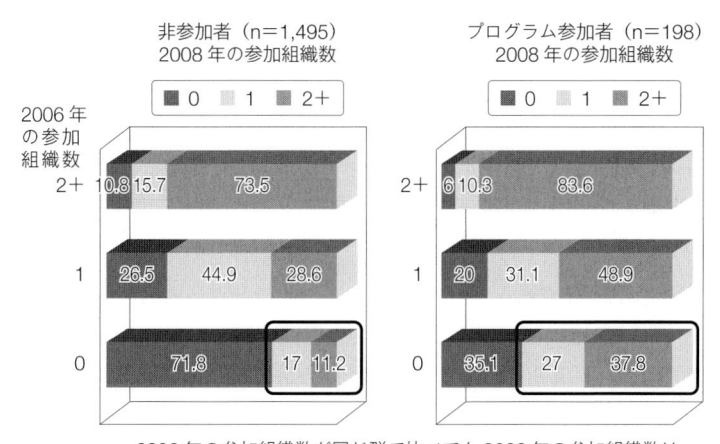

図4-13 参加している地域組織数(近藤克則,他:ソーシャル・キャピタルと健康.行動計量学 37:27-37 2010)

2006年の参加組織数が同じ群で比べても2008年の参加組織数はプログラム参加者のほうで有意に多く増加している

地域組織:町内会,スポーツ・趣味・宗教・ボランティア・政治・業界・市民団体

と,そして「見える化」のための政策評価システムを開発することである.

エビデンスづくりのための2つの社会疫学研究プロジェクト

エビデンスづくりでは,武豊プロジェクト[42]とJ-AGES (JApan Gerontological Evaluation Study, 日本老年学的評価研究) プロジェクトの2つのプロジェクトに取り組んでいる.

地域介入研究─武豊プロジェクト

武豊プロジェクト[22,42-44]は,愛知県武豊町における,ソーシャル・キャピタル理論にもとづく,介護予防をめざす地域介入研究である.韓国の敬老堂の活性化プログラム[45]にもヒントを得て,2007年に3か所のサロンの立ち上げからはじめ,2011年4月現在,8か所へと増やしてきている.要介護認定を受ける者の抑制という最終アウトカムにおける効

果は，まだ実証されていないが，現在までの中間評価では，概ね期待した結果が得られている．健康な人ほどプログラムに参加する影響を考慮した分析によっても，このプログラムに参加した群において，期待された主観的健康感の改善や，社会的サポートの授受や社会参加の増加（図4-13）などの変化が観察されている[22, 46, 47]．

J-AGESプロジェクト

もう1つのJ-AGESプロジェクトでは，AGES（Aichi Gerontological Evaluation Study, 愛知老年学的評価研究）を全国に展開しようという社会疫学的コホート研究構想である．そのベースラインデータを得るために2010年8月から約10万人を対象にした調査を開始した．その目的は，健康に望ましい社会環境の条件に関する社会疫学的なエビデンスを得ることである．

そこでは，ポピュレーション戦略立案に必要な，科学的な根拠を提供することを意図している．今までの調査データの分析に基づけば，就労継続，趣味や社会参加の維持，ソーシャル（社会的）サポート授受やソーシャル・キャピタルの豊かな社会，所得格差の小さい社会などと，望ましい健康状態との間に関連を認めている[12-15, 19-22, 32, 36]．つまり，一般高齢者施策の枠をも超えた健康に良いコミュニティ政策や社会政策があり得ることを解明しようという研究プロジェクトである．

転倒と環境要因の関連

例えば転倒をとりあげると，どのような環境要因に介入することがリスクの軽減につながるのか，まずは転倒リスクと関連する環境要因を明らかにする必要がある．そこで，J-AGESプロジェクトの一部のデータを用いて検討した．要介護認定を受けていない29,072人を対象に，過去1年間の転倒歴1回以上の者の割合（%）」を小学校区（n = 65）別に算出した．すると小学校区により最少15.1〜最大37.2%と，大きな差があることが確認できた．校区間で高齢化の程度が違うと考えられるので，65〜74歳の者（16,713人）に限定してみたが，やはり最少11.8％〜最大

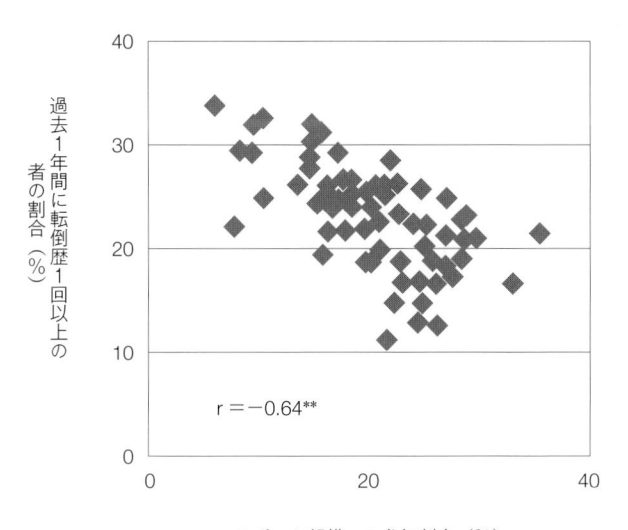

図4-14 小学校区（n=67）別のスポーツ組織への参加割合と過去1年間に転倒歴1回以上の者の割合（65〜74歳 n=16,713人）

33.9％と約3倍の差が見られた．次に，環境要因として「運動や散歩に適した公園や歩道がある（たくさん・ある程度）割合（％）」および「スポーツ組織に週1回以上参加している者の割合（％）」を見ると，それぞれ相関係数$r = -0.53$と-0.64という負の相関が見られた（図4-14）．これは運動や散歩に適した公園や歩道がある地域やスポーツ組織が多いまちづくりを進めることで，転倒する人を減らせる可能性を示唆している．

政策評価システムの開発

厚生労働科学研究費補助金（長寿科学総合研究事業）を得て2010年度から「介護保険の総合的政策評価ベンチマーク・システムの開発」（H22-長寿-指定-008）[48]にも取り組んでいる．図4-14に一例を示したような保険者・小学校区間などで指標を比較するベンチマーク手法を用いて，介護予防政策などのニーズや関連要因の解明，変化のモニタリング，プロセス評

価やアウトカム評価ができるシステム開発を構想している．

　政策評価には介入前後の2時点と，介入群と対照群（事業参加者と非参加者，あるいはモデル事業に取り組む保険者とその他の保険者など）の両者のデータが必要である．しかし，今までそれらを集め比較できるシステムが日本にはなかった．また，WHOが保健政策の評価で提唱しているように，アウトカム評価だけでなく，効果が期待できる対象者が参加している割合を表わすeffective coverage指標など，プロセスあるいは中間アウトカム評価が重要となる[44]．これらの評価のためには，非参加者を含む対象地域全体について，多面的な変化を追跡するような評価システムを必要とする．電子化されている介護保険の行政データも活用した評価システムの開発は，「評価と説明責任の時代」，「見える化の時代」に備えるための基盤づくりでもある．その基盤整備に向け，その第一歩を踏み出した段階と考えている．

おわりに

　秦の始皇帝も追い求めたという「不死不老」は不可能であろう．しかし，日本社会は，この50年の間に，平均寿命を10年以上も伸ばすという「長寿」は実現した．今では「健康寿命」も世界一の長さを誇っている．それは，介護予防政策が強化されるよりずっと前に，起きたことである．おそらく，保健医療制度の拡充だけでなく，経済発展や教育水準の向上，他国に比べ少ない失業率，終身雇用制，1980年代までの貧困の減少や年金制度など社会保障の拡充による格差の是正などの多くの社会経済的要因が寄与したと思われる．

　介護保険制度の枠内での介護予防政策の効果については，現状では懐疑的な結果が得られている．より大きな枠組みで，健康の社会的な決定要因を解明する社会疫学研究と評価研究に取り組み，「見える化」とマネジメントのためのシステム開発を進めたい．

文献

1) Rose G : The Strategy of Preventive Medicine, pp20, 30, Oxford University Press, 1992〔曽田研二・田中平三（監訳）：予防医学のストラテジー──生活習慣病対策と健康増進．医学書院，1998〕．
2) 介護予防継続的評価分析等検討会：介護予防サービスの定量的な効果分析について（第2次分析結果）（案）．厚生労働省，http://www.mhlw.go.jp/shingi/2008/05/s0528-5.html, 2008
3) 徐東敏，近藤克則：新予防給付導入による介護サービス利用回数変化とアウトカム──検討会報告書と異なる分析手法による異なる所見．季刊社会保障研究 46：246-273, 2011
4) 厚生労働省老健局：特定高齢者の決定方法等の見直しに係る検討状況の概要．厚生労働省，http://www.wam.go.jp/wamappl/bb05Kaig.nsf/0/7b0a9e0d2daa66a4492572aa0017229a/$FILE/20060326_1shiryou1~2.pdf, 2007
5) 平松誠，他：介護予防施策の対象者が健診を受診しない背景要因──社会経済的因子に着目して．厚生の指標 56：1-8, 2009
6) 平井寛，近藤克則：高齢者の健診受診に関連する要因3地域類型間での比較．農村計画学会誌 27：215-220, 2009
7) 近藤克則（編）：検証『健康格差社会』──介護予防に向けた社会疫学的大規模調査．医学書院，2007
8) Gates S, et al : Multifactorial assessment and targeted intervention for preventing falls and injuries among older people in community and emergency care settings : systematic review and meta-analysis. BMJ 336 : 130-133, 2008
9) Rossi PH, et al : Evaluation : A Systematic Approach. Sage Publications, California, 2005（大島巌，他訳：プログラム評価の理論と方法──システマティックな対人サービス・政策評価の実践ガイド．日本評論社）．
10) Kondo K, ed : Health Inequalities in Japan : An Empirical Study of Older People. Trans Pacific Press, Melbourne, 2010
11) Antonovsky A，山崎喜比古，吉井清子（監訳）：健康の謎を解く──ストレス対処と健康保持のメカニズム．有信堂，2001
12) 吉井清子，他：地域在住高齢者の社会関係の特徴とその後2年間の要介護状態発生との関連性．日本公衆衛生雑誌 52：456-467, 2005
13) 竹田徳則，他：地域在住高齢者の認知症発症と心理・社会的側面との関連．作業療法 26：55-65, 2007．訂正記事 作業療法 27：212, 2008に掲載
14) 平井寛，他：地域在住高齢者の要介護認定のリスク要因の検討──AGESプロジェクト3年間の追跡研究．日本公衆衛生雑誌 56：501-512, 2009
15) 竹田徳則，他：地域在住高齢者における認知症を伴う要介護認定の心理社会的危険因子──AGESプロジェクト3年間のコホート研究．日本公衆衛生雑誌 57：1054-1065, 2010

16) Putnum R : Making Democracy Work. Princeton University Press, 1993（河田潤一訳：哲学する民主主義―伝統と改革の市民構造．NTT出版，2001）．
17) Kawachi I, et al : Social capital and self-rated health : a contextual analysis. Am J Public Health 89 : 1187-1193, 1999
18) Idler EL, et al : Self-rated health and mortality : a review of twenty-seven community studies. J Health Soc Behav 38 : 21-37, 1997
19) 市田信行, 他：マルチレベル分析による高齢者の健康とソーシャル・キャピタルに関する研究．農村計画論文集（農村計画学会誌）第7集（第24巻別冊）：277-282, 2005
20) 市田行信, 他：日本の高齢者 介護予防に向けた社会疫学的大規模調査 ソーシャル・キャピタルと健康．公衆衛生 69：914-919, 2005
21) Ichida Y, et al : Social capital, income inequality and self-rated health in Chita peninsula, Japan : a multilevel analysis of older people in 25 communities. Soc Sci Med 69 : 489-499, 2009
22) 近藤克則, 他：ソーシャル・キャピタルと健康．行動計量学 37：27-37 2010
23) 近藤克則：健康格差社会―何が心と健康を蝕むのか．医学書院，2005
24) Tinetti ME, et al : Effect of Dissemination of Evidence in Reducing Injuries from Falls. N Engl J Med 359 : 252-261, 2008
25) WHO Regional Office for Europe : Ottawa Charter for Health Promotion. WHO Regional Office for Europe, 1986〔島内憲夫（訳）：21世紀の健康戦略2 ヘルスプロモーション, 垣内出版, 1990〕．
26) 中川米三：日本保健医療行動科学会の発足にあたって．日本保健医療行動科学会年報 1：1-14, 1986
27) Wilkinson RG, et al : Social Determinants of Health; The Solid Facts 2nd edition. World Health Organization, Geneva, 2003〔高野健人（監訳）「健康の社会的決定要因（第二版）」WHO健康都市研究協力センター，2004〕．
28) Berkman LF, et al : Social epidemiology. Oxford University Press, New York, 2000
29) Oshio T, et al : Income inequality, perceived happiness, and self-rated health : Evidence from nationwide surveys in Japan. Soc Sci Med 70 : 1358-1366, 2010
30) Wilkinson RG, et al : Income inequality and population health : a review and explanation of the evidence. Soc Sci Med 62 : 1768-84, 2006
31) Kondo N, et al : Income inequality, mortality, and self rated health : meta-analysis of multilevel studies. BMJ 339 : b4471, 2009
32) Kondo N, et al : Relative deprivation and incident functional disability among older Japanese women and men : prospective cohort study. J Epidemiol Community Health 63 : 461-467, 2009
33) Wilkinson R, 池本幸生, 片岡洋子, 末原睦美（訳）：格差社会の衝撃―不健康な

格差社会を健康にする法.書籍工房早山,2009
34) Islam MK, et al : Social capital and health : does egalitarianism matter? A literature review. Int J Equity Health 5 : 3, 2006
35) Fujisawa Y, et al : Social capital and perceived health in Japan : an ecological and multilevel analysis. Soc Sci Med 69 : 500-505, 2009
36) Aida J, et al : The different effects of vertical social capital and horizontal social capital on dental status : A multilevel analysis. Soc Sci Med 69 : 512-518, 2009
37) McKenzie K, et al : Social Capital and Mental Health. Jessica Kingsley Publishers, London, 2006
38) 近藤克則:連載 健康の社会的決定要因1「健康の社会的決定要因」と健康格差を巡る動向.日本公衆衛生雑誌 57 : 316-319, 2010
39) Commission on Social Determinants of Health : Closing the gap in a generation : Health equity through action on the social determinants of health. World Health Organisation, http://whqlibdoc.who.int/publications/2008/9789241563703_eng.pdf, 2008
40) WHO : RESOLUTIONS WHA62.14 Reducing health inequities through action on the social determinants of health http://apps.who.int/gb/ebwha/pdf_files/WHA62-REC1/WHA62_REC1-en-P3.pdf, 2009
41) 日本福祉大学 健康社会研究センターのホームページ.http://cws.umin.jp/index.html
42) 武豊プロジェクト（介護予防のための地域介入研究）のウェブサイト.http://square.umin.ac.jp/ages/taketoyo.html
43) 平井寛:介護予防プログラムの開発と評価—「閉じこもり」予防事業武豊モデル.日本福祉大学21世紀COEプログラム:福祉社会開発学.pp174-182, ミネルヴァ書房, 2008
44) 平井寛, 近藤克則:住民ボランティア運営型地域サロン事業のプログラム評価.季刊社会保障研究 46 : 249-263, 2011
45) 平井寛, 近藤克則, 竹田徳則:敬老堂をモデルとしたポピュレーションアプローチの試み—武豊町介護予防モデル事業「武豊町憩いのサロン」, 日本福祉大学社会福祉論集 2008 : 99-107, 2008
46) 平井寛:高齢者サロン事業参加者の個人レベルのソーシャル・キャピタル指標の変化.農村計画学会誌 28 : 201-206, 2010
47) 竹田徳則, 他:心理社会的因子に着目した認知症予防のための介入研究—ポピュレーション戦略に基づく介入プログラム理論と中間アウトカム評価.作業療法 28 : 178-186, 2009
48) 厚生労働科学研究費補助金（長寿科学総合研究事業, 主任研究者近藤克則, H22-長寿-指定-008）:介護保険の総合的政策評価ベンチマーク・システムの開発. http://square.umin.ac.jp/kaigo_bm/, 2010

第5章

リハビリテーション医療を巡る動向と課題

Summary

　世界一の長寿国日本で，今後いっそう重要性が増す分野の1つにリハビリテーション医療がある．第5章では，この分野における動向と課題，医療サービス評価研究で明らかとなったこと，「見える化」とマネジメントのためのデータマネジメントシステムの開発プロセス，見えてきた課題などを紹介する．

　第1節では，1997年の介護保険法や第3次医療法改正以降，診療報酬改定などを通じて，医療と福祉，医療機能の分化が進められてきた10年間を概観する．医療と福祉の機能分化は大きく進んだが，その中で明らかとなってきたエビデンスづくりの重要性などの課題を指摘する．

　第2節では，より効果的なリハビリテーション医療のエビデンスづくりを目指した実証研究の事例を紹介する．早期リハビリテーション，訓練量の多さ，専門医の関与，定期的カンファレンスの実施などで自立度の改善率や自宅退院率が高いという関連が見られることを紹介する．

　第3節では，回復期リハビリテーション病棟の光と影を，個票データを用いた実証研究の結果を示しながら検討する．プロセスの側面では明らかに改善したが，アウトカムの側面になると，回復期

リハビリテーション病棟そのものの効果とは言い切れず，入院対象者の選択や訓練量の増加などで説明可能なレベルであることを述べる．

今後も継続的に医療の質をモニタリングし，より効果の大きいプログラムのあり方を明らかにしていくためには，大規模な多施設参加型のデータベースが必要である．第4節では，リハビリテーション医療の領域で開発に取り組んできたデータバンクのコンセプトや開発を通じて見えてきた課題など，他の領域のデータベース開発に役立ちそうな情報を提示する．

第5節では，以上で触れられなかった側面も含め，今後のリハビリテーション医療の課題を考える．

本章を通じて，医療や介護サービスにおける，技術システム/プログラムレベルにおける「見える化」とマネジメントの実例を示し，今後の課題と課題克服の方向を示したい．

1. リハビリテーションを巡る動向

医学・医療には，科学・技術としての「医学」の側面と「医療」としての側面がある．医学や医学技術は中身であり，それを入れる器にあたるのが医療だともいえる．具体的に器にあたるものとは，医学・医学技術を提供する場である病棟であり，医療・福祉連携システムや医療保障制度，そしてそれらを支える財源のあり方などである．いくら医学・医学技術に進歩がみられたとしても，器がそれにふさわしい形に整っていなければ，それを必要としている患者・障害者・要介護者に提供できない．第1節では，リハ医学・技術ではなく，それらが提供される「医療」の側面を取り上げ，リハが医療・介護政策においてどのような位置にあるのかを確認し，その動向を振り返る．

表 5-1 リハビリテーション医療を巡る動向

	医療にかかわる動き	福祉・介護にかかわる動き
1997（年）	健康保険法改正 （健康保険本人自己負担 2 割へ） 第 3 次医療法改正	介護保険法成立
1998	診療報酬改定	「精神薄弱」が「知的障害」に用語改正
1999		ゴールドプラン 21 策定
2000	第 4 次医療法改正 （一般病床・療養病床へ） 診療報酬改定 （回復期リハビリテーション病棟入院料新設） 老人医療費定額から定率 1 割負担へ	介護保険法施行 社会福祉法施行
2001	厚生労働省発足 WHO 総会で ICF 採択	
2002	厚生労働省内に「医療保険制度改革推進本部」 診療報酬改定（訓練 1 単位 20 分へ）	障害者基本計画 精神障害保健福祉の一部市町村へ
2003	閣議決定「医療制度改革の基本方針」 健康増進法施行 健康保険本人自己負担 3 割へ	障害者支援費制度施行
2004	診療報酬改定	新障害者プラン策定
2005		介護保険法改正 障害者自立支援法成立 発達障害者支援法
2006	診療報酬改定 （疾患別リハビリテーション体系へ） 医療制度改革関連法成立	改正介護保険制度施行 （介護予防重視システムへ）
2008	診療報酬改定（医療の質に基づく支払いの導入）	
2010	診療報酬改定（リハビリテーション充実加算などの導入）	

WHO：世界保健機関　ICF：国際生活機能分類

医療・介護政策におけるリハの位置づけと 10 年間の概観

　リハは，医療と介護の両方にまたがる分野であり，高齢化の進行とともに医療のみならず介護政策においても注目されるようになった．1997年以降の主な動向を**表5-1**に示す．それらの中でも重要と思われるのは，次のようなものである．

　年代順にみると，まず1997年に成立，2000年に施行された介護保険法がある．2000年には，第4次医療法改正による一般病床と療養病床への病床区分も導入され，診療報酬の中で回復期リハ病棟の入院料が新設

された．同じく2000年施行の社会福祉法を皮切りに社会福祉基礎構造改革が進められた．その具体化である障害者の支援費制度（2003～2005年），障害者自立支援法（2006年施行）などにもリハはかかわっている．

2005年の介護保険制度の見直しに向けて，2003年3月に厚生労働省老健局に「高齢者介護研究会」が設置された．その報告書「2015年の高齢者介護」[2]は，高齢者がたとえ介護を要する状態になっても，その人らしい生活を自分の意思で送ることを可能とする「高齢者の尊厳を支えるケア」の実現を目指す必要があるとし，そのためには，介護予防・リハの充実が重要な柱であると述べた．

それを受けて2003年7月には「高齢者リハビリテーション研究会」が設置され，「高齢者リハビリテーションのあるべき方向」[3]と題する報告書を2004年1月にまとめた．その中では，要介護者の増加を踏まえて，介護予防とリハの重要性が強調された．重視されたのは介護保険下の介護サービスにおけるリハの提供だけではない．「不十分なリハビリが要介護をつくる」，「リハビリは急性期がゴールデンタイム」[4]として，介護保険の給付を受ける前に位置する，医療保険下における早期リハ提供体制の拡充，回復期リハ病棟などを必要な基盤整備としてあげている．

診療報酬は，ほぼ2年に一度の改定が繰り返されている．リハの診療報酬改定で大きな変化といえば，2000年の回復期リハ病棟入院料の導入，2002年からの1単位20分への移行，そして2006年からの4疾患（脳血管疾患・運動器・心臓・呼吸器）別体系へ，2008年からの医療の質に基づく支払いの回復期リハ病棟への試行的導入などがある．リハの特徴は，疾患よりも障害に着目すること，疾患横断的な（多くの疾患に共通する）障害の評価とアプローチの重要性に着目することである．疾患別体系の導入には，このリハの特徴を否定する側面と，リハにかかわる他診療科・学会などの要望を反映したという側面の両面をもっている．総合リハ施設の復活などが，今後の論点となっていくであろう．

このようにリハは，超高齢社会における医療・介護政策において，さらに拡充が必要な1つの重点とされてきており，1つの診療科にとどまらない意義をもっている．

医療と福祉の機能分化

　この10年あまりの間に進められたのは，医療と福祉の機能分化であった．医療におけるリハについては，第2節以降で詳しくみるとして，ここでは福祉領域におけるリハについてみておこう．リハ医療は，急性期から回復期，維持期（慢性期・生活期）に分けて捉えることが可能である．急性期医療におけるリハは一般病棟で，回復期のリハは主に回復期リハ病棟で，維持期（慢性期・生活期）のそれは療養病床や地域で行われる．地域リハのことを，日本リハビリテーション病院・施設協会は次のように定義している．「障害のある人々や高齢者およびその家族が住み慣れたところで，そこに住む人々とともに，一生安全に，いきいきとした生活が送れるよう，医療や保健，福祉及び生活にかかわるあらゆる人々や機関・組織がリハの立場から協力し合って行う活動のすべてを言う」[5]．

　地域リハや維持期（慢性期・生活期）リハにとって，介護保険制度や社会福祉基礎構造改革のもたらしたインパクトは大きいものであった．

介護保険制度

　65歳以上（第1号被保険者）の要介護者や加齢に伴う16特定疾病をもつ者の多くは，リハ医療の対象となる者でもある．要介護（要支援）認定者数は導入された2000年4月末の218万人から2007年3月末までに440万人と倍増し，その後も増えて2010年10月末現在，要介護（要支援）認定者数（総数）は，500.3万人と500万人を突破し，第1号被保険者（65歳以上の高齢者2,907万人）に対する割合は約17.2％となっている[6]．2025年には要介護高齢者755万人と，現在の1.5倍と推計されている[7]．財政規模でみても，2000年度に3.6兆円であった介護保険給付費は，2010年度には約2倍の7.9兆円，2012～2014（平成24～26）年には，10.6兆円と約3倍になると見込まれている[8]．地域リハや慢性期（維持期・生活期）リハを支える制度として，介護保険制度が今後も大きな役割を果たすことは間違いない．

　介護保険制度の見直し過程で，高齢者リハビリテーション研究会が，厚生労働省老健局長の元に設置されたことが象徴するように，リハには

介護の領域でもより大きな役割を発揮することが期待されている．

社会保障基礎構造改革

　社会福祉事業，措置制度など社会福祉の共通基盤制度は，1951（昭和26）年以来大きな改正が行われていなかった．国民の福祉需要は，今後増大・多様化が見込まれる．それに対応するために，本改革は行われた．「尊厳をもったその人らしい自立生活を支える」と社会福祉の理念を謳い，改革の方向として，❶個人の自立を基本とし，その選択を尊重した制度の確立，❷質の高い福祉サービスの拡充，❸地域での生活を総合的に支援するための地域福祉の充実などが掲げられた．改正された法律は，社会福祉事業法，身体障害者福祉法，知的障害者福祉法，生活保護法，老人福祉法など幅広い[9]．

　その一環として，行政がサービスの内容を決定する措置ではなく，障害者自らがサービスを選択する支援費制度が2003年に施行された．その結果，ホームヘルプでみると，1年半の間にサービス利用者が1.6倍に急増したなど，予想以上に増えた．その結果，財源不足が生じた．それへの対策として2006年に導入されたのが障害者自立支援法であった[10]．『総合リハ』誌（2006年8月号）の特集「障害者自立支援法」で，障害者団体の間でも賛否が分かれていたように，光と影を併せもつ制度改革であった．利用者の選択によるサービスの拡大，その財源の確保，身体・知的障害に比べ遅れていた精神障害者支援などの面には光があたった．しかし，自己負担の導入，低い報酬単価などの面の影は深かった．

医療と福祉の機能分化の前進面と課題

　2000年までの日本は，医療保障に比べ福祉・介護保障が相対的に遅れていた．そのためにヨーロッパであれば，地域や福祉施設にいるような要介護高齢者や障害者を，医療機関に入院させケアしてきた．その結果生じた問題が，社会的入院，薬漬け・検査漬けなどである．これらは，福祉の貧困を医療に肩代わりさせたがゆえに生じたものである．

　この視点からみると，介護保険制度や社会福祉基礎構造改革で進めら

れた制度改革は，福祉・介護の財源の確保とサービスの拡充，そしてそれによる医療（保障制度）の守備範囲の縮小と捉えることができる．要介護高齢者や障害者の地域生活支援ニーズは，本来なら福祉・介護によって満たされるべきである．福祉が貧困であったがゆえにそれを肩代わりしてきた医療から，福祉・介護に手渡して，あるべき役割分担の姿に近づけるものであった[11]．

拡大する福祉・介護ニーズをまかなう財源確保とサービス事業者の育成，医療と福祉の機能分化と役割分担は望ましいことである．理想の姿には程遠いものの，この側面については，10年間に大きく前進したといってよいであろう．

ただし，リハ関係者にとって手離しで喜べない課題もある．介護予防を含む介護サービスの拡大は，リハ関係者への社会からのニーズが高まることを意味する．それに見合うだけの人材供給の量的拡大は理学療法士（PT）・作業療法士（OT）については手が打たれてきたものの，現状のままで福祉サービスに対応できるかという質的側面や，リハ・チームのリーダーとなるべきリハ専門医の供給不足はより深刻なものになっていくだろう．となれば，好むと好まざるにかかわらずリハ専門職の担う役割の見直しや「選択と集中」が問われるであろう．

リハ関係者は，今まで主に医療の側から要介護者・障害者などの生活ニーズや社会復帰支援を支える役割を果たしてきた．その経験をうまく生かせば，医療と福祉が連携して，要介護高齢者や障害者の（医療と生活支援を含む）ニーズに総合的に応えるマネジャーの役割を果たしうる．しかし，従来型のサービス提供を直接担う形の対応に終始すれば，やがて医療と福祉・介護の両面で拡大するリハのニーズに応えきれなくなる．そのような事態に陥れば，かかわりが薄くなることによってリハ専門職がかかわることの効果や意義がみえにくくなるであろう．やがて「リハ専門職がいなくても大差ない」，「リハ専門職は福祉には不要だ」という声が大きくなる危険もはらんでいる．

エビデンスづくりの重要性

　医療費抑制政策を背景に，診療報酬はゼロサムゲーム（誰かが得をすると，その分誰かが損をするゲーム）となっている．リハ医療が高く評価されれば，他の医療行為の評価が切り下げられる．また，リハにかかわる範囲内でも，例えば急性期を重視すれば，慢性期の評価が切り下げられることを意味している．

　その中でリハ医療をニーズに合わせて拡充していくためには，その技術の効果などを検証したエビデンスを示してEBM（Evidence Based Medicine，根拠に基づいた医療）を推進することが求められる[12]．リハ専門職の専門力量・技術とは何か，リハ専門職がかかわると何がどのように違うのか．どのようなリハ・プログラムが，それ以外の医療技術に比べ，より効果的・効率的であるのか．リハ医療の技術・プログラム間でも比較して，より効果的・効率的なプログラムの解明を行う必要がある．あるいは，効果の高い領域を明らかにして，それを選択して集中することが重要となる．

　そこで次の第2節では，早期リハ，訓練量，専門医，カンファレンスなどによる効果を検証した実証研究の事例を紹介する．続く第3節では2000年の診療報酬改定によって導入されリハ資源が集中されてきた回復期リハ病棟を取り上げ，光と影の両面を検証する．

2. より効果的なリハビリテーションを目指した実証研究事例

　第2節では，筆者らが取り組み，ガイドライン[12]にも採用されている実証研究を交えながら，より効果的なリハ・プログラムについて考察する．これらは，医学研究というよりも医療（ヘルス）サービス研究（リサーチ），あるいは技術というより技術システムの研究であり，今後の日本で強化されるべきものである．

column

医療において脳卒中が占める位置

　脳卒中対策を構築するために厚生省（当時）は，「脳卒中対策に関する検討会」を設置した．その中間報告書[1]によれば，脳卒中の年間発症者は23.4万人と推計され，1年後には死亡が20.7%で，生存者のうち入院入所が5.6%，在宅寝たきりが7.4%，在宅部分介助が13.2%であった．これに対し，自立（一部不自由）が28.8%，回復が24.3%である．つまり，何らかの障害を後遺する者が半数を超えている．同報告書では，急性期治療だけでなく，多くの患者が障害を後遺する脳卒中に対するリハの重要性を指摘している．

　脳卒中は，寝たきり高齢者の最大の原因疾患であり，リハ医療における最大の対象疾患である．脳卒中は，死因，患者数，医療費のいずれの視点で見ても，上位に位置する．

　平成15年の死因順位をみると，第1位の悪性新生物（死亡数30.9万人），第2位の心疾患（15.9万人）に次いで第3位（13.2万人，人口10万対死亡率105）である．65歳以上では，死亡原因の15%を占めていた（図1）．

　傷病分類別推計入院患者数（平成14年厚生労働省患者調査）から計算すると脳卒中は，入院患者の15%（22.7/145.1万人）を占めていた．外来患者などを含む主要な傷病の総患者数でも，高血圧性疾患（698.5万人），歯および歯の支持組織の疾患（487.0万人），糖尿病（228.4万人）に次いで，第4位137.4万人であった．

　一般診療医療費（平成14年度国民医療費の概況）から見ると，総医療費23兆9,113億円のうち，脳卒中は1兆7,499億円（7.3%）で，悪性新生物の2兆2,171億円（9.3%），高血圧の1兆9,551億円（8.2%）に次いで，第3位であった．入院外3,798億円に対し入院が1兆3,701億円と8割近くを占めているのが特徴であった．今後増加する高齢者に目を向けると，脳卒中の占める位置はより大きくなる．例えば，65歳以上の一般診療医療費12兆1,777億円のうち，脳卒中は1兆3,843億円（11.4%）を占め，高血圧1兆3,777億円や悪性新生物1兆3,098億円を上回っていた．

介護において脳卒中が占める位置

　脳卒中患者に対する慢性期医療は，2000年度以降は介護保険制度に移行したため，上述したような医療統計には反映されていない．介護保険の対象とな

る要介護者の医療や介護にまで目を広げると，脳卒中の占める重要性はさらに高まる．例えば，65歳以上の要介護の原因（図2）では，脳卒中が26.1%を占め第1位であり，第2位の高齢による衰弱（17.0%），第3位転倒・骨折（12.4%）などを上回っている（平成13年国民生活基礎調査）．

介護保険施設入所者の主な傷病別割合を見ると，要介護度が重くなるほど脳卒中が占める割合は増え，要介護1では23%だが，要介護4で39%，要介護5では49%と半数に上る．施設別では，介護老人福祉施設（特別養護老人ホーム）入所者全体の34.6%，老人保健施設で30.4%，介護療養型医療施設入所者では53.5%が脳卒中である（平成13年介護サービス施設・事業所調査）．

以上，医療および介護において占める割合から見て，脳卒中の医療と介護が，わが国の医療経済・政策上きわめて重要であることがわかる．

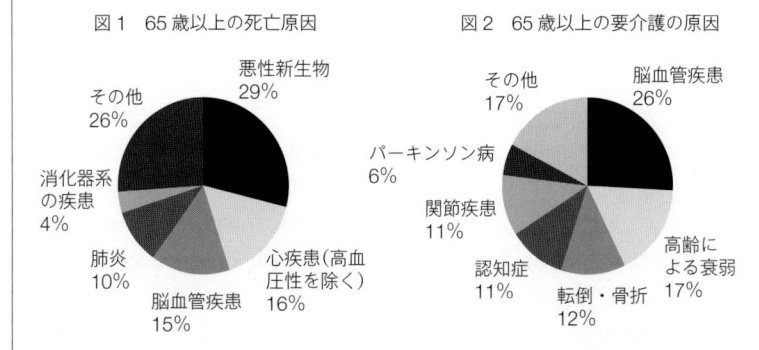

図1　65歳以上の死亡原因

- 悪性新生物 29%
- その他 26%
- 消化器系の疾患 4%
- 肺炎 10%
- 脳血管疾患 15%
- 心疾患（高血圧性を除く）16%

図2　65歳以上の要介護の原因

- 脳血管疾患 26%
- その他 17%
- パーキンソン病 6%
- 関節疾患 11%
- 認知症 11%
- 転倒・骨折 12%
- 高齢による衰弱 17%

（出典：高齢者リハビリテーション研究会報告書）
資料　人口動態統計及び国民生活基礎調査（2001年）から65歳以上高齢者について作成

1）脳卒中対策に関する検討会：脳卒中対策に関する検討会中間報告書．厚生省, http://jsa-web.org/hw/hw_main.html, 1999

ここでは，早期リハ，訓練量を増やすこと，リハ専門医がかかわること，カンファレンス（症例検討）を定期的に行うことの効果について取り上げる．

実証研究では，基礎疾患によって障害像が異なるため，対象疾患を限

定して分析する．ここでは主に脳卒中を取り上げる．その理由は，コラムに示すように，脳卒中が寝たきりの最大の原因であり，2008年の改正医療法で医療連携の計画を立てる対象疾患ともなるなど，超高齢社会の医療・介護において重要性が増していく疾患だからである．

早期リハビリテーション

　リハを早期から開始することが，ガイドライン[12]で推奨・勧告されている．なぜならば，廃用性症候群は，一般に思われている以上に恐ろしいからである．廃用症候群とは，心身の機能を使わないこと（廃用）による，筋力や心肺機能をはじめとする全身機能の低下を指す．そして，この廃用症候群を予防し，さらに潜在的に残されている機能を訓練により引き出すことが，リハの重要な役割の1つと捉えられてきた．しかし，リハを施行している患者においてすら，訓練量が不足しており，廃用症候群の進行や回復速度の低下が生じていることが報告されている．例えば，脳卒中患者の入院後の下肢筋断面積の推移を追うと，（早期からリハを施行しても，発症前に比べ下肢筋活動量が少ないため）入院後2週間で筋断面積は入院時より1割も萎縮する．そして筋断面積が入院時の水準に回復するには，訓練量が増える2週目以降6週間もかかる[13]．さらに歩行量が多いほど回復速度（筋断面積変化率）は大きい関係も確認できる[14]．

　また多くの観察研究で，年齢や入院時のADL（日常生活動作自立度），1日あたり訓練量などを考慮しても，発症後リハ初日までの日数が短いほうが，ADLの改善度や1日当たり改善率などが高いことが報告されている[15-18]．しかし，それだけでは，発症後早期ほど回復がよいことで説明できてしまうかもしれない．そこで入院した日がカレンダー上どのような日なのかを使った研究がなされるようになってきている．例えば，週末に入院した患者やゴールデンウィーク，年末年始に入院した患者では，休日体制で人手が少ないために，リハの開始が遅れたり，受けられる訓練量が少なくなったりする．これを利用して早期リハの効果を検証するのである．患者が早期リハ群と非早期リハ群に，入院した日付を操作変

数（instrumental variable）によって無作為に振り分けられることを利用した，エビデンスレベルの高い無作為化臨床試験にきわめて近い研究デザインである．それらの研究によれば，早期リハが受けられにくい週末に入院した患者ほど，ADL改善率が低い[19]．また，入院早期に受けられたリハの量が少ない患者で，修正版Rankinスケール（modified Rankin Scale; mRS, 障害の程度を自立度でみた指標の1つ）で評価した転帰が不良であるだけでなく，死亡率まで高くなる[20]．

このようなエビデンスが蓄積されているにもかかわらず，回復期リハ病棟への入院日は，発症後30病日を超えており[21]，早期リハというにはほど遠い現状がある．回復期リハ病棟に転院する前の病棟で早期からリハが行われていればよいが，リハ医・PT・OTなど貴重なリハ資源が回復期リハ病棟にシフトした結果，非回復期リハ病棟での早期リハが後退しているとすれば，全過程でみたときには回復期リハ病棟の導入でかえって治療成績が悪化した可能性すらある．実際にDPC（Diagnosis Procedure Combination）参加病院の急性期脳梗塞患者（DPC6桁010060, n=38,947）データにおいて，リハビリテーション実施率は47.8%で，半数はリハビリテーションを受けていない実態がある[15]．

急性期病院へのリハビリテーション・スタッフの必置義務化，早期リハ加算の増額など，早期リハを実現・促進する政策が望まれる．

訓練量が増えるとアウトカムは改善するか

リハ医療の充実策の1つに訓練量を増やすことがある．訓練量を増やすとリハの効果が大きくなることは，以前から経験的に言われてきたが，エビデンスの蓄積が進み，日本リハ医学会学術総会の教育講演[22]でも取り上げられたなど再評価されている．

訓練量が注目される3つの背景

その背景は3つある[22]．1つは，既に述べた廃用症候群の「再発見」である．2つ目に，診療報酬の妥当性についての疑問である．日本では，

診療報酬上の訓練の1日上限が，理学療法（PT）・作業療法（OT）・言語療法（ST）を合わせて2時間（20分/単位×6単位/日）であった．一方，米国のガイドラインでは，本格的なリハ・プログラムの適応は，最低3時間の身体運動・訓練に耐えられることである[23]．つまり，日本の上限は，米国の下限すら下回っていた．3つ目は，根拠に基づく医療（EBM）の中で「訓練を増やすとより回復する」ことが立証され，それらを反映した脳卒中の診療ガイドラインが，英米でも[23,24]，日本でも発表されたことである[25]．

訓練量の増加でリハビリテーション効果は増大

根拠（evidence）を簡単に紹介しておこう．まず，加える抵抗を徐々に増やす訓練（PRT）で筋力や歩行速度などは向上する[26]．脳卒中患者の健側上肢を抑制することで，麻痺側上肢を使わざるを得ない状態にして麻痺側上肢の訓練量を増やすと，急性期患者[27]でも慢性期患者[28]でも麻痺側上肢の機能回復に効果がある．いずれも，最もエビデンスの質が高い根拠とされる無作為化臨床試験（以下，RCT）で立証されているものである．

脳卒中患者の訓練強度を高めることの効果については，すでに多くのRCTがなされている．それらをメタ分析した結果，神経・筋機能レベルでもADLレベル（図5-1）でも，集中的（intensive）なリハを行った群で3か月後の成績がよいことが報告されている[29]．

わが国でも，土日祝日も含め連日高密度（多量）で訓練を行うプログラムでは，入院中のADLの改善度が，同プログラム導入前に比べ有意に改善している[30,31]．

以上，訓練強度や量を増やすことで，神経・筋の機能レベルからADLレベル，死亡率，自宅退院率，さらにはうつ[32,33]などの心理社会的側面まで，リハの効果は増大する．

訓練量とリハビリテーション効果の実証研究

訓練量とリハ効果には，（ある範囲において）正の相関があることは間違

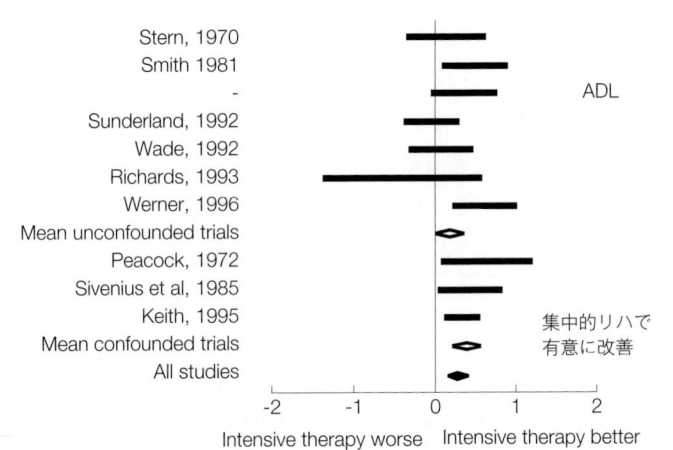

図 5-1　脳卒中後のリハ強度の効果（Kwakkel G, et al, 1997）

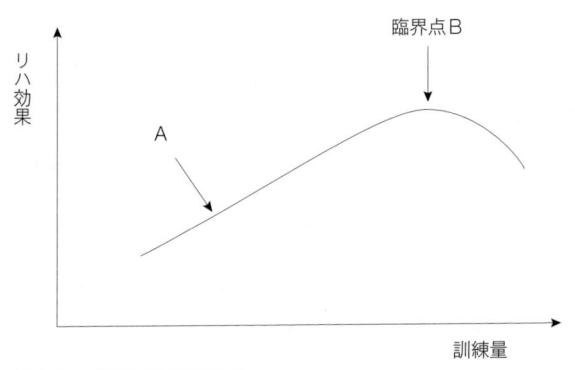

図 5-2　訓練量とリハ効果

いない．ただし，**図** 5-2 に示した臨界点（B点）を超えれば効用逓減，あるいは傷害を起こすなど有害なこともあり得る．果たして，わが国の現状は，すでに**図** 5-2 の臨界点B点に近く，訓練量を増やしてもより大きな効果を望めない水準なのであろうか．それとも，もっと訓練強度や量を増やすことで，より大きな効果を期待できる**図** 5-2 のA点にあるのであろうか．A点にあるとすれば，訓練量の上限を低く設定している診療報酬は，有限資源の効率的な配分を目指す医療経済学的にも，要介護者

数を抑制する政策目的からみても，そして患者のQOL（quality of life）を高めることを目指すリハ医学的にも，妥当性に疑問が生じる．

日本リハ医学会は，2003年に「リハビリテーション患者の治療効果と診療報酬の実態調査」[17] を行った．その報告書作成に向けて行った分析および学会からデータの提供を受け，1日あたりの訓練量とADL改善率との関係について独自に二次解析を行った[34, 35]．

■調査対象と方法

分析対象は，1,446例（平均年齢66.0歳）で，男・女はほぼ半数ずつであった．発症後入院病日の平均は81.6日（最頻値は31～60日），平均入院期間は74.9日（最頻値は30～59日），主病名では半数が脳卒中，入院時バーセルインデックス（BI，ADLの尺度で100点満点で全介助だと0）の平均値50.4，退院時BI平均値は72.4，自宅退院率は7割であった．

■基礎分析

リハ初日の発症後病日は平均55.6日，平日1日あたりの平均訓練量では，「診療報酬を請求した訓練量」でみるとPTで1.2単位，OTで0.8単位，STで0.2単位，「PT＋OT＋診療報酬の上限を超える訓練＋患者による自主・自己訓練量」では，2.8単位であった．

訓練量にも1日あたりのADL改善率にも，多くの因子が関連している．例えば，訓練量が多い群には，主病名が脳卒中，リハ医が主治医として関与，入院時BIが55～80点の群などに多かった．1日あたりのADL改善率が著しく高かったのは，主病名が整形外科疾患と廃用症候群，入院期間が30日未満，発症からリハ初日までが短い群であった．したがって，両者の関係を分析するには，これら交絡因子の影響を考慮すべきことがわかった．

■1日あたり訓練量とADL改善率の関連についての重回帰分析

交絡因子の影響をコントロールしたうえでも，訓練量が多いほどADL改善率（1日あたり）が高くなるか否かを明らかにするために，1,059人のデータを用いて追加分析を行った．「主病名」，「発症後入院病日」，「発症からリハ初日までの日数（リハ初日発症病後病日）」，「入院時BI」，「入院期間」を考慮した後にも，訓練量とADL改善率との間に正の相関が

みられるか否かを明らかにするために，これらの因子をモデルに取り込んだ重回帰分析を行った．まず主病名を単一で最多の「脳卒中」(550名)に限定し，「1日あたりのADL改善率」を従属変数に，説明変数として年齢，性別，主病名，合併症数，入院時BI，発症後リハ初日病日，入院期間，平日1日あたり訓練量，介護力，MSW関与の有無，定期カンファレンスの実施の有無，リハ施設基準と入院病棟種別，を投入した．

その結果，訓練量の係数は，訓練量が増えるほどADL改善率が大きくなることを意味する正の値であった（調整済み$R^2 = 0.338$, $p < 0.001$）．

以上の検討から，少なくとも脳卒中患者においては，1日あたりの訓練量を底上げすると，1日あたりのADL改善率が大きくなる関係がみられた．つまり，現状では図5-2のA点に位置する可能性が高いこと，言い換えれば診療報酬の訓練量上限の妥当性には疑問が残ることが示された．

この評価研究の結果は，日本リハビリテーション医学会から厚生労働省に，訓練単位数上限の引き上げの要望書の根拠資料として提出された．その後，訓練単位数の上限は，いくつかの条件の下で9単位に引き上げられた．また2010年度からは，1人1日6単位上の訓練を条件とするリハ充実加算などが導入されるに至っている．はたして9単位が上限としてふさわしいのか，今後の再検証が望まれる．

専門医の関与とアウトカム

「日本リハビリテーション医学会専門医が関与するとADL改善率や自宅退院率などのアウトカムが改善するのか」[36]についても検討した．訓練量についての検証と同じようなプロセスを経て，(アウトカムに関連する可能性のある)リハ施設基準はⅠで，かつ回復期リハビリテーション病棟から退院した患者にさらに対象を絞り込んだ．そして多変量解析(重回帰分析・ロジスティック回帰分析)を行った．多変量解析では投入する変数を変えると，結果が変動する．そこで，投入する変数の条件を変えて，計108モデルで検討した．一種の(結果の安定性をみる)感受性分析である．

その結果，例えば脳卒中群に限定して分析した場合，1日あたりADL改善率を検討した10モデルすべてで，自宅退院率についても4モデルすべてで，専門医が関与した患者群で有意にアウトカムがよい結果が得られた．

定期的カンファレンス実施とアウトカム

次の検証仮説は，「定期的にカンファレンスを行っている病院群のほうが，アウトカムがよいか」[37]である．上述したような多変量解析に加えて，マッチドペア法による分析も行った．最大8つの交絡因子（年齢，主病名，発症後リハビリテーション初日病日，入院時BIなど）において条件が類似（マッチ）するペアを作成し，定期的なカンファレンス実施群と非実施群とで比較した．マッチさせる条件を変えて8つの条件下で比較したところ，すべての条件で，実施群でアウトカムがよかった．統計学的には，例えば（入院中の）ADL改善度では8条件中6条件で，1日あたりのADL改善率では，4条件で有意に，実施群でよかった．

ここで紹介したような分析は，異なるプログラムを実施している多施設の患者データをプールしてはじめて可能な分析である．一施設のデータでは，よほど多数例を扱っている施設か，長い年月をかけて症例数を集め，かつプログラムを変更する前後などで比較しなければ，このような分析はできない．第4節で紹介するリハ患者の大規模データバンクは，このような実証研究の経験の中から着想した．

3. 回復期リハビリテーション病棟の光と影

回復期リハ病棟は，2000年4月の診療報酬改定で導入された．それ以来，増え続けて，2010年10月30日現在，1,322病棟，587,188床[38]になるほど，大きなインパクトを与えた（図5-3）．

図 5-3　回復期リハビリテーション病棟入院料届出医療機関

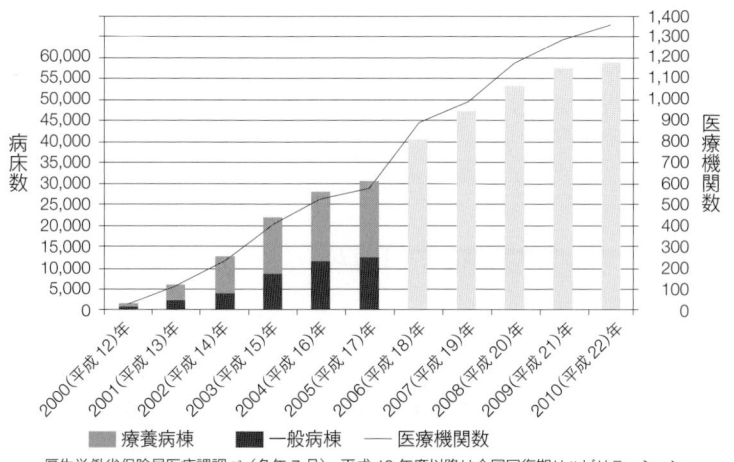

厚生労働省保険局医療課調べ（各年 7 月），平成 18 年度以降は全国回復期リハビリテーション病棟連絡協議会調べのため，一般病床か療養病床か内訳不明

　しかし，回復期リハ病棟に対しては，リハ充実策が導入された結果，導入前に比べ，ADL改善度などでみた治療成績が改善したという報告[39,40]がある一方で，これを疑問視する声もある．

　本節では，まず，回復期リハ病棟の概要を確認する．次に，回復期リハ病棟と他のリハ病棟との間で，リハによるアウトカムにどのような差がみられるのかを検討した結果[34,35]を紹介する．最後に，それを踏まえて回復期リハ病棟の課題を考察したい．

回復期リハ病棟の概要

　回復期リハ病棟の基礎条件は，従来の一般病床に比べ明らかに改善した．具体的には，1床あたり病床面積は$6.4m^2$と広くなり，病棟専従の医師・PT・OTが配置されるようになった．また，診療報酬上も1日あたり1,680点（2006年の場合）の定額部分のほかに，理学療法（PT）・作業療法（OT）・言語療法（ST）など訓練は出来高払い，さらに早期リハや病棟ADL訓練，リハ実施計画の立案と患者・家族への説明と同意などに加

算が認められた．

　回復期リハ病棟についての全国調査[21,40,41]で，その概要をみると以下のようになる．まず入院患者の疾患名では，脳血管障害が3分の2を占め，整形外科疾患が15％程度であったが，最近では脳血管障害が約5割，整形外科疾患が4割近くまで増えている．入院経路は，他病院からの紹介がおよそ半分から約75％に増え，発症後入院病日の平均は約45日から31.2日へと短縮してきている．リハ・プログラムでは，診療報酬の加算の効果もあり，多職種共同による総合的計画作成，患者家族への説明，病棟内ADL訓練などが促進されたとする声が多い．治療成績では，回復期リハ病棟からの自宅退院率は64.8〜72.5％の間で推移している[21]．BIは，入院時平均56.7点から退院時75.7へと19点の改善であった[41]．最近では，それぞれ48.8，67.5点と低下傾向だが，両者の差である入院中の改善度は18.7点と保たれている[21]．6割の施設が回復期リハ病棟導入前に比べ機能回復の程度が改善したと答えていたという[40]．

回復期と非回復期リハ病棟のアウトカム比較

　上記の調査はいずれも，回復期リハ病棟のみを対象とした調査結果である．そのため治療効果があがりやすい患者が回復期リハ病棟にシフトした影響を見落としている可能性がある．つまり，回復期リハ病棟の治療成績が改善したのは，見かけ上ではないのかという疑問である．そこで，同等の条件をもつ患者が，回復期リハ病棟に入院した場合と，それ以外の病棟（以下，非回復期リハ病棟）に入院した場合とで，治療成績を比べるため，以下のような検討をした．

■対象と方法

　第2節で紹介した日本リハ医学会調査[17]では，専門医と回復期リハ棟専従医（回答者数計248人）に対し，回復期リハ病棟に対する評価を尋ねている．また，患者個票データも集めている．個票データの特徴は，回復期リハ病棟（n = 672人）と非回復期リハ病棟（n = 754人）の患者比較が可能なことである．

■専門医・専従医による回復期リハ病棟の評価

「回復期リハ病棟の導入により，リハを受けられる患者は増えた」と感じている者が33％に対し，ほぼ同数の34％は否定している．「チーム医療が促進されたか」の問いでは，「はい」が54％と半数で「いいえ」が19％，「リハの質が改善した」に「はい」と回答した者が114人（46％）とおよそ半数で，「いいえ」は21％であった．質改善の中身は「病棟とリハスタッフの連携が密になった」，「カンファを頻繁に行うようになった」などであった．以上からチーム医療が促進されリハ医療の質が向上したと評価する医師がおよそ半数に上っていることがわかる．

一方，消極的な側面を指摘する声も少なくなかった．「回復期リハ病棟の対象外の患者のリハが後退している」に同意する者が37％で，「いいえ」の30％より少し多く，「定額制のため必要な医療が行われない」では，賛否が32％と33％に分かれている．「医師やスタッフの事務作業量が増加した」については，61％が「はい」と回答し「いいえ」の9％を大きく上回っている．

■患者像・プログラムの病棟間比較

治療効果を病棟間で比較するためには，まず患者像や治療期間（在院日数）がおおむね同等である必要がある．

個票データで患者の年齢をみると，回復期リハ病棟で高く（平均68.9歳 vs 63.6歳）75歳以上が回復期リハ病棟の37.2％を占めていた．主病名では，回復期リハ病棟では脳卒中が3分の2を占め，非回復期リハ病棟の34.2％の2倍であった．合併症数は，回復期リハ病棟のほうでやや多い．入院時のBIを，各群の患者数がほぼ均等になるよう4群（0〜10／15〜50／55〜80／85以上）に分けると，回復がよい中等度の2群の患者が回復期リハ病棟に2割も多く67.6％であった．平均在院日数は，回復期リハ病棟で96.8日と非回復期リハ病棟の約1.8倍であった．

つまり，両病棟間の患者像には，相当の違いがみられるので，これらを考慮して比較する必要がある．

■治療効果の病棟間比較

退院時BIから入院時のそれを差し引いたADL改善度で治療効果をみ

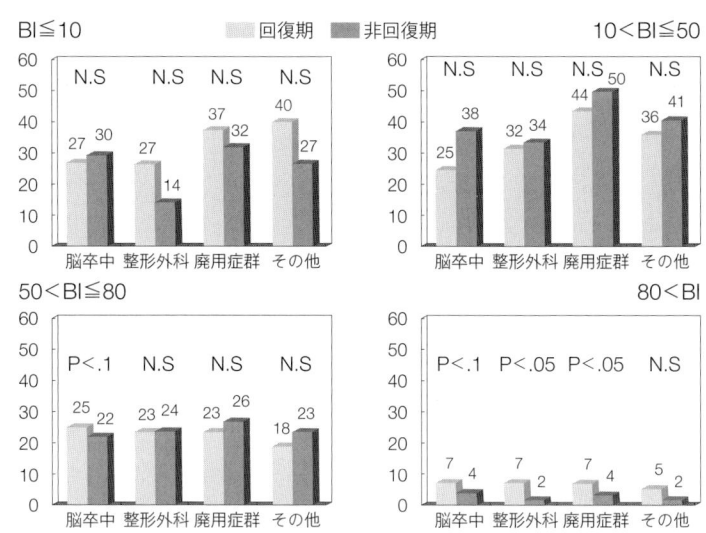

図5-4 入院時 Barthel index 別疾患別 ADL 改善度病棟間比較（近藤克則：回復期リハビリテーション病棟のインパクト—政策評価の立場から．リハビリテーション医学 41：214-218, 2004）

ると，24.7 vs 19.8でおよそ5点分，回復期リハ病棟のほうで有意に大きかった．自宅退院率は，72.8% vs 71.6%で有意差はみられなかった．

しかし，これをもって回復期リハ病棟の治療成績がよいと結論を下すことはできない．回復期リハ病棟に，改善しやすい患者が多く集まっていた影響などを考慮する必要があるからである．実際にADL改善度が有意に高い群（入院時BIが中等度，主たる疾患が「脳卒中」，「整形外科疾患」）が回復期リハ病棟には多い．

そこで，入院時BIと主病名で16グループに層別化し，病棟間で比較した（図5-4）[34]．その結果，回復期リハ病棟で有意（5%水準）に改善度が大きかったのは，16グループ中2グループにとどまった．

■治療効率の病棟間比較

退院時BIから入院時のそれを差し引いたADL改善度を，入院日数で割った「1日あたりの改善率」を「治療効率」とみなした．「1日あたりの改善率」は，回復期リハ病棟で悪く，非回復期リハ病棟のおよそ半分

3. 回復期リハビリテーション病棟の光と影

表 5-2　ADL 改善度と関連する因子（脳卒中患者　n = 455）

因　子	標準化係数	p
定　数	−0.31	< 0.001
病棟種別：回復期 vs 非回復期	−0.19	n.s.
年　齢	−0.25	< 0.001
発症からリハビリテーション初日までの日数（5区分）[a]	0.52	< 0.001
入院時 Barthel index：0〜10[b]	0.61	< 0.001
入院時 Barthel index：15〜50[b]	0.42	< 0.001
入院時 Barthel index：55〜80[b]	0.23	< 0.001
PT・OT 訓練量＋上限を超えた訓練＋自主・自己訓練[c]	0.04	< 0.001
入院日数		n.s.

[a] 1〜7日／8〜14日／15〜28日／29〜56日／57日以上
[b] 入院時 Barthel index 85 以上を参照値としたダミー変数
[c] 平日1日あたり単位数（1単位20分）
モデルの調整済み $R^2 = 0.243$, $p < 0.001$

にとどまっていた．その理由は，改善度は同水準であるのに，分母にあたる平均在院日数が，回復期リハ病棟で非回復期リハ病棟の約1.8倍だからである．

■多変量解析による治療効果・効率の病棟間比較

　関連する多くの因子を同時に調整する多変量解析も行った．主病名が改善度に関連していたため，対象を回復期リハ病棟に多い「脳卒中」(561人)に限定した結果を紹介する．

・ADL改善度に関連する因子

　目的変数をADL改善度とした重回帰分析を行った．説明変数として用いたのは，**表5-2**の変数で，クロス分析で改善度と有意な関連が認められた因子を中心に，病棟種別（回復期リハ病棟vs非回復期リハ病棟）を加えたものである．

　その結果，病棟種別と入院日数の2項目でだけ，有意な関連がみられなかった．つまり，回復期リハ病棟で治療を受けることによる効果は，発症後リハ初日が短い（リハを早期に開始している）ことや訓練量が多いことなど，他の有意であった因子ほどには，改善度に関連していないことを示唆している[35]．

・治療効率と自宅退院に関連する因子

同様に,1日あたりのADL改善率を目的変数にした重回帰分析でも,回復期リハ病棟であることは,治療効率に有意な関連を示さなかった[35].自宅退院か否かを目的変数にしたロジスティック回帰分析も行った.その結果でも,病棟種別は自宅退院の確率とは有意な関連を示さなかった[35].

なぜ治療効果が認められなかったのか

以上,非回復期リハ病棟に比べ回復期リハ病棟において,治療効果が大きいとは実証されなかった.その理由としては,基準や診療報酬がもっている制約と今回の調査の限界が考えられる.

基準や診療報酬がもっている制約

第1の「基準や診療報酬がもっている制約」としては,リハの早期開始を阻害している点,対象疾患の基準,訓練量の不足などがある.第2節で紹介したように,リハの早期開始24時間～3日以内がリハの治療成績の向上に有効なことは,数多くの報告があるにもかかわらず,回復期リハ病棟への転院日の平均発症後病日は,いずれの調査結果をみても30日を超えており,早期からリハを行えていない.

回復期リハ病棟の診療報酬は,検査や治療については出来高払いではなく1日定額制である.合併症が多く検査や治療に費用のかさみやすい急性期の患者を積極的に受け入れ早期からリハを行うことに対して,この診療報酬は抑制的に作用している.早期リハ開始を促進するよう,転入院後当初に限り出来高を認めたりするなどの改善が望まれる.限定されている回復期リハ病棟への入院対象疾患の見直しを求める声も多い[17].

また,訓練量が不足している病棟の影響を考慮する必要がある.回復期リハ病棟のPT・OT配置基準が低いため,PT・OTが多い病棟と少ない病棟に二極分化する傾向がある[4,21,41].すでに紹介したように,訓練量が多いことが,病棟種別よりもよい治療成績に関連している.同じ回復期リハ病棟でも,土日も含めた365日訓練を実施するなど多くの訓

練量を確保しているところにおいて治療成績がよくても，回復期リハ病棟全体でみると，訓練量が少ない病棟の低い改善度と相殺された可能性は高い．

調査データの偏り

用いたデータは，日本リハ医学会が多くの専門医の協力を得て行った調査データであり，1,446例と多数の個票データが得られた点では優れている．しかし，後方視的な観察研究であるためのバイアス（偏り）を免れない．また，対照群とした非回復期リハ病棟（一般病床）は，専門医が勤務する良質のリハ病棟に偏っている．一方，回復期リハ病棟の中には，日本リハ医学会会員がいない病院すらある．これらの結果，回復期と非回復期リハ病棟間で差が検出しにくかった可能性がある．

回復期リハ病棟の光と影

以上の実証研究の結果も踏まえると，回復期リハ病棟の光と影の両面をみる必要がある．

光の側面

まず，量的側面では，回復期リハを提供する病床数は，**図5-3**に示したように著しく増加し，リハを受けられる機会は増えた．

また，質的側面では，第1に，専従医の外来が1単位に制限された結果，医師が病棟に直接かかわれる時間が増え，病棟のマネジメントの質が向上した．第2に，ADL訓練加算も請求できるようになったため，訓練室での機能障害（impairment）の回復指向の訓練だけでなく，病棟内でのADL向上指向の訓練の普及に大きく寄与した．第3に，総合的リハビリテーション計画作成と患者家族への説明も進んだ[40]．日本リハビリテーション医学会が専門医と回復期リハ病棟専従医を対象に行った意識調査[17]によれば，「チーム医療が促進された」（54％），「リハビリテーションの質が改善した」（45％）が，いずれも「いいえ」と回答した者を

2倍以上も上回っている．

　さらに経営的には，訓練実施量に応じて報酬が支払われる出来高払いであるため，患者数に見合う十分数のPT・OTを確保できる力をもった病院においては，安定した報酬が得られることに貢献した．これらは，回復期リハ病棟がもたらした明るい面である．

影の側面

　しかし，制度・政策には，必ず光と影がある．影あるいは，今後の課題としては，次のような点が指摘できる．

　まず，量の面からみると，潜在的に求められている回復期リハのニーズに応えるには，まだ提供量が不足していること，都道府県による偏在問題がある．また，PT・OTの配置が多い病棟ばかりでなく，少ない病棟も少なくない[21,41]．

　次に，質的側面でみると，第1に専従医の質である．専従医の条件が厳しいために，かえって外来を担当できない研修医や定年退職後の医師が，専従医として届けられているような事態も一部で生じている．専従医でありながら，日本リハ医学会の会員ですらなく，リハ医学についての学識経験に疑問がある者がいることも指摘されている[17]．

　第2に基礎となる病棟医療の質である．2000年の医療法改正によって生まれた一般病床と療養病床のどちらでも，基準をみたしていれば回復期リハビリテーション病棟入院料は請求できる．実際に約4割を療養病床が占めていた．療養病床の人員配置基準（医師48床に1人，看護職員6床に1人，看護補助者6床に1人，薬剤師150床に1人）は，一般病床のそれ（医師16床に1人，看護職員3床に1人，薬剤師70床に1人）に比べ，低い水準になっている．そのため，医療依存度が高い患者への対応に限界がある．

　第3に，対象患者に制限が加えられたことである．先の調査[17]でも「回復期リハビリテーション病棟の対象外の患者のリハビリテーションが後退している」に「はい」と回答した者が37％と「いいえ」の30％よりも多い．

　第4に，「リハは，回復期リハ病棟に転病棟してから」と後回しにさ

れて，かえって急性期のリハが後退したことを危惧する声がある．回復期リハ病棟への転院日の発症後平均病日は，45日[40,41]から短縮する傾向にあるものの，いまだに30日前後である．海外で効果があるというエビデンスが確立している脳卒中病棟（stroke unit）の特徴の1つがリハの早期（発症後数日以内に）開始[42,43]であることに照らして，明らかに遅い．

　これらを総合的に考えると，回復期リハ病棟の導入によるリハ医療全体の質向上については，疑問の余地がある．引き続き効果についての検証を重ねながら回復期リハ医療の質を高めることが，今後の課題と思われる．

4. データバンクの開発

　第3節でみたように，リハ医療の普及のために導入された回復期リハ病棟であっても，その効果が実証されているわけではない．よかれと思って導入すれば，それによって必ず医療の質が向上するわけではない．治療効果がより大きな医療技術や技術システムと関連する要因の解明と，それに基づくガイドラインの作成，その遵守率のモニタリングなど「見える化」が，医療の質の向上には不可欠である．それらを進めるには，第3章でも述べたように，大規模なデータベースが必要である．

　米国などでは，1980年代から大規模なデータベース（あるいはデータバンク）が開発整備されてきた．例えば，1,300万人ものリハ患者が登録されているUniform Data System for Medical Rehabilitation (UDSMR)[44]や脳卒中のNINDS Stroke Data Bankなどが有名である．

　わが国でも1990年代の終盤から，学会などが主導して多施設共同で症例を蓄積する大規模データバンクの開発が相次いでいる．例えば急性期脳卒中[45]，未破裂脳動脈瘤[46]，頭部外傷[47]，ICU内院内感染[48]，インフルエンザ[49]などの他，リウマチ（25施設，約6,000例）[50]，急性期心筋梗塞（20施設，1,183例）[51]，周産期（40施設，16,299例）[52]など，かなりの数に上っている．

日本リハビリテーション医学会でも専門医による研究班を組織して，リハ患者を対象にした多施設参加型のデータバンクの開発に取り組んできた．その開発目的については，既に第3章で述べたので，ここでは，今後，他の領域におけるデータベース開発の参考になりそうな開発経過と，開発コンセプトと登録項目，開発を通じて見えてきた課題について述べる．

開発経過

開発には，おおよそ5年の年月が必要であった．2005-2006年の厚生労働科学研究費補助金を受けて，まず脳卒中リハ患者のデータバンクを開発した[53,54]．ホームページ[55]を通じて，誰でもダウンロードし利用可能なデータベースを提供し，参加施設を募った．2007年度から新たな研究班を組織して，脳卒中データベースの改訂に取り組むとともに，垂直展開と水平展開を試みた[56]．垂直展開とは，(急性期)脳卒中データバンク[57]との連結と慢性期患者データベースの開発という急性期から慢性期への展開を指す．水平展開では，大腿骨頸部骨折と認知症のリハビリテーション患者への適応可能性を検討した．

運営とデータ資産を日本リハビリテーション医学会に移行する準備を進め，平成21 (2009) 年度老人保健事業推進費等補助金 (老人保健健康増進等事業分) の国庫補助を学会が受けて，学会版データベース2009を策定した．2010年には学会にデータマネジメント特別委員会が設置され，2010年12月の時点で，約50病院から9,333人のデータ (脳卒中8,273人，大腿骨頸部骨折1,060人) が登録されるに至っている (図5-6　登録件数の推移)[58]．

データベースの開発コンセプトと登録項目

開発コンセプト

開発コンセプトは，次のようなものである (図5-7)[53,54]．❶研究組織で協議して開発した脳卒中リハ患者データベースを各病院で使ってもら

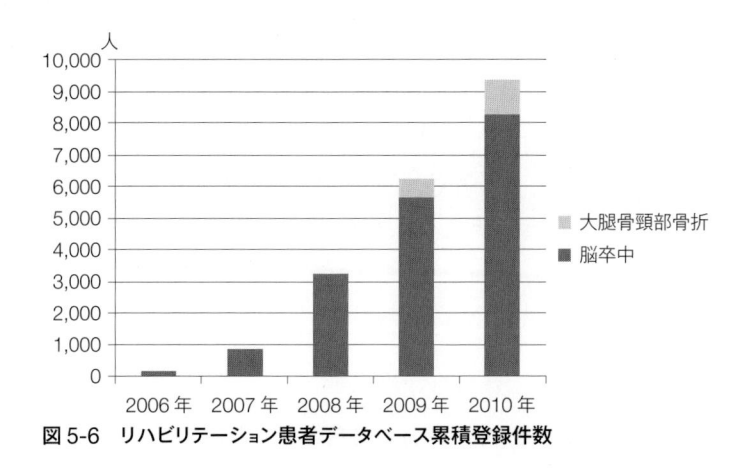

図 5-6 リハビリテーション患者データベース累積登録件数

う．そこに蓄積されたデータから個人情報を削除して，インターネット経由でデータバンクに提出する．❷最低限の入力必須項目，より詳細な情報であるオプション項目の2段階に分け，入力負担の軽減を図る．❸すでに開発され運用されている急性期脳卒中データバンク[57]の協力を得て開発を進める．その項目のうちリハ医学的に重要度の低い項目をオプション項目とし，足りない項目を追加することで，短期間で開発する．また，将来的には急性期脳卒中データバンクとの連携可能性を追求する．❹リハ実施計画書作成機能をもたせ，それを日常的に使ってもらうことで，毎月のADL情報の蓄積をめざす．❺診療情報提供書，退院時要約など日常業務を支援する機能を付加し，入力の負担を軽減し，恒常的なデータの蓄積をめざす．

登録項目

データバンクが使われたデータベース ver 2.3 の基本構成と主な必須入力項目を**表5-3**に示す．大きくは，病院基本情報と患者情報とからなる．

患者情報には，基本情報（年齢・性別，入院日，退院日，脳卒中発症日），機能障害〔入院時と退院時の脳卒中スケール（JSSとNIHSS），Brunnstrom

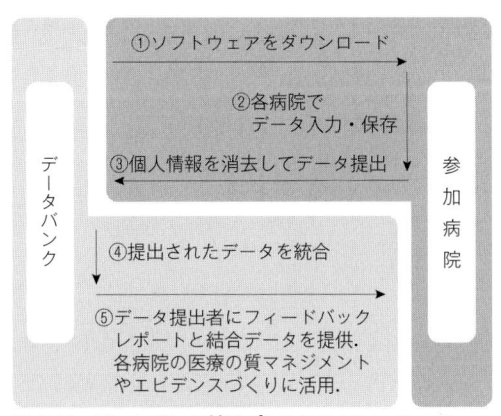

```
                    ①ソフトウェアをダウンロード
         ┌──────────────────────────────────┐
         │                                  │
         │    ②各病院で                      │
         │    データ入力・保存                 │
デ        │                                  │   参
ー        │ ③個人情報を消去してデータ提出       │   加
タ        │─────────────────────────────→│   病
バ        │                                  │   院
ン        │ ④提出されたデータを統合             │
ク        │←─────────────────────────────│
         │                                  │
         │ ⑤データ提出者にフィードバック          │
         │   レポートと結合データを提供.         │
         │   各病院の医療の質マネジメント         │
         │   やエビデンスづくりに活用.           │
         └──────────────────────────────────┘
```

図5-7 データバンク利用プロセスのフローチャート

stage〕，ADL〔寝たきり度，認知症度，Barthel index，FIM（回帰式によってBarthel indexも推定）〕，合併症，リハ環境（入院病棟，カンファレンスの実施回数など），訓練量（PT・OT・STの訓練単位数），退院時情報（退院先，介護保険申請の有無），介護力情報などが含まれる．

　これらで，必須入力項目約100項目，オプション入力項目約300項目の合計約400項目からなる〔ただし，項目数は脳卒中（直接・間接入院）か大腿骨頚部骨折かなどで異なる〕．

データバンク開発の課題

　大規模データバンクには，第3章でも述べたような意義や可能性がある．しかし今まで，一部の領域でしか開発されてこなかったのには，いくつもの理由がある．それは，大規模データバンクとデータ・マネジメント・システム開発に向け克服すべき課題でもある．

　それらを，ここでは，開発，データ収集，データ収集後の活用の3つに分けて挙げておこう．

表 5-3 脳卒中リハ患者データベース（Ver 2.3）の主な必須入力項目

病院基本情報		1 病院名　　2 所属診療科 3 スタッフ数　常勤医師数（リハ科医師数，専門医師数），PT，OT，ST，MSW（医療ソーシャルワーカー），心理，リハ助手 4 施設種類，施設種別　　5 病棟の状況
患者情報		6 患者ID, 性別, 生年月日
	基本情報	7 入院区分 8 脳卒中発症日 9 主治医　10 リハ担当医
	直接（急性期）入院／転入院共通	11 来院年月日 12 発症型 13 心房細動　14 高血圧 15 糖尿病　16 抗凝固療法 17 脳卒中既往歴　18 脳卒中家族歴 19 前院でのリハ実施有無
	直接（急性期）入院のみ	20 治療　急性期治療内容（脳梗塞） 　　　　　急性期治療内容（脳出血）
	退院時入力	21 退院日 22 確定脳卒中病型分類 23 Rankin-R〈発症前〉　24〈入院時〉 　　　　　　　　　　　 25〈退院時〉 26 主たる入院病棟　診療科，種別
	機能障害	27 脳卒中スケール〈入院時〉〈退院時〉 　　JSS*&NIHSS** 28 麻痺側 29 利き手 30 Brunnstrom stage〈入院時〉〈退院時〉
	ADL	31 寝たきり度〈入院時〉〈退院時〉 32 認知症度〈入院時〉〈退院時〉 33 Barthel Index〈入院時〉〈退院時〉
	合併症	34 治療を要した合併症
	リハ環境	35 入院病棟の診療科・種別 36 リハ医の関与の仕方 37 カンファレンスの実施状況
	訓練単位数 〈PT〉 〈OT〉 〈ST〉	38 処方日・訓練初日 39 保険請求分単位数 40 自由診療分単位数 41 非請求分含む単位数 42 訓練単位数の合計
	訓練	43 2週間以上の訓練中断の有無 44 病棟ADL加算の有無 45 自主・自己訓練実施の有無 46 土曜日の訓練実施の有無 47 日曜日の訓練実施の有無 48 祝日の訓練実施の有無 49 病棟スタッフ訓練の有無 50 心理療法処方の有無 51 MSWの関わりの有無 52 装具の処方の有無
	退院時情報／介護力情報	53 退院先　54 身体障害者手帳の有無 55 介護保険申請の有無 56 介護力情報

＊JSS : Japan Stroke Scale
＊＊NIHSS : National Institutes of Health Stoke Scale

1) 開発にかかわる課題

開発にかかわる課題には，開発主体と開発費用などがある．

第1の課題は，苦労の多い開発を担う開発主体を組織できるか，である．データベース（バンク）の開発には，以下に述べるような多くの課題があり，参加施設間には意見の違いが避けがたい．それらを乗り越え，エビデンスをつくるには「熱意」[59]が必要である．開発の主体となり，合意形成を進めていく「熱意ある」共同研究組織が不可欠である．

第2に，開発費用を誰が負担するのかという問題である．インターネットを活用することで，国内[45,46,49,50,52]はもちろん海外[44]からでも登録が可能となる．しかし，そのためには，サーバーの設置[50]やソフトの開発[45]に数千万円規模の費用が必要となる．今まで開発されたデータバンクの多くは，学会[45-47,49]や国立病院のネットワーク[50,52]など共通の関心をもつ共同研究組織が，外部資金なども活用して開発してきている．リハ患者データベースの場合でいえば，専門医の有志による申請課題が，厚生労働科学研究費補助金に採択されなければ，研究班は組織できず開発はできなかっただろう．

2) データ収集にかかわる課題

第1に，参加施設の負担軽減である[50]．いかに大きな意義があろうとも「多施設の多数例を登録し追跡することは臨床医が日常診療の片手間にできるものではない」[51]．継続的にデータの入力をしてもらい脱落データを減らすためには，負担軽減は不可欠な課題である．そのための方法は，主に3つある．それが，次の第2～4の課題である．

第2に，登録する情報（項目・変数）を最低限に絞り込むこと，そして，その「最低限の項目とは何か」についての合意形成が不可欠である．データベースを作ったことがある者なら誰でも経験しているように，後日の分析に備えて，登録項目を多くしたい誘惑に駆られ，すぐ400項目くらいにはなってしまう[50]．しかし，そうなると入力の負担が多くなり，欠損値が増えて結局分析には使えなくなる[45]．

第3に，入力したデータが他でも生かせるような誘因（インセンティヴ）

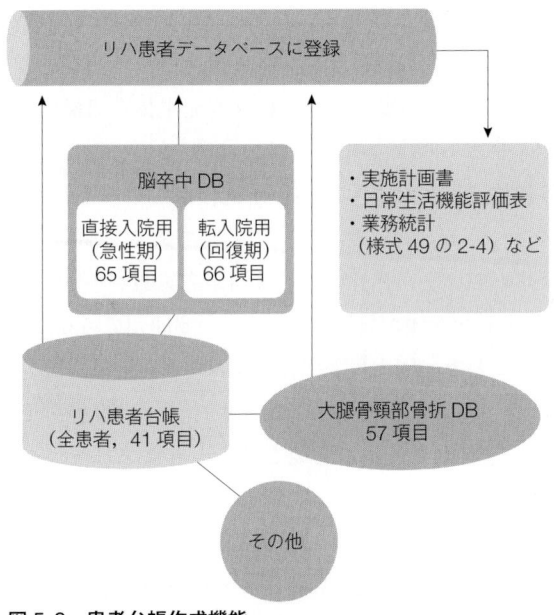

```
                    ┌─────────────────────────┐
                    │  リハ患者データベースに登録  │
                    └─────────────────────────┘
                         ↑           ↑
            ┌────────────────────┐   │
            │      脳卒中 DB       │   ・実施計画書
            │ ┌──────┐ ┌──────┐ │   ・日常生活機能評価表
            │ │直接入院用│ │転入院用│ │   ・業務統計
            │ │(急性期)│ │(回復期)│ │    (様式 49 の 2-4) など
            │ │ 65 項目│ │ 66 項目│ │
            │ └──────┘ └──────┘ │
            └────────────────────┘
                    ↑
         ┌──────────────┐  ┌──────────────────┐
         │ リハ患者台帳    │  │ 大腿骨頸部骨折 DB  │
         │(全患者, 41 項目)│  │    57 項目        │
         └──────────────┘  └──────────────────┘

                    ┌──────┐
                    │ その他 │
                    └──────┘
```

図 5-8　患者台帳作成機能

を加えることである．例えば，診療情報提供書や退院時要約を作成する機能や，各病院の患者データベース作成・分析機能などである[45]（図5-8）．また，長期的には，質の向上やエビデンスづくりへの貢献が期待できるので，登録施設には診療報酬での加算を認めることも考慮に値する．

第4に，電子カルテやDPC（Diagnosis Procedure Combination）など，電子化されているデータの活用である．これができれば，入力の二度手間が省けるため大きな省力化につながる．中期的には，厚生労働省が，医療の質評価が可能なデータベース構築をも目的としたDPCデータの項目選択をしたり，電子カルテ業者を巻き込んだデータ形式の標準化などが課題となってくるだろう．

第5に，その前提となるのが，多施設で使用できる標準化された評価尺度に代表されるデータの質にかかわる課題である[45]．データが病院間・

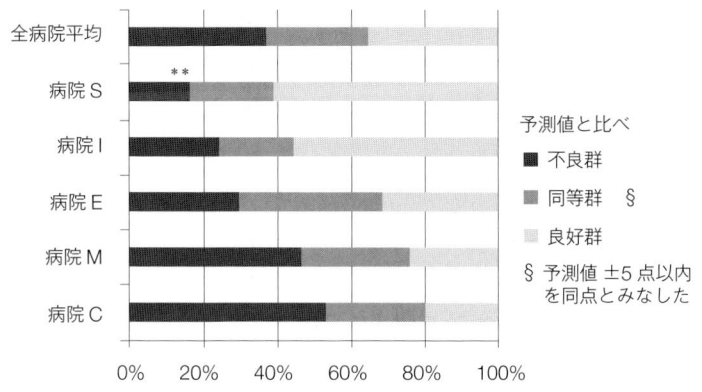

図5-9 治療成績の病院間比較（厚生労働科学研究費補助金「リハ患者DB」研究班, 2008）

**予測値と比べ不良群の患者割合が，全体に比べ有意に少ない（p＜.01）
30例以上のデータ提出があった5病院

凡例：予測値と比べ　不良群／同等群 §／良好群
§ 予測値 ±5点以内を同点とみなした

医師間でバラツキが出ないよう信頼性の高い尺度開発をするだけでなく，評価尺度の正しい使い方などデータの質を向上させるための研修なども海外では行われている．データ入力の次元でも欠損値や異常値のチェック体制，データクリーニングなどをどこが担うのかという問題もある．個人情報保護への配慮[50]も不可欠である．

3）データ収集後の活用

収集されたデータの活用目的・方法には，❶医学的なエビデンスづくりや❷医療の質モニタリング，病院へのフィードバックなどによる医療の質向上，❸合理的な診療報酬改定に向けた基礎資料づくりなどがある．

エビデンスづくりには，大学の枠を超えた学会などの主導が必要である．**図5-9**に一例を示すような臨床成績の評価結果のフィードバックによる診療の質向上のためには，信頼性と妥当性の高い臨床指標の開発や，フィードバックに必要な作業を担う強力な事務局が必要になる．診療報酬の改定の根拠づくりには，多数（理想的には全数）の患者のデータ登録が望ましい．

5. リハ医療の残された課題

　早期リハ不足，訓練量不足，専門医不足，回復期リハ病棟に代表される効果・効率のエビデンス不足，エビデンスを作るためのデータベースの開発など，多くの課題があることを述べてきた．本章で触れられなかったが，今後のリハ医療の質の向上のために必要と思われる課題をいくつか挙げておきたい．

脳卒中病棟（stroke unit）の整備
　脳卒中リハの日英米のガイドラインにおいて，推奨・勧告されているのは脳卒中（リハ）病棟（Stroke unit）である[43,60,61]．これは脳卒中患者を専門とする組織された（organized）病棟で，早期からのリハ，チーム医療，訓練量が多いことなどを特徴とする[43,60,61]．一般内科病棟でリハを受けた場合に比べて，機能回復や在宅復帰率，死亡率などの治療成績が優れていることが，欧米で多くの無作為化臨床試験（RCT）により検証され根拠（evidence）が確立している．経済的評価も行われており，平均在院日数が短縮する結果，脳卒中病棟において，治療成績を落とすことなく費用は抑制されることが報告されている[43]．わが国に導入・普及すべきは，エビデンスの確立した脳卒中病棟である．

　一方，日本の回復期リハ病棟には，レベルの高いものがある一方で低いものが混在しており，二極分化している．前節で紹介した分析では，非回復期リハ病棟と比べて，治療効果が大きいという知見は得られなかった．今後は，病院・病棟単位でデータを蓄積し，治療成績をモニタリングすること，より効果の大きい日本型脳卒中病棟の特徴を明らかにし，それを全国に普及することが必要である．

人材の確保
　早期からリハを開始し，訓練量が多いほうがよいことは，以前から指摘されていたにもかかわらず，状況は長い間改善していなかった．それ

は，診療報酬だけに理由があるのではなく，リハ分野の人手不足にも原因がある．例えば，診療報酬の上限を超えて訓練を行っている病院がある一方で，回復期リハ病棟の平均訓練量をみると3単位未満である．この背景には，現状ではPT・OTの養成が需要に追いついていなかったことがある．

　PT・OTが増えるだけでは，リハ医療の質向上はできない．プログラム，そしてリハ専門医が重要である．例えば，訓練が増えるほど治療成績が良くなる傾向はあるが，ある訓練により，すべての側面が長期にわたり改善するのではない．働きかけた側面・機能が選択的に，かつ一過性に改善することが多いと考えられる．言い換えれば，ある機能の訓練への偏重は，他の機能の回復をはかる訓練時間・チャンスを犠牲にすることでもある．つまり，QOL (quality of life) を改善しない訓練への偏重は無意味であるだけでなく有害でもある．その時期・段階の患者にとって，QOL向上に最も重要な要素を見抜きプログラムを立てることが大切である．それを行うのがリハ専門医を中心とするリハチームである．

　リハ専門医の養成も遅れている．日本の医学部をもつ80大学のうち，リハ科を標榜している所は26大学，リハ医学講座をもつのはその半分にも満たない[62]．これでは，リハ専門医をみたこともない医学生が大半であり，このままでは，今後も現在のような状況が続く可能性は高い．政府の政策によりすべての医学部でリハ医学教育がなされている韓国の例もある[62]．今後，さらに高齢者が増えることを考えると，リハ医学や多職種連携教育 (IPE) を学んだ医師養成の抜本的な強化策が必要である (第7章2節参照)．

終末期におけるリハ

　高齢者の心身の特性に応じた医療の1つとして，終末期ケアがある．終末期ケアにおいてもリハ医療は，不可欠な要素である．イギリスの多くの緩和ケアチームには，リハ専門職が参加している[63] (コラムp271参照)．日本でも「終末期リハビリテーション」[64]と題する本も出版されている．

　第6章でみるように今後，終末期ケアニーズが急増するにつれて，リ

ハ医学医療に対するニーズも急増する．量的に急増するリハ医学医療ニーズに応えるだけでなく，質的にも終末期ケアにおいて，より効果の大きいリハ医学医療のかかわり方を明らかにすることも課題となる．

おわりに

　リハは，医療と介護政策上，重要な位置を占めている．ここ10年間の変化を大局的に振り返れば，医療・福祉の財源の確保と機能分化は進み，回復期リハ病棟の導入で，回復期リハ医療の供給量は大幅に増えた．しかし，残されている課題も多い．現状では早期リハも訓練量も不足している．また，新たに導入された回復期リハ病棟は，交絡する因子まで考慮した分析では，期待されたような治療効果が確認されない．リハ医療の質を向上させるためのデータ・マネジメント・システムの開発は，始まったばかりである．

　脳卒中病棟普及と早期からのリハ開始，訓練量を増やすことによる効果については，すでにEBM（根拠に基づく医療）で明らかにされ，ガイドラインに明記されている．これらの推進は，もはや医学研究の課題でなく医療政策の問題である．また，優れた臨床・研究能力をもつリハ医療の担い手となる人材育成が不可欠であり，その抜本的強化が不可欠であることを強調したい．

文献

1) 医政局指導課医師確保等地域医療対策室：病院等における必要医師数実態調査の概況．厚生労働省，http://www.mhlw.go.jp/stf/houdou/2r9852000000ssez.html，2010
2) 高齢者介護研究会：2015年の高齢者介護．厚生労働省，http://www.mhlw.go.jp/topics/kaigo/kentou/15kourei/3.html，2003
3) 高齢者リハビリテーション研究会：高齢者リハビリテーションのあるべき方向．厚生労働省，http://www.mhlw.go.jp/shingi/2004/03/s0331-3.html，2004
4) 青井禮子，他：座談会 これからのリハビリテーション医療の課題と方向—高齢者リハビリテーション研究会の報告を踏まえて．社会保険旬報 2214：6-17，2004

5) 日本リハビリテーション病院・施設協会：地域リハの定義．http://www.rehakyoh.jp/data01.php, 2001
6) 厚生労働省老健局介護保険課：介護保険事業状況報告の概要（平成22年10月暫定版）．http://www.mhlw.go.jp/topics/kaigo/osirase/jigyo/m10/dl/1010a.pdf, 2010
7) 地域包括ケア研究会：地域包括ケア研究会報告書．厚生労働省老健局，http://www.mhlw.go.jp/shingi/2010/06/dl/s0621-5d.pdf, 2010
8) 老健局総務課：介護保険制度における第1号保険料及び給付費の見通し．http://www.mhlw.go.jp/houdou/2004/10/h1021-5.html, 2009
9) 厚生省：社会福祉基礎構造改革について（社会福祉事業法等改正法案大綱骨子）．http://www1.mhlw.go.jp/houdou/1104/h0415-2_16.html, 1999
10) 松嶋賢：障害者自立支援法による改革．総合リハ 34：719-729, 2006
11) 近藤克則：保健・医療・介護の半世紀．社会事業史研究 37：61-77, 2009
12) 脳卒中合同ガイドライン委員会：脳卒中治療ガイドライン 2009．脳卒中合同ガイドライン委員会，http://www.jsts.gr.jp/jss08.html, 2004
13) 近藤克則，他：脳卒中早期リハビリテーション患者の下肢筋断面積の経時的変化 廃用性筋萎縮と回復経過．リハビリテーション医学 34：129-133, 1997
14) 近藤克則：健側強化のための起立・歩行・階段昇降訓練．近藤克則，大井通正（編）：脳卒中リハビリテーション——早期リハからケアマネジメントまで，第2版．pp204-215, 医歯薬出版, 2007
15) 松田晋哉：DPCデータを用いた脳梗塞急性期リハビリテーションの現状分析．J Clin Rehabil（臨床リハビリテーション）19：607-611, 2010
16) 近藤克則：【医療改革時代におけるリハビリテーション】 回復期リハビリテーション病棟．総合リハビリテーション 32：305-311, 2004
17) 日本リハビリテーション医学会：リハビリテーション患者の治療効果と診療報酬の実態調査．日本リハビリテーション医学会，http://wwwsoc.nii.ac.jp/jarm/iinkai/shakaihk/shakhkhd.html, 2003
18) Jeong S, Kondo K, Shiraishi N, et al：An evaluation of the quality of post-stroke rehabilitation in Japan. Clinical Audit 20：59-66, 2010
19) Matsui H, et al：An exploration of the association between very early rehabilitation and outcome for the patients with acute ischaemic stroke in Japan：a nationwide retrospective cohort survey. BMC Health Services Research 10：213, 2010
20) Hasegawa Y, et al：The effect of weekends and holidays on stroke outcome in acute stroke units. Cerebrovasc Dis 20：325-331, 2005
21) 全国回復期リハビリテーション病棟連絡協議会：回復期リハビリテーション病棟の現状と課題に関する調査報告書．全国回復期リハビリテーション病棟連絡協議会, 2010
22) 近藤克則：教育講演 訓練量とリハビリテーションの効果．リハビリテーション

医学 41 : 849-853, 2004

23) AHCPR (Agency for Health Care Policy and Research) : Post-Stroke Rehabilitation. AHCPR Archived Clinical Practice Guidelines. Health Services/Technology Assessment Text (HSTAT). The National Library of Medicine (NLM), Bethesda, Maryland. 1995
24) Royal College of Physicians : National Clinical Guidelines for Stroke. 2nd ed, Royal College of Physicians, London, 2004
25) 脳卒中合同ガイドライン委員会:脳卒中治療ガイドライン 2004. 脳卒中合同ガイドライン委員会, http://www.jsts.gr.jp/jss08.html, 2004
26) Latham NK, et al : Physical therapy during stroke rehabilitation for people with different walking abilities. Arch Phys Med Rehabil 86 : S41-S50, 2005
27) Dromerick AW, et al : Does the application of constraint-induced movement therapy during acute rehabilitation reduce arm impairment after ischemic stroke? Stroke 31 : 2984-2988, 2000
28) van der Lee JH, et al : Forced use of the upper extremity in chronic stroke patients : results from a single-blind randomized clinical trial. Stroke 30 : 2369-2375, 1999
29) Langhorne P, et al : Physiotherapy after stroke : more is better? Physiother Res Int 1 : 75-88, 1996
30) 永井将太, 他:The Full-time Integrated Treatment (FIT) programの効果. 総合リハ 31 : 175-183, 2003
31) 才藤栄一, 他:FITプログラム—統合型高密度リハビリ病棟の実現に向けて. 医学書院, 2003
32) Singh NA, et al : A randomized controlled trial of progressive resistance training in depressed elders. J Gerontol A Biol Sci Med Sci 52 : M27-35, 1997
33) North TC, et al : Effect of exercise on depression. Exerc Sport Sci Rev 18 : 379-415, 1990
34) 近藤克則:回復期リハビリテーション病棟のインパクト—政策評価の立場から. リハビリテーション医学 41 : 214-218, 2004
35) 近藤克則:回復期リハビリテーション病棟. 総合リハ 32 : 305-311, 2004
36) 日本リハビリテーション医学会:リハビリテーション科専門医の関与の有無と患者のアウトカム—ADL改善度, ADL改善率および自宅退院率との関連. http://wwwsoc.nii.ac.jp/jarm/iinkai/shakaihk/shakhkhd.html, 2004
37) 日本リハビリテーション医学会:定期的カンファレンスの実施状況とリハビリテーション患者のアウトカム—ADL改善度およびADL改善率との関連. http://wwwsoc.nii.ac.jp/jarm/iinkai/shakaihk/shakhkhd.html, 2004
38) 全国回復期リハビリテーション病棟連絡協議会:病棟数・病床数資料. http://www.rehabili.jp/data/data.html, 2010

39) 筧淳夫,井上由紀子:回復期リハビリテーション病棟の現状—2002年調査結果.日本リハビリテーション病院・施設協会and全国回復期リハビリテーション連絡協議会(編):回復期リハビリテーション病棟—新しいシステムと運営のしかた.pp166-170,三輪書店,2003
40) 大島峻:回復期リハビリテーション病棟—現状と問題点.医学のあゆみ 203:693-698,2002
41) 日本リハビリテーション病院・施設協会,全国回復期リハビリテーション連絡協議会:回復期リハビリテーション病棟.日本リハビリテーション病院・施設協会,2003
42) Stroke Unit Trialists' Collaboration : Organised inpatient (stroke unit) care for stroke. Cochrane Database Syst Rev CD000197, 2000
43) Langhorne P, et al : Stroke Units : an evidence based approach. BMJ Books, London, 1998
44) Uniform Data System for Medical Rehabilitation : . http://www.udsmr.org/
45) 小林祥泰:脳卒中データバンク2005.中山書店,2005
46) 日本未破裂脳動脈瘤悉皆調査(UCAS Japan):日本未破裂脳動脈瘤悉皆調査(UCAS Japan).日本脳神経外科学会,http://ucas-j.umin.ac.jp/home.htm,2004
47) 田中幸太郎,有賀徹:頭部外傷に関するUpdateな知識1 データバンク.石田暉(編):ケアスタッフと患者・家族のための頭部外傷—疾患理解と障害克服の指針.pp15-17,医歯薬出版,2005
48) 須賀万智,他:ICU内院内感染による医療負担の評価.環境感染 19:389-394,2004
49) 河合直樹,他:2003/2004年シーズンのインフルエンザ全国他施設研究—予防・診断・治療に関するインターネットデータベース利用調査.日本医事新報 4204:26-32,2004
50) 松井利浩,當間重人:関節リウマチ 成因研究から治療の新時代へ 診療・研究支援システム.日本臨床 63:699-705,2005
51) 河口正雄,八木勝宏,木村暢孝,他:急性心筋梗塞患者の院内死亡における再灌流療法の効果—1999年度におけるHIJC多施設共同研究から.循環器科 50:504-509,2001
52) 中村幸夫:国立病院40施設による周産期統計(2000年).医療 55:375-381,2001
53) 近藤克則,他:エビデンスづくりに向けた大規模データバンクの可能性と課題.総合リハ 33:1119-1124,2005
54) 厚生労働科学研究費補助金長寿科学総合研究事業(主任研究者山口明) 平成17年度総括研究報告書:高齢者の地域リハビリテーション体制の構築に関する研究.2006
55) リハビリテーション患者データバンク:http://rehadb.umin.jp/,2007

56) 厚生労働科学研究費補助金長寿科学総合研究事業（主任研究者近藤克則）：リハビリテーション患者データバンク（DB）の開発に関する研究．2009
57) 日本脳卒中協会：脳卒中データバンク．http://cvddb.shimane-med.ac.jp/cvddb/default.htm
58) 日本リハビリテーション医学会：リハビリテーション患者データベース．http://square.umin.ac.jp/jarm-db/index.html, 2010
59) 池田俊也，他：わが国ではなぜエビデンスづくりがうまく進まないのか．EBMジャーナル 4：20-23, 2003
60) Stroke Unit Trialists' Collaboration : Collaborative systematic review of the randomised trials of organised inpatient (stroke unit) care after stroke. BMJ 314：1151-9, 1997
61) Stroke Unit Trialists' Collaboration : Organised inpatient (stroke unit) care for stroke. Cochrane Database Syst Rev CD000197, 2002
62) 佐浦隆一：JKJCRM2004日韓リハビリテーション医学合同カンファレンス2004報告．日本リハビリテーション医学会ニュース22号，2004年7月15日
63) 近藤克則：「医療費抑制の時代」を超えて—イギリスの医療・福祉改革．pp169-195, 医学書院, 2004
64) 大田仁史：終末期リハビリテーション—リハビリテーション医療と福祉との接点を求めて．荘道社, 2002
65) 国立社会保障・人口問題研究所：日本の将来推計人口（平成18年12月推計）．国立社会保障・人口問題研究所，http://www.ipss.go.jp/pp-newest/j/newest03/newest03.asp, 2006
66) 近藤克則：「医療費抑制の時代」を超えて—イギリスの医療・福祉改革．医学書院, 2004
67) 近藤克則：リハビリテーション医療の動向—医療と福祉の機能分化，回復期リハビリテーション病棟，診療報酬．総合リハ 35：975-980, 2007
68) 近藤克則，他：リハビリテーションにおける帰結研究—脳卒中を中心に．大規模データベースとデータバンク．総合リハ 36：23-27, 2008

第6章
エンド・オブ・ライフケア

Summary

　世界に先駆けて超高齢社会となった日本が，これから向かう先は多死社会でもある．年間死亡者数は，2000年の約100万人から，2040年には約166万人に達すると推計されている．質の高い終末期ケアを実現するために，われわれにできることは何か．第6章では，医療と福祉が連携して終末期に至るまでのケアの質を高めるマネジメントを考える．

　第1節では，全国の訪問看護ステーションを対象にした調査結果や終末期ケアの質の評価研究で明らかになった「質の低い在宅死」もある現状や，「家族の満足度」も「死亡場所」とは関連が薄いことなどをまず指摘する．加えて今後予想される一人暮らし・老老世帯の増加で，望んでも在宅での最期を迎えられない世帯が増えることから，在宅死にこだわった「在宅死至上主義」に陥るべきではないこと，病院でも在宅でもない選択肢を急いで整備すべきこと，どこで最期を迎えようともプロセスを重視した質の高いケアが追求されるべきことを述べる．

　第2節では，質の高い終末期ケアのマネジメントに向けた4条件—❶本人と家族の意思表示，❷ケアを支える介護力や社会的サポート，❸医学医療による緩和ケア，そして❹それらのプロセスの

マネジメントについて紹介する．第3節では，このようなマネジメントについての教育や多職種連携教育の必要性を指摘する．

多死社会で求められる質の高い終末期ケアを急いで整備するために必要なのも，現状やケアの質の「見える化」でありマネジメントの強化である．

1. 終末期ケアの現状

日本は高齢化がさらに進むにつれ，亡くなる方が増える社会になっていく．2008年には，約115万人の人が亡くなっていたが，30年後には，年間に約170万人が死亡すると推定されている．つまり，亡くなる方が1.5倍に増える．

医療職は，いのちを救うのが仕事だと教えられ，トレーニングされてきた．だから医療従事者の本業は，命を救うことであり，看取りは「やむを得ずする副業」くらいに思っている人がいるかもしれない．また，福祉職にとっても，今までは「医療職に任せておけばよい仕事」だったかもしれない．しかし，今の学生が中堅になる頃には，ずっと多くの看取りに立ち会うようになり，それは医療・福祉職の双方にとって「重要な仕事」の1つになる．

そこで本章では，終末期あるいはホスピス・緩和ケア（コラム参照）を狭く深く掘り下げるというよりは，超高齢社会に向かうやや長期的な視点と，やや広い視野から課題を考えてみたい．

まず，在宅や施設など，病院以外の場における終末期ケアが重要になっていく背景を検討し，筆者らが取り組んだ全国訪問看護ステーション調査からみえてきた課題を紹介する．それを通じて，最期の場所だけでなくそこに至るプロセスとケアマネジメントの重要性を明らかにしたい．そして終末期ケアの質を高めるための4条件と，それらを満たすた

column

用語の違いは？——終末期ケア, ホスピス・緩和ケア, エンド・オブ・ライフケア

　終末期ケア, ホスピスケア, 緩和ケア, エンド・オブ・ライフケアなどの多くの用語が使われている. これらは, それぞれどう違うのだろうか.

　「終末期ケア」あるいは「ターミナルケア」は, 終末（ターミナル, terminal）期に至るまでのケアを,「導入期」,「安定期」,「終末期」などに分けた時期区分に着目して生まれた表現である. さらに「終末期」の中で, いよいよ死期の迫った時期を「臨死期」と呼ぶ人もいる. そして亡くなられた後にもケアが必要だというので,「死後期」を位置づける場合もある. しかしこれだと, 終末期ケアあるいはターミナルケアが, 死を待つだけ, 最期のケア, という暗い響きを持ちがちである. また, もうできることがない段階での消極的ケアだと誤解を招きやすい. かつて大きな駅前にあった多くの「ターミナルホテル」が消えたのは, ターミナルという言葉が死を連想させるようになったからだという説もある.

　積極的なケア, 質の高い最期を目指すケアに相応しい名称が求められた. そう考えた人たちが, ホスピス運動を担っていたので「ホスピスケア」と呼ばれ出した. しかし, ホスピスというのはキリスト教の宗教色のある言葉だというので, それを避ける意味で「緩和ケア palliative care」という言葉が使われるようになった.

　エンド・オブ・ライフケア（End of Life Care）という新たな用語も登場してきた. そこに込められた意味は, 1つは, 対象者ががん患者だけではないことを明示しようというものである. WHOなどのホスピス・緩和ケアの定義でも,「がん以外の方も対象になる」と書いてある. しかし実態として, ホスピス・緩和ケア病棟で亡くなる方のほとんどは, がんの方である. とはいえ, がん以外の原因でなくなる人のほうが多く, その人たちに対するケアも重視されるべきだというわけである. もう1つは, 終末期でなく「より早い時期から」かかわるべきだという意味あいである. また「End」という言葉には, 映画の最後に出てくる「the end＝終」という意味だけではない深い意味がある. 辞書で調べると,「究極的な目的, 目標, 存在理由」という意味があるのだ. つまり, エンド・オブ・ライフケアとは,「人生の究極的な目的の実現を支援するケア」という意味になる. 身体的な痛みをとる技術やケアだけではなく, 心理・社会的, さらにはスピリチュアルな痛みをも対象とする, もっと広く深いケアなのだ. そんな意味を込め, エンド・オブ・ライフケアという言葉は登場した.

> 　私は，このエンド・オブ・ライフケアという新しい言葉に込められた意図には共感する．今後ますます重要になると考える．しかし，使ってみると長すぎていいにくく，かつ現時点では多くの人に馴染みがないのでいちいち説明が必要である．そのため今後，日本でどの用語が定着すべきなのか，していくのか，私には自信がない．言葉に込められた意図の違いを紹介しつつ，現時点では通りが良いと思われる「終末期ケア」という表現を，本書では主に使うことにした．

めに必要なマネジメントの視点やマネジメントができる人材養成について述べた後，今後のエンド・オブ・ライフケアの課題をまとめる．

変化していく終末期ケアのニーズ

死亡場所の変化

　日本人の死亡場所の推移を図6-1に示す．50年前には，在宅で亡くなっていた方が約8割で，病院・施設で亡くなった方は2割程度であった．それが，今では逆転し，在宅で亡くなる方が15％程度，病院が約8割となっている．もし，この構造が変わらないまま死亡者数が1.5倍になったらどうなるだろうか？

　今でも人口あたりのベッド数が少ない関東などでは，ベッド満床のために，ふだん外来にかかっている患者すら，急変時に他の病院へ紹介せざるを得ないことが起きている．そのような状況から，病院で亡くなる方が1.5倍に増え，最期の1～2か月を病院で過ごすとしたらどうなるだろうか．病院は救命救急を優先すべきところであるにもかかわらず，治療をすぐ始めれば助かる人が救急車で運ばれて来ても，「ベッドがないので他の病院に行ってください」というような事態が増える．このままでは，社会問題となるのは避けられない．

選択肢の拡大が必要

　では，在宅死を支援する方法を考えればよいかといえば，それだけで

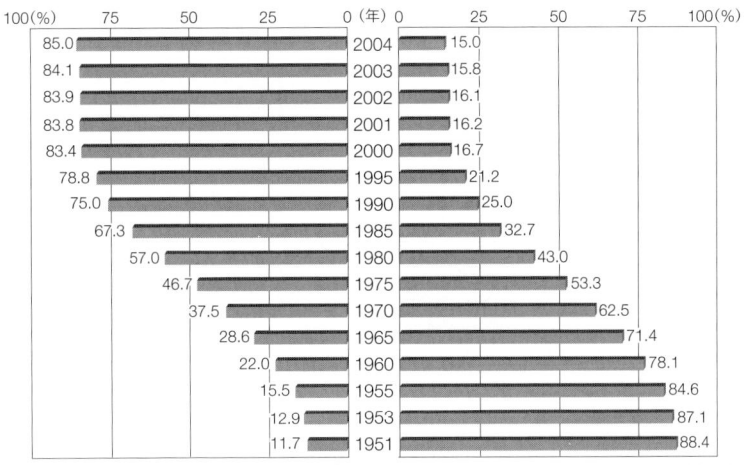

病院・診療所・介護老人保健施設・助産所・老人ホーム　　自宅・その他

病院等 (%)	年	自宅・その他 (%)
85.0	2004	15.0
84.1	2003	15.8
83.9	2002	16.1
83.8	2001	16.2
83.4	2000	16.7
78.8	1995	21.2
75.0	1990	25.0
67.3	1985	32.7
57.0	1980	43.0
46.7	1975	53.3
37.5	1970	62.5
28.6	1965	71.4
22.0	1960	78.1
15.5	1955	84.6
12.9	1953	87.1
11.7	1951	88.4

図 6-1　日本人の死亡場所の年次推移（厚生労働省大臣官房統計情報部人口動態調査/2004年）

は足りないことは明らかである.

「在宅死」を望む人は多いとしても，実際には在宅ケアを支える家族介護力が今後は低下するからである．今でも「老老介護」や認知症の人が認知症の人を介護する「認認介護」が問題となっている．例えば85歳の人の最期を，83歳の人が一人で看取ることは可能だろうか．つまり今後は終末期ケアの場として，病院でも在宅でもない選択肢の重要性が増す．

いま最期の場となっている「病院」と「自宅」以外に，第3の選択肢として「ホスピス・緩和ケア病棟」が増えている．しかし，一部のがん患者の受け皿にはなっているものの，それだけではとても足りない．第4の選択肢としての特別養護老人ホームなど高齢者福祉施設，第5の選択肢としての有料老人ホームやグループホームなど「自宅でない居宅」での看取りの体制を整えていく必要がある．

1. 終末期ケアの現状

がん以外の疾患へ

　従来，ホスピス・緩和ケア病棟といえば，がん患者が対象であった．しかし，これからはどのような疾患で亡くなる人に対しても，質の高い終末期ケアを提供することが求められる．増えてきたとはいえ，がんで亡くなる方は，全体の3割である．心疾患や脳卒中など，がん以外の病気で亡くなる人が7割を占めている．これまでの緩和ケアやホスピスには，がんの方に対するケア技術と経験が蓄積されている．今後は，がんだけでなく，それ以外の病気で亡くなる方についても，技術と経験を蓄積してケアの質を高めていくことが必要となる．

　以上みてきたように，今後の終末期ケアにおいては，病院から在宅や福祉施設へ，がんからすべての疾患へと，そのニーズの重心は移行していくと考えられる．

在宅での終末期ケアの課題

　まず，在宅での看取りに焦点を絞り，終末期ケアの課題を探ってみよう．

国民は在宅と病院のどちらを望んでいるか

　住み慣れた家で最期を迎える「在宅死」は，一般的には望ましいものとして捉えられている．2010年12月に公表された「終末期医療に関する調査」[1]（実施は2008年）では，自分が治る見込みがなく死期が迫っている（6か月程度あるいはそれより短い期間を想定）と告げられた場合の療養の場所について，一般国民5,000人（回答者2,527人）に聞いている．それ（図6-2）によれば，60％以上の国民が「自宅で療養したい」と回答している．しかし「自宅で最期まで療養することは実現可能か」という問いには，66.2％が「実現困難」と答え，「実現可能」と回答したのはわずか6.2％にまで減ってしまう．それに対し，看護師で37.3％，医師で26.0％の者は「実現可能」と回答しており，一般国民との間には認識のズレがある．

　医療の分野で働いている者の使命は，国民の誤解を解いたり医療ニー

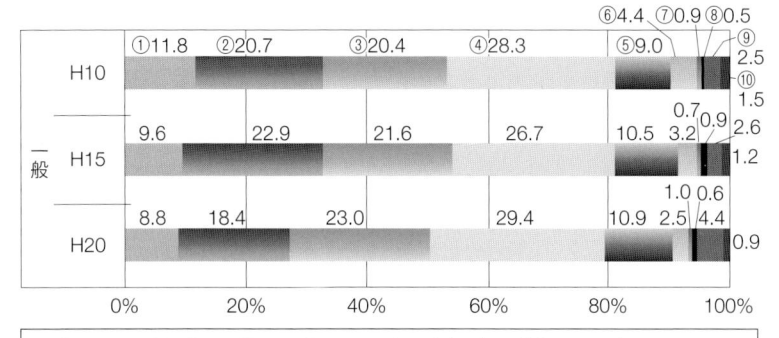

自分が治る見込みがなく死期が迫っていると告げられた場合の療養の場所

一般	①	②	③	④	⑤	⑥	⑦	⑧	⑨	⑩
H10	11.8	20.7	20.4	28.3	9.0	4.4	0.9	0.5	2.5	1.5
H15	9.6	22.9	21.6	26.7	10.5	3.2	0.7	0.9	2.6	1.2
H20	8.8	18.4	23.0	29.4	10.9	2.5	1.0	0.6	4.4	0.9

- ①なるべく早く今まで通った（または現在入院中の）医療機関に入院したい
- ②なるべく早く緩和ケア病棟（終末期における症状を和らげることを目的とした病棟）に入院したい
- ③自宅で療養して，必要になればそれまでの医療機関に入院したい
- ④自宅で療養して，必要になれば緩和ケア病棟に入院したい
- ⑤自宅で最後まで療養したい
- ⑥専門的医療機関（がんセンターなど）で積極的に治療を受けたい
- ⑦老人ホームに入所したい
- ⑧その他
- ⑨わからない
- ⑩無回答

図6-2　**終末期における療養場所の希望**（終末期医療のあり方に関する懇談会：「終末期医療に関する調査」結果について, http://www.mhlw.go.jp/stf/shingi/2r9852000000yp23-att/2r9852000000ypwi.pdf, 2010）

ズに応えることだろう．ならば，国民が望んでいる最期の迎え方が実現可能なのに困難な現状に対して，その原因をさぐりながら，ニーズに応えていく取り組みをすべきではないか．これが，筆者ら日本福祉大学「終末期ケア研究会」（当時，コラム「終末期ケア研究会10年の歩み」p268参照）が全国調査[2]を始めたときの課題問題であった．

訪問看護利用者の5割が在宅死

　同調査の結果から，どのように在宅での終末期を迎えていたのか，実情をみてみよう．この調査は，第1次調査で1999年当時の全国のすべて

の訪問看護ステーションに調査の協力をお願いし，協力を得られたステーションを対象に，第3次調査まで実施した．すると今までの通説とは異なる実態を示す貴重なデータが出てきた．このうち，まず第2次調査について紹介する．

協力を得られた全国856訪問看護ステーションから，3か月間に亡くなられた1,305人の個別事例の情報を寄せていただいた．平均年齢は82.8歳である．この調査の分析対象は，すべて訪問看護を受けていた方なので，いったんは在宅療養が可能であった人々であり，在宅ケアの条件に恵まれていた方々である．

「どこで亡くなっていたか」をみると，在宅死は50.4％であった．日本全体では約8割が病院で亡くなっている．しかし，訪問看護ステーションから訪問看護を受けていた方に限定すると，在宅ケアをしてくれる家族介護者に恵まれている方たちなので，在宅死が半数にまで増える．だが，見方を変えれば，介護力に恵まれている人たちでも，在宅死は5割にとどまり，残り半数は病院で亡くなっていた，ともいえる．

入院をして亡くなられた人の入院期間をみると，最後に短期間だけ病院に入院した人が多い．7日以内が全体の18.5％（入院した人の4割），1か月未満の人が14.3％で，1か月以上入院している人は全体の15.2％に過ぎない．

入院理由は医学的な理由

次に，どういう理由で入院をしたのかを，担当していた看護師に聞いた結果である．「介護疲れ」とか「もう面倒がみられないから」といった，いわば介護力の不足は19.1％で，一番多い理由は，「痛みが強くなった」，「呼吸苦が出た」，「急変した」などの病状によるもので全体の73.8％を占めていた．別の言い方をすれば訪問看護師が「入院をさせたほうがいいのではないか」と思うような場面で，入院させなければ在宅死は増える．かつて厚生労働省から，在宅死亡割合を高めることを目指す方向が出されたことがある．しかし，それが行き過ぎれば，なかには必要な医療を受けられずに在宅で死を迎える，つまり終末期ケアの質が

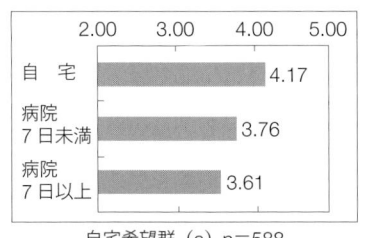

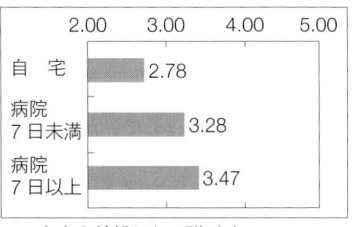

図6-3 介護者の希望場所別「家族の満足度」(宮田和明, 他:在宅高齢者の終末期ケア―全国訪問看護ステーション調査に学ぶ. 中央法規, 2004)

自宅希望群(a) n=588
- 自宅: 4.17
- 病院 7日未満: 3.76
- 病院 7日以上: 3.61

自宅を希望しない群(b) n=291
- 自宅: 2.78
- 病院 7日未満: 3.28
- 病院 7日以上: 3.47

下がるケースが出てくる可能性がある．

自宅で看取ることを「希望する」と「希望しない」の率は2対1

　人を看取るというのは，医師，看護師にとっては日常的なことかもしれないが，一般の人にとっては自分の家の中で人が死ぬ，そしてそれに立ち会うということは非日常である．在宅ケアをしている介護者においても，それに対して心の準備ができている人ばかりではなかった．ご家族が「最期を自宅で看取ってあげたい」と希望していたのは588人で，291人は自宅で看取ることを希望していなかった．それはおよそ2対1の割合であった．先に紹介した調査[1]でも，60％以上の国民が「自宅で療養したい」と回答したが，その内訳をみると「自宅で最後まで療養したい」と回答した者の割合は全体の10.9％にとどまり，52.4％は，自宅での療養を希望するが，必要になれば医療機関や緩和ケア病棟を利用したいと回答している．

　医療従事者やケアマネジャーは，在宅療養を支えている家族介護者だからといって，最期まで看ることを望んでいると決めつけることなく，「このご家族はどうなのか」と，個別にアセスメントする必要がある．最期まで在宅なのか，それとも最期は入院・入所なのか，その家族介護者のニーズに基づいて，ゴールを設定すべきことがわかる．

希望場所で異なる在宅死の「満足度」

　ご家族がどこで看取ることを希望されていたのか，その場所別にご家族の満足度を比較してみた（図6-3）．終末期の評価は，医療専門職の視点だけですべきではないだろう．そこで担当看護師の意見だけでなく，亡くなった方のご遺族の視点による評価も併用したいと考えた．しかし，亡くなられた直後にお尋ねするのは倫理的に問題があると考え，第2次調査では担当の看護師に「ご家族の満足度」を推定してもらった．できるだけ根拠に基づいて推定してもらおうと，判断した根拠となる，ご家族の具体的な発言も書いてもらった．そして，1年後の第3次調査で，1周忌を迎えられたご遺族を訪ねてもらい，ご遺族に当時を振り返って回答していただいた．第2次調査の看護師による評価と第3次調査のご遺族による評価で，満足と回答した者は7～8割で一致していた．この第2次の看護師に推定してもらった「ご家族の満足度」を使って，それが高いのは，自宅で亡くなっている場合か否かを分析した．その結果，ケースバイケースということが明らかになった．

　図6-3aをみると「家族が自宅で看取ってあげたい」と思っていた場合には，望んでいたとおり自宅で看取れると，5点満点に対して4.2点と満足度が高かった．一方，非自宅（病院とごく一部施設）で亡くなられた場合，「自宅で看取ってあげられなかった」という悔いの気持ちが高まるのか，7日未満の入院で3.8点，7日以上の入院では3.6点と，満足度は低くなっていた．一方，図6-3bの「ご家族が自宅で看取ることを希望しない」291人の場合は全く逆の結果であった．この中には，急変例が含まれることもあり，自宅で亡くなったことがご家族にとって負担になっていた可能性がある．むしろ長期間の入院を経て病院で亡くなられた方が，ご家族にとっては心安らかに見送ることができたのか「満足度」が高かった．

家族の満足度を高める因子

　「家族の満足度」と関連する因子にはどのようなものがあるのだろうか．いろいろな要因がかかわるので，重回帰分析という多変量解析の手法を

表6-1 「家族の満足度」の規定因子

	偏標準回帰係数	p
望みの実現度	0.338	<.001
家族へのケア	0.196	<.01
臨死期の症状出現	0.184	<.01
医師の姿勢が積極的	0.158	<.01
年齢	0.152	<.01
意思の揺らぎ	−0.132	<.05
死亡場所	−0.032	NS
介護者の希望通り	0.101	NS

重相関係数 $R = 0.643$, $R^2 = 0.414$, $p < 0.001$
NS：有意でない

(宮田和明,他：在宅高齢者の終末期ケア—全国訪問看護ステーション調査に学ぶ.中央法規,2004)

用いて分析した.これによって,他の要因の影響を一定とした場合に,着目する因子と「家族の満足度」との関連の大きさをみることができる.**表6-1**に示した係数の大きいものほど,関連が大きかった要因である.

(1) 本人の希望を実現する一番上にある「望みの実現度」とは,例えば「家に帰って風呂に入りたい」,「もう一度お寿司を食べたい」など,ご本人が口にしていた望みを実現してあげられたという意味である.そのような場合に,係数が最も大きいので,満足度との関連が一番強かったことを意味する.

(2) ご家族へのケアと臨死期の症状：2番目は,看護師が振り返って「ご家族へのケアをいろいろできた」と評価した場合である.3番目は,臨死期の症状があった場合である.「いよいよ最期の時は近い」とわかると,ご家族も心の準備をする時間ができ,受け入れられるのだろう.

(3) 医師のかかわりかたも大切：担当した医師の中には,在宅で看取るという選択肢に対して「とても前向きな先生」もいれば「すぐに病院に入れてしまおうとする先生」もいる.そこで,担当看護師に,担当した医師が在宅での看取りに対して「積極的な医師」

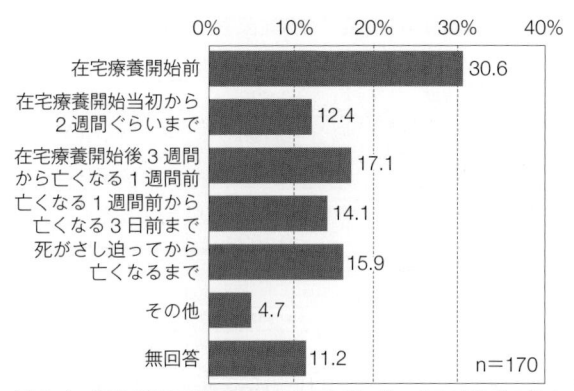

```
                    0%   10%  20%  30%  40%
       在宅療養開始前 ████████████████ 30.6
在宅療養開始当初から
    2週間ぐらいまで ██████ 12.4
在宅療養開始後3週間
から亡くなる1週間前 ████████ 17.1
  亡くなる1週間前から
    亡くなる3日前まで ███████ 14.1
     死がさし迫ってから
         亡くなるまで ████████ 15.9
             その他 ██ 4.7
             無回答 █████ 11.2        n=170
```

図6-4 揺らぎや不安の時期（宮田和明，他：在宅高齢者の終末期ケア―全国訪問看護ステーション調査に学ぶ．中央法規，2004）

か「消極的な医師」かを評価してもらった．その結果，医師が積極性であるほど「ご家族の満足度」は高かった．ご家族が受け止める印象とか満足度などに影響を与えている様子がうかがえる．他には，高齢になるほど「天寿を全うした」ということなのか，受け入れが良くなっていた．また，ご家族の「在宅での看取りの意思」が揺らぐ場合がある．そのような場合には，（係数がマイナスなので）「ご家族の満足度」は下がっていた．

死亡場所は「家族の満足度」に関連しない

ここまでは関連がみられた因子である．しかし，次の「死亡場所」，つまり自宅で亡くなったのか，病院だったのかについては，統計学的に有意な関連はみられなかった．つまりこの調査では，死亡場所が自宅でも病院でも「ご家族の満足度」で評価した終末期の質とは関係がないと言える．

在宅死を追求するのは，それを望む国民が多く，それが質の高さを意味する場合だろう．今回の調査結果のように，死亡場所が終末期の質と関連がないとしたら，在宅死を追求する意味は，どこにあるのだろうか．

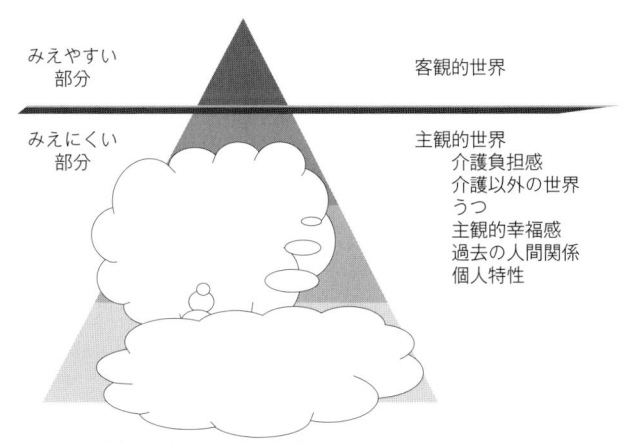

図6-5 **客観的世界と主観的世界**（宮田和明, 他：在宅高齢者の終末期ケア―全国訪問看護ステーション調査に学ぶ. 中央法規, 2004）

図中ラベル：
- みえやすい部分 / 客観的世界
- みえにくい部分 / 主観的世界
  - 介護負担感
  - 介護以外の世界
  - うつ
  - 主観的幸福感
  - 過去の人間関係
  - 個人特性

在宅療養の開始前からの支援が重要

　病棟で働いている医師・看護師の中には「在宅ケアにかかわっていない」と考えている人がいるかもしれない．しかし第3次調査で，ご遺族に尋ねた結果をみて欲しい．ご家族に，「振り返ってみて一番心が動揺した時期，不安を抱えた時期はいつですか？」と聞いた結果である（**図6-4**）．すると，意外なことに，それは亡くなる直前ではなかった．実は在宅療養を開始する前であった．病棟の主治医から「ボツボツ退院ですよ」と言われ，家に連れて帰ろうかどうか悩んだ時期である．病棟から在宅に送り出す退院前に，家族は最も支援を必要としている．

専門職にはみえにくい世界もある

　もう1つ，ご遺族に対する第3次調査の結果で興味深かったのは，専門職がみている世界と家族介護者がみている世界は，どうやら違うということである．それを雲がかかった山に例えたイメージにして**図6-5**に示した．言うならば，看護師がみているのは，雲の上から顔を出しているみえやすい世界である．それに対して，雲に隠れてみえにくい部分も

ある．具体的には，介護者，ご家族の主観的な世界などである．例えば，介護者には介護負担感だけでなく，介護以外の時間あるいは介護に至るまでの家族の歴史があり，介護は介護者の生活や心の中のすべてを占めていない．介護以外の時間や部分がある．自由記述をみてみると，過去の人間関係にかかわる記述が多く，その影響の大きさがうかがわれた．「困っていたとき，助けてくれたお舅さん」とか，逆に「この姑には複雑な感情が…」とか，尋ねれば聞かせてくれる場合もあるが，外からはみえにくい部分であることには変わりはない．

　一方，専門職が何に着目して「ケアの質が高かった」と評価しているかをみてみると，予後予測があたったとか，最期が希望していた場所だったなど，みえやすい部分であった．しかし，ご家族は別のところに着目して納得していたり，悔いを残したりしている．専門家による論議や評価だけでは，ケアの質の一面を捉えているに過ぎないことに気をつけなければならない．

プロセスの重要性

「家で死んだ」だけでは質の高さを意味しない

　この調査結果からは，「在宅死は質が高い死なのか」という問いに対して，「家で死んだかどうかだけでは，質の高さは決まらない」といえそうである．なぜならば，「入院が必要」と担当看護師が判断する医学的な理由があるのに，入院させずに家で看取った場合も質が高いといえるか？　必要な医療が受けられていたのか？　という疑問が湧く．また，多変量解析の結果でも，死亡場所は「家族の満足度」と関連を示さない．さらには，退院前の在宅療養開始前に，家族は最も心が揺れている．これらの事実を踏まえると，単に「家で死んだから良かった」と評価するのは，あまりに単純すぎる．むしろ退院前から最期までの「プロセスの質を問うこと」の重要性が浮かび上がってきた．

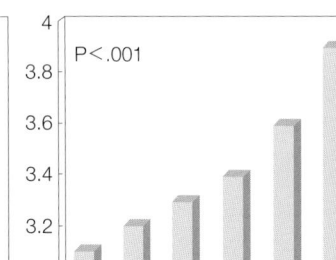

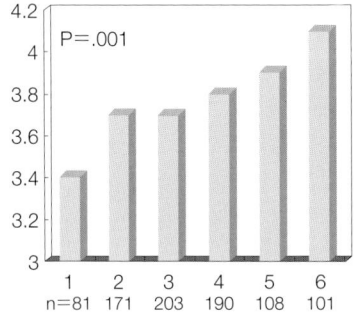

図 6-6　ケアマネジメント実施度別「プロセスの質」「介護者満足度」（宮田和明，他：在宅高齢者の終末期ケア—全国訪問看護ステーション調査に学ぶ．中央法規，2004）

丁寧なケアマネジメントがケアの質を高める

　ではプロセスの質を高めるには，具体的にはどうすればよいのだろうか．筆者らは，その手がかりはケアマネジメントにあると考えた．ケアマネジメントは，介護保険で導入されたが，終末期ケアにおいても，応用可能な技術である．この調査では，担当の看護師に，ケアマネジメントの6段階のステップ—❶アセスメント，❷ゴール設定，❸ケアプランの作成，❹デス・エデュケーション，❺サービス利用後の再調整，❻ゴール変更の必要性の検討—について，これらのうちいくつを実施できたかを尋ねた．また，先に紹介した「家族の満足度」の他に，担当看護師自身に振り返ってもらい，「死および死に至るプロセスの質」も評価してもらった．その結果，図6-6のように，プロセスの質も「家族の満足度」も，きれいに右肩上がりになった．つまりケアマネジメントのプロセスを丁寧に実施できたケース（横軸の数字が大きい）ほど，看護師は「プロセスの質」も「ご家族の満足度」も高かった．それに対して，ケアマネジメントの6つのステップを十分に踏めなかったケースでは低かった．

ケアマネジメントで在宅死は増える

　イギリスでの研究にも，ケアマネジメントを導入したら在宅死が増え

たという研究がある．これはケアマネジメントの効果を実証したことで有名なケント大学（当時）のチャリス教授らによるものである．彼らは，福祉サービスだけではなく，医療サービスも合わせてマネジメントしたら，どのような効果があるかという実証研究もしている[3]．

似た属性をもつ28人ずつの2群に分けてケアマネジャーを配置した群としなかった群の2群間で比較した．すると，1年後に家にいた人は，ケアマネジャーがいた群では18人であったのに対し，ケアマネジャーがいない群では6人しか家にいなかった．ケアマネジャーが医療も福祉サービスもマネジメントすると，家にいられる可能性が3倍になったのだ．一方，亡くなった人は8人と7人とほぼ同じだった．ただし，ケアマネジャーを配置しなかった群で亡くなった7人中，在宅でなくなったのは3人だけで4人は施設と病院で亡くなっていた．それに対して，ケアマネジャーがいた群では，8人全員が在宅で亡くなっていた．つまり，十分な介護サービス，医療サービスを受けられる条件下で，質の高いケアマネジメントが行われれば，死亡率までは下がらないが，在宅での看取りを可能にしたと解釈できる．

これらの調査結果を踏まえて，筆者らの終末期ケア研究会では，終末期に使えるケアマネジメントツールの開発にも取り組み，その成果は「高齢者の終末期ケア―ケアの質を高める4条件とケアマネジメント・ツール」[4]にまとめた．

チャリスらの研究はエビデンスレベルが比較的高い準実験的な方法による介入研究ではあるが，対象者数が多いとはいえない．また日本の在宅医療・介護サービスの水準とケアマネジメントでも，効果があるか否かまではわからない．今後，日本の条件下でも，質の高いケアマネジメントを行うことで，最期を在宅で迎えることを希望している人が，その希望に沿う形の死を迎えられるようになっているのか，検証が望まれる．

在宅死至上主義を超えて

在宅死は選択肢の1つ

　家族による評価と看護師による評価の間で，ズレが目立ったのは，在宅でみていた患者が入院して死亡した場合に，看護師が在宅ケアの失敗であるかのように低く評価してしまう傾向であった．しかし，家族の中には「最後入院させていただけたので，数日間を介護に追われることなく，ゆっくりと故人と話しながら過ごすことができました．入院させていただいて本当にありがとうございました」などと，書かれたケースもあった．ご家族が「家で1人で看取るのは怖い．最期は病院に入れたい」と望んでいる場合には，病院という選択のほうが質が高いケアとなる場合もある．つまり在宅死はいかなる場合でも質が高いのでなく，家族がそれを望んでいる場合に限って最善となる「選択肢の1つ」なのだ．

　また，少し長期的にみるとすべての希望者を看取りのために入院させられるような病床確保は，難しくなるであろう．これからの日本に必要なのは，在宅はもちろん，福祉施設（特別養護老人ホームやグループホームなど）も含め，いろいろな選択肢を用意すること，そして，どこで死ぬことを本人や家族が選択した場合にも，質の高い終末期ケアを保障するプログラムの開発とそれを担える人材の養成である．

「結果」だけでなく「プロセス」も重視を

　全国調査に取り組み始めた時点では，「病院死より在宅死は（ほとんどの場合）良いものだ」と，筆者も思っていた．いわば「在宅死至上主義」である．しかし，調べてみると，実際には医療の貧困としての在宅死もあり，最期を迎えた場所が家か病院かという「結果（アウトカム）」は，必ずしも終末期ケアの質を反映するとは限らないことが判明した．むしろプロセスにおいて，退院時の家族の不安や揺らぎを支え，ご本人の望みや家族介護者の思いが受け止められ実現できたかなど，丁寧なケアマネジメントがなされることのほうが，ケアの質をより高めうる．プロセスを評価することなしに，死亡場所だけをみて「病院でなく家で死ねたか

らすばらしい」というのは，かえって危険な場合すらあるのだ．

世論調査をみても，「最期まで自宅」を希望する人は約1割である．いったんは自宅で療養して，必要になったら入院することを希望する人は，その5倍以上いる．その人たちに，医療職の「在宅死はすばらしい」という信念を（語るのはかまわないが）押しつけてはいけない．その意味で，「在宅至上主義」は超えられなければならない．

終末期ケアの質は死亡場所だけでは決まらない．プロセスが重要なのだ．

2. 質の高い終末期ケアのマネジメントに向けて

ここまで述べてきたことは，終末期ケアのニーズが急増していくこと，終末期ケアを受ける場の選択肢を増やすことが必要であること，一般に望ましいとされてきた在宅死にもケアの質の高さを意味しない場合があること，アウトカム（どこで亡くなったか）よりプロセスの質がむしろ重要であること，終末期におけるケアマネジメントのレベル向上と普及，その効果の検証などが必要であること，今後は在宅死至上主義を超えることが課題となることであった．

これらの課題を克服していくには，何が必要だろうか．現場での熱心で献身的な実践の積み重ねで，自ずと解決に向かうものなのだろうか．私にはそうとは思われない．時間が十分にあるのであれば現場の努力に委ねても良いかも知れない．しかし，時間的な余裕がそれほどあるとも思えない．専門医を育てるには10年かかり，その前に専門医が学ぶべき中身を吟味して研修プログラムをつくり全国に広げる必要がある．それにも10年単位の時間が必要だろう．しかも，そのためには，このような本格的な対策を行うことへの合意や財源確保が必要であり，それには大きなエネルギーと時間が必要である．

そう考えると，あるべき姿を考えて共有し，それを実現する道筋（戦略）をつくり，必要なものや手立てを準備していく，そんな意図とマネジメ

ントが重要となる．そこで，本章の後半では，❶今後，追求されるべき質の高い終末期ケアの4条件を考え，❷それを普及するために必要なマネジメントの視点や❸マネジメントができる人材養成について考えたい．

質の高い終末期ケアの4条件

まず，どのような終末期ケアが提供されるべきであろうか．終末ケア研究会では，病院や在宅だけでなく，特別養護老人ホームやグループホームなどの福祉施設まで，どこであっても共通する質の高い終末期ケアの条件を探るため，いろいろな場所における終末期ケアの事例検討を重ねてきた．それらの中で引き出し，検証を加えてきたのが，質の高い終末期ケアの4つの（必要）条件である．それは，❶本人と家族の意思表示，❷ケアを支える介護力や社会的サポート，❸医学医療ケア，そして❹ケアマネジメントの4つである．

詳しくは，既に出版されている書籍[2,4]をみていただくとして，ここでは，これらを簡単に紹介し，それに沿って課題を考える．

◉本人と家族の意思表示

第1の条件は，本人や家族の明確な意思表示があること，である．ご本人やご家族が，効果があまり期待できない延命処置を望まない場合でも，その意思表示がなければ，医療職としては延命処置や入院を検討せざるを得ない．

先の全国調査の第2次調査では，「自宅で死にたい」という本人の意志表示があった者は約25％で，そのうち文書で示していた人はわずか0.5％であった．しかし，第3次調査でご遺族に聞いてみると，8割弱の家族が本人の「自宅で死にたい」希望を知っていた．つまり，支援する側が，本人・家族から意志を引き出す努力が足りていない実態があった．

終末期ケアにおける治療方針の選択には特有の難しさがある．患者さんの数だけ多様な選択があって，しかも，やり直しがきかない．残された家族にとっては「あの選択でよかったのか」という悔いが残りやすい．唯一の正解がないからだ．

そこで最近では,「死」についてご本人とご家族とが話し合うきっかけづくりとして,福祉施設においても,リビングウィル(生前意思表示)やアドバンスド・ディレクティブ(事前指示書)を入所時に提出してもらう所が出てきている.本人を交え,最善の方法について話し合いを重ねていたことで「できる限りのことはした」という思いをもつ家族は増えると考えられる.

ケアする側も家族も,どこでどのようなケアの仕方をすべきか迷うのが終末期である.ゴールとプロセスの両面において,ご本人・家族から,明確な意思表示があると,ケアがしやすくなる.

● ケアを支える介護力や社会的サポート

2つ目の条件は,ケアを支える介護力や周りの人からのサポートが得られることである.すでに老老介護という問題を抱えた日本では,「同居している介護者」だけでは介護できないことが増えている.一方,残り6か月など期間が限られると「協力できる」,「協力したい」という「同居していない家族」や「もう一度会いたい友人」がいることがある.その人たちの協力を引き出すことは,介護する人手が増え,介護者を支えるという意味でも,ケアの質が上がる.それだけでなく「貴重な最期の時間を一緒に過ごせた」,「思い出を語り合った」,「胸に引っかかっていた思いを伝えた」など,残される側にとっても死を受け入れやすい貴重な時間や経験になる.

家族や友人などインフォーマルなサポートとよばれるものだけでは足りないことが増えている.その場合に,下支えするのがフォーマルなサポートとよばれる専門職による介護サービスである.介護保険でも,がんについては終末期の介護サービス利用が可能となったが,イギリスのマリー・キューリー(Marie Curie)財団が夜間に派遣してくれる看護師のような,短期集中型の手厚い看護介護サポート体制などを,今後日本のどこでも利用できるよう普及が望まれる.

表 6-2　居所別の身体症状・状態の比較

人（%）

項　目	緩和ケア病棟 （n＝18）	在　宅		
		全病名 （n＝37）	がんに限定 （n＝31）	がん・ADL 限定（n＝21）
1. 痛みのコントロール 　（痛みなし・適切）	17 （94.4）	23 （62.2）	19 （61.3）	13 （61.9）
2. 咳・痰の咯出（問題なし）	15 （83.3）	16 （43.2）	12 （38.7）	8 （38.1）
3. 労作時の息切れ（問題なし）	14 （77.8）	13 （35.1）	10 （32.3）	6 （28.6）
4. 口腔内乾燥（問題なし）	17 （94.4）	19 （51.4）	15 （48.4）	12 （57.1）
5. 不穏（問題なし）	18 （100）	28 （75.7）	22 （71.0）	15 （71.4）
6. 易疲労感（問題なし）	10 （55.6）	7 （18.9）	5 （16.1）	4 （19.0）

※在宅内の ADL は「尿失禁のない者」に限定
（杉本浩章，近藤克則，他：緩和ケア用 MDS-PC 日本語版の信頼性と有用性．病院管理 44：243-250，2007 より作成）

column

MDS-PC（Palliative Care）で評価した終末期ケアの質

　MDS-PCとは，介護保険のケアマネジャー研修などで使われているミニマム・データ・セット（Minimum Data Set, MDS）と呼ばれるアセスメント・ツールの緩和ケア（Palliative Care, PC）用のものである．MDS-PCには，生物―心理―社会―スピリチュアルな側面までカバーする評価項目があるが，在宅ケア（Home Care）版（MDS-HC）が約300項目あるのに対し，その6割程度の約170項目に抑えられている．基本情報，現在受けているケア，痛みなどの症状，認知能力とコミュニケーション，気分，ADLなどの項目からなる．そして必要になったら経管栄養や人工呼吸器を希望するか，さらに得られる社会的サポートなども評価する．

　この日本語版の信頼性と有用性を検証した[1]．病院，ホスピス，特養，老健，訪問看護ステーション合わせて27事業所にご協力をお願いし，余命半年と思われる方71人について評価していただいた．その結果，がん患者に限定して分析しても，労作時の息切れがあった人の割合は，ケアを受けていた場所によって異なっていた．ホスピス・緩和ケア病棟では，息切れがあって苦痛だという方は1割ぐらいと少なかった．一方，在宅では，3割の方に苦痛な息切れがあった．口腔内乾燥を見ても，ホスピス・緩和ケア病棟では，5％に対し，在宅では3割と，明らかに差があった．

> 　ホスピス緩和ケア病棟と在宅とでは，専門職による24時間ケアと，多くの時間を家族だけによるケアに依存しているなどの違いがある．したがって，この結果だけで在宅ケアにかかわる専門職の技術レベルが低いことにはならない．しかし，苦痛を感じている患者が多いという意味で，在宅における終末期ケアには改善の余地がある．ホスピス緩和ケア病棟に蓄積されている緩和ケアや医療技術のうち，可能なものを在宅でも利用すれば苦痛が減らせる可能性が示唆される．
>
> 1) 杉本浩章，他：緩和ケア用MDS-PC日本語版の信頼性と有用性．病院管理 44：243-251，2007

●医学医療ケア

　3つ目の条件は，過不足なく必要な緩和医学・医療的ケアが受けられることである．緩和ケア用のアセスメントツールMDS-PCを使って調べてみると，在宅では緩和ケア病棟に比べ「痛みのコントロール」や「労作時の息切れ」などに問題があることがわかった（コラムMDS-PCで評価した終末期ケアの質参照）[5]．緩和ケア分野で蓄積されてきた医学・医療技術で解決できるのに，それが在宅では十分普及していない可能性がある（表6-2）．日本では緩和ケアを専門とする標榜科はないため，その技術をもって診療にあたっている医師数すら厚生労働省にもわからないという．専門医を養成することが期待される医学部に緩和ケアだけを専門とする教授はきわめて少ない．

　そして福祉施設で看取りが進まない理由として挙げられているのは，緩和ケアの専門医療以前の，一般的な医療体制の不足である[6]．

●ケアマネジメント

　4つ目は，以上の3つの条件―❶本人・家族の意志や思い，❷ケアを支える介護力や社会的サポート，❸緩和医学・医療的ケア―を引き出して，ニーズ（❶）と資源（❷，❸）を結びつけるケアマネジメントである．それは，死別後の悲しみに対するグリーフケアやボランティアの組織な

ども含まれる広義のものである．そして，要素的なケア手法やツールの開発だけでなく，それらを組み合わせてプログラムに練り上げること，それらの普及・担い手の育成のための研修プログラムなども必要になる．

マネジャーの役割

　医療・福祉チームに限らず，共通の目標に向かって連携して仕事をする際には，マネジャーの存在と果たすべき役割は大きい．医療においては医師がその役割を担うとされてきたが，今後病院以外の場における看取りが増えれば，医師以外の職種がマネジャーを務める機会が増えるだろう．例えば，福祉施設において，入所者の日常生活を支え，本人・家族の思いや社会的サポートの資源を一番知っているのは，たまに訪れる嘱託医ではなく，福祉職である．その現実を反映して，終末期ケア研究会には，病院や在宅だけでなく，特別養護老人ホームやグループホームなどの福祉施設の職員やマネジャーが熱心に参加してくれている．研究会に参加し共に考えてくれた，あるグループホームのマネジャーがいた．そして，ある入所者が終末期になった際に，紹介した4つの条件を意識しながら看取りのプロセスをマネジメントした経験を聞く機会があった．印象に残ったある事例[4]を紹介しながら，マネジャーの役割を考えてみよう．

●あるグループホームにおける事例

　そのグループホームを経営している法人の特別養護老人ホームでは，本人・家族に「事前指定書」を書いてもらう先駆的な取り組みをしていた．これは入所者が元気なうちに，「最期はどこで迎えたいか」，「入院を希望するか」といったことについて，尋ねて記録に残しておくものである[4]．入所時には「わからない」に○をつける例も少なくないが，それでも構わない．年に一度，本人と家族とで話し合ってもらい，その結果を書面で残す．もちろん，気持ちが変わったら，いつでも変更できる．大切なのは，"いよいよ"という状況になってからではなく，まだ元気なうちに，そう考えた理由なども聞いておくことだ．そのグループホー

ムのマネジャーは，特別養護老人ホームでの取り組みを参考に「事前指定書」を，グループホームにも取り入れていた．これは第1条件の「本人と家族の意思表示」にあたる．

時々来ていたAさんの家族は，Aさんと話し合って，事前指定書に，「いざというときでも，入院したくない」と書き残していたという．グループホームの職員のほとんどは，終末期ケアの経験に乏しかったが，日常生活を支えるケアについては熱心に取り組んでいた．これは，第2条件の「ケアを支える介護力や社会的サポート」が満たされていたことを意味する．

そのグループホームの嘱託医は，医療的なケアを重視する医師だった．だから，終末期が近づいてきたとき，「入院させるべきだ」といったという．そのとき，役立ったのが事前指定書である．グループホームのマネジャーが「入院したくない」というAさん本人と家族の意志を医師に伝えた．医師は，今まで終末期ケアをした経験のないグループホームで看取ることに躊躇した．その時マネジャーが医師に伝えたのが，Aさんと家族が「入院したくない」とした理由であった．Aさんは，しばらく前に入院した経験があった．認知症があったためであろうか，抑制され惨めな思いをした．Aさんだけでなく，家族もその姿をみていてつらかったという．その経験と，Aさんと家族の明確な意志を聞かされた医師は納得して「入院はさせないで，グループホームでできる限りのケアをしましょう」といってくれた．住み慣れた「グループホームで最期を看取る」という目標・ゴールを，本人・家族，福祉職であるグループホームのスタッフ，そして医師も共有できたのである．

この事例が教訓的なのは，先に挙げた4つの条件がクリアされている点である．第1に本人・家族の意思表示があり，第2に介護スタッフならびに家族による支えがあった．第3に嘱託医による医学医療的ケアもあった．このケースでは望まれていない入院という「過度な医療」でなく，「グループホーム内でできる範囲の医療」という過不足のないものであった．第4に，ニーズがアセスメントされ，グループホームで看取るというゴールが設定され，それが共有されて，入院医療はしないとい

う方針を含め，必要なケアがマネジメントされていた．そして，これらが揃っていたがゆえに，経験の乏しいグループホームでの看取りにはじめは消極的で入院を薦めていた医師も「グループホームで看取る」という共通の目標実現に向けて，苦痛を和らげるための医療技術を提供した．つまり，終末期においてどのように医療技術を使うのかの決め手となったのは，医学的な根拠ではなく，本人・家族の意思や理由であり，それを共有し支えようとしたチームであり，(ケア)マネジャーによるマネジメントであった．

● 終末期ケアでは医療技術の役割は一部にすぎない

今後，病院以外の福祉施設や「自宅でない居宅」において終末期を迎える人が増加する．それがどこであったとしても「質の高い終末期ケア」は追求できる．

ただし，それは高度な医療技術を駆使することを意味しない．筆者も臨床医時代に，脳卒中で急に倒れた重症患者の主治医を数多く経験した．家族に，脳浮腫が進むにつれて呼吸が不安定になる可能性や人工呼吸器という医療技術があることなどを説明した．そして，それらを用いないという終末期における治療の選択肢もあると説明したあと，どれを選択するかを尋ねたときに，家族からよく聞かされた言葉がある．それは「できる限りのことをお願いします」と「先生におまかせします」である．医学的に「できる限りのこと」と言われれば，人工呼吸器を使うことになる．やがて人工呼吸器につながれ容貌が変わってきたときに，家族が口にした言葉が忘れられない．それは「こういう意味ではなかった」である．

病院で亡くなる人が約8割なので，終末期ケアの意思決定は，医師に委ねられることが多いだろう．しかし，医師の救命に役立つ専門知識や技術は，終末期においても有用だが，必要なもののごく一部を占めるに過ぎない．場合によっては，むしろ「高度な医療技術を用いない」という選択こそが相応しい．つまり，終末期ケアでは，医師といえども専門知識や技術を駆使する専門職としての役割以上に，マネジャーとしての

役割のほうが重要な場面が多くなる．

●必要なマネジメントの視点

　終末期ケアに代表されるように，今後は医療と福祉の両方のサービスを必要とする高齢者が増えてくる．そこでは，救命や延命よりも上位に置かれるべきものがある．それは救命・延命という結果（アウトカム）が目標ではない．死に至るプロセスの質である．

　そのときに，提供されるサービスの質を高める鍵は，必ずしも医療技術を駆使することではない．終末期の例でいえば，心臓が動いている時間を少しでも延ばそうとする医師は心臓マッサージを始め，ご家族を病室から出したりする．90歳を過ぎた終末期にある高齢者のような場合，ご家族に手を握られながら最期を迎えるほうがよいことが多いだろう．医療技術として普及した経管栄養に使われる胃瘻についても同じことが言える．医療職に「あなた自身がもし経口摂取が困難になったら，経管栄養を希望しますか」と質問してみると「希望しない」と答える人は多い．ところが実際には多くの病院で，この技術は頻繁に使われている．

　医療技術を駆使して延命を図る代わりに，マネジメントで重視されるべきものは，何であろうか．それはQOL（quality of life, 生活の質）やQOD（Quality of Death, 死の質），あるいは福祉・幸福（well-being）の視点である．そして，そこでは最低限，次のような視点の重要性を知るマネジャーが必要である．

・**問題指向型（problem-oriented）から目標指向型（goal-oriented）アプローチへ**

　やるべきこと，やるべきでないことは，めざす目標（ゴール）によって違ってくる．

　医師は，患者を診てまずプロブレム（問題）リストをつくるように教育されており問題指向型アプローチが得意である．救命や治癒を期待できる患者なら，医学が得意とする問題解決をめざす戦略は有効である．しかし，障害を残したり死にゆく人の場合，問題を解決し，なくすことはできない．その場合，問題指向型アプローチで迫ると行き詰まってし

まう．終末期ケアで，救命すること，病気を治すことを目標にすれば「やれることはない」だろう．しかし，QOLの高い終末期の実現という目標であれば「できることはいろいろある」．

目標指向型アプローチの重要性が強調されているリハビリテーション医学では，治療しても完全には治らない「障害」をもつ人を相手に，どうすればよりQOLの高い生活を実現できるかを考える．いわばマイナスにあたる障害をゼロにすることをめざすのではなく，障害を抱えつつも，他の部分でプラスを増やして，トータルでプラスを大きくすることでゴールを目指す．福祉の世界なら「エンパワメント」「ストレングス」重視の視点であり，「マネジメントを発明した人」ドラッカーの言いかたなら「強みを生かせ」である．

医療は，もっぱら問題指向型アプローチを得意としてきたが，リハや終末期ケアでは「治せなくても良くできる」という目標指向型アプローチへの転換が必要である．

・**目標の共有**

医療職，福祉職では，それぞれが異なる専門性をもっているため，分業は簡単だが，それらを統合するのが難しい．何もしなければ目標がバラバラになり，それぞれの職種が自分の得意とする技術を使うことで良しとされてしまう．

一方，チームで目標を共有したときには，紹介したグループホームの嘱託医のように，目標の達成のために相応しくなければ，自分の得意とする専門技術でも使わないという選択が可能となる．専門職（この場合には医師）として狭く考えれば「やるべきこと」であっても，目標を共有するチームの視点で広く考えれば「やるべきでないこと」になったりする．医療ニーズだけ，福祉ニーズだけをもった対象になら，医療職，福祉職が，それぞれ自分で何をすべきかを考えればよい．しかし，両方のニーズを併せもつ人に対しては，かかわる医療・福祉チームとして目標を共有することが不可欠である．

・**多面的な情報の把握と共有**

WHO（世界保健機関）の総会で，今後はICD（国際疾病分類）と同等に位置

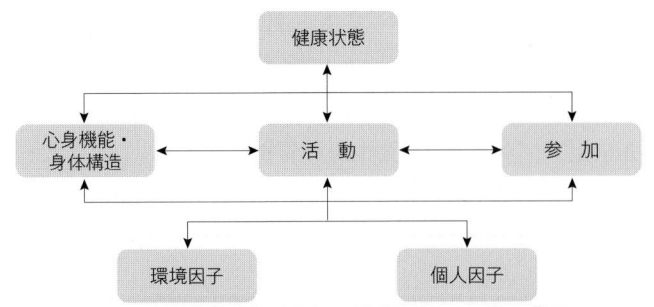

図6-7　ICF（国際生活機能分類）の構成要素および相互作用

　づけるものとして採択されたのがICF（国際生活機能分類）である．それは，健康関連QOLをとらえる枠組みとして，「健康状態」や「心身機能・身体構造」だけでなく「活動」や「参加」「環境因子」「個人因子」を加えた6つの要素が影響すると考える（図6-7）．このうち医療職が詳しいのは，主に健康状態と機能障害に関することで，リハ関係者であれば「活動」も把握している．しかし，社会への「参加」状況，家族・家庭環境などの「環境因子」，個人史・生活歴・価値観などの「個人因子」については，医療職よりも福祉職が得意とする要素である．つまり，医療と福祉の両方の視点や専門性を組み合わせないと，対象者のQOL向上につながるすべての要素にアプローチできないことを意味している．

　老年医学の世界でも老年医学的総合評価（Comprehensive Geriatric Assessment, CGA）で，多面的な評価の重要性が確認されている．これは，疾患・身体機能低下以外に，認知症やうつなどの精神機能，ADL（日常生活動作）に代表される生活機能，家族関係などの人的環境，バリアフリーか否かといった居住環境なども含め総合的に評価して，治療計画，ケアプランに組み入れるものである．これによって，生命予後もQOLも向上するというエビデンスがある[7-9]．

> **column**
>
> **多職種連携教育（IPE）**
>
> 　多職種連携教育（Inter-Professional Education, IPE）とは，イギリスにおいて医療・福祉にかかわる多職種の学生を交流させ，多職種間連携を体験しながら学ぶ新しい教育方法として開発され，政府の政策として普及が図られているものである．
>
> 　医療・福祉の現場では，専門職間協働（Inter-Professional Work, IPW）や連携が必ずしもうまくなされていないとよく指摘される．その一因は，各専門職種が養成課程においては別々に教育されていることにある．現場に出れば他の専門職との連携を求められるにもかかわらず，養成課程では連携や共働を経験していない．現場に出るまで，将来一緒に働くことになる他職種にどのような職種があるのか，それぞれはどのようなことが得意で，何は苦手なのか，他の職種との対比で自分の目指す専門職としては，どのような知識や技術・資質を求められているのかを考える場すら与えられていない．
>
> 　そんな反省から生まれたのがIPEである．異なる専門を持つ医療・福祉職を目指す学生がチームを組んで，同じ事例について検討するなど，協力し合って学ぶ経験をする．それを通じて，お互いの専門性の強みと限界，価値観の違いなどを知る．それとともに，チームとして仕事をする方法を学び，連携・協力することのシナジー（相乗）効果を体験する．学生だけでなく，既に仕事をしている社会人を対象にした大学院教育や卒後研修においても，各職種別の専門研修ではなく，連携を学ぶ目的で多職種が共に学ぶ試みもされている．
>
> 　日本にも導入する動きが広がってきており，日本保健医療福祉連携教育学会が2008年に設立されている．詳しくはhttp://www.jaipe.jp/index.html

3. マネジメント教育・多職種連携教育（IPE）の必要性

　前節で簡単に紹介した内容をはじめとする，マネジメントにかかわる基礎知識を伝え，初歩的な技能開発をすることはできる．しかし，今の医療・福祉職教育の中で，マネジメントについては勉強した覚えがない

という人がほとんどである．教えられているのは，それぞれの専門職に必要な専門知識や技術，あるいは制度などについてばかりである．

医療内部だけみても，専門分化が進み，他診療科との連携の必要性が高まっている．まして要介護状態の高齢者の緩和ケアとなれば，医療のみならず，生活を支える福祉職との連携が不可欠となる．しかし，医療と福祉の間では，単に技術だけでなく，文化や言語，あるいは「最も重視すべき点は何か」という価値観までが異なっている．両者の間には"ベルリンの壁"があるなどと，イギリスでも言われていた．そのような多職種からなるチームを，どのようにマネジメントしていくのかについて学ぶ機会がほとんどないまま，多職種連携チームによるケアを普及したり，そのレベルを上げることは，果たして可能なのだろうか．

それを補おうと，イギリスでは，多職種連携教育（Inter Professional Education, IPE）の試みが始まっている．その意義や成果が認められ，それを日本にも導入しようとする動きが出てきている（コラム参照）．

終末期ケアに限らないが，多職種連携やチーム運営やケアマネジメントをはじめ「マネジメント」について学ぶ必要性は，今後さらに高まっていくだろう．そのニーズに応える卒前・卒後の教育研究体制の拡充，プログラム（カリキュラム）の開発など，今後取り組むべきことは多い．

4．まとめ──エンド・オブ・ライフケアの課題

以上述べてきたことを踏まえ，世界一の「超高齢社会ニッポン」が，これから直面する死亡者急増時代に向けたエンド・オブ・ライフケアの課題をまとめておこう．

まず，現在は死亡場所の約8割を占めている病院以外の選択肢を拡充することである．第2の選択肢である在宅，主にがん患者を対象としているホスピス・緩和ケア病棟以外にも，福祉施設やグループホーム・有料老人ホームなどの「自宅でない居宅」など，看取りができるよう場所の選択肢を増やす必要がある．

また，それらのどこにおける終末期であっても，質の高いケアが提供できるプロセスが重要である．具体的には，❶本人と家族の意思表示，❷ケアを支える介護力や社会的サポート，❸医学医療ケア，そして❹ケアマネジメントという，質の高い終末期ケアの4条件を整えていくことである．

さらに，終末期ケアでも，問題指向型（problem-oriented）から目標指向型（goal-oriented）アプローチへの転換が必要である．また多職種がかかわるので，目標の共有，多面的な情報の把握と共有などマネジメントの視点が重要である．今は不十分であるマネジメント教育や多職種連携教育（IPE）の卒前・卒後教育における強化も望まれる．

これらの課題を考えると，個々の現場任せでは進まないものが多い．国による積極的な取り組みが欲しい．ここにあげたような課題について，いつまでにどの程度整備を進めるのか，数値目標や戦略・実施計画，そして裏付けとなる財源も必要である．また，終末期ケアだけに限らないが，本書でくり返し指摘したようなケアの質のモニタリングシステムの開発・整備も国の政策・支援なしでは困難である．

ただし，問題の性質上，すべての課題で国が主導するのが良いとも思われない．なぜなら望ましい終末期のあり方は，純粋に科学的・医学的な判断で一意に決まるものではない．また，国の財政事情から安上がりに看取る方向や安楽死の法制化へと国が誘導したりすれば，国民の反発を招くだろう．国民や社会が，どのような死のあり方を良しとするのか，文化や規範，価値観と切り離せない面が大きい．その意味で，医療の「4つのE」（第7章p280参照）の中でも4番目のEであるEmpowerment（エンパワメント，市民運動などに権限を与えること，国民の意思決定プロセスへの参加）が，特に重要な領域であろう．「あるべきエンド・オブ・ライフの姿」の論議については，国民や社会，本人・家族が主導して，その意志を表明することが（全員という意味ではないが）普通のことになっていくのが望ましい．この課題において国が力を入れるべきは，その後方・側面からの支援であり，環境整備である．

文献

1) 終末期医療のあり方に関する懇談会:「終末期医療に関する調査」結果について. http://www.mhlw.go.jp/stf/shingi/2r9852000000yp23-att/2r9852000000ypwi.pdf, 2010
2) 宮田和明, 他:在宅高齢者の終末期ケア―全国訪問看護ステーション調査に学ぶ. 中央法規, 2004
3) Challis D, et al : Case Management in Social and Health Care : The Gateshead Community Care Scheme. PSSRU, Canterbury, 1990
4) 樋口京子, 他:高齢者の終末期ケア―ケアの質を高める4条件とケアマネジメント・ツール. 中央法規, 2010
5) 杉本浩章, 他:緩和ケア用MDS-PC日本語版の信頼性と有用性. 病院管理 44:243-251, 2007
6) 杉本浩章, 近藤克則:特別養護老人ホームにおける終末期ケアの現状と課題. 社会福祉学 46:63-74, 2006
7) Wells JL, et al : State of the art in geriatric rehabilitation. Part I : review of frailty and comprehensive geriatric assessment. Arch Phys Med Rehabil 84 : 890-897, 2003
8) Stuck AE, et al : Comprehensive geriatric assessment : a meta-analysis of controlled trials. Lancet 342 : 1032-1036, 1993
9) Kuo HK, et al : The influence of outpatient comprehensive geriatric assessment on survival : a meta-analysis. Arch Gerontol Geriatr 39 : 245-254, 2004

---

column

日本福祉大学　終末期ケア研究会10年の歩み

　私が, 多くの研究テーマを抱えながら, 10年以上にわたり終末期ケアの研究を続けてこられたのは, 日本福祉大学の終末期ケア研究会のおかげである.

　この研究会は, 1998年に「在宅ターミナルケア研究会」として発足した. 5周年にあたる2003年10月に「終末期ケア研究会」に名称を改め, 2008年に結成10周年を迎え, 今も研究会を続けている. 任意の研究会が, 10年以上にわたり活動し, その成果を2冊の本にまとめるような例はさほど多くないだろう. 個別の研究成果は, 論文や書籍に残してきたが, その小史とお世話になった人達への謝辞をここに記しておきたい.

　複数の大学の研究者で構成する「長寿社会文化研究会」に参加する学内の研

究会に参加しませんかと，故宮田和明先生（日本福祉大学前学長）に声をかけていただいたのがきっかけであった．結成当時，介護保険制度の導入に向けた議論がされ，在宅ケアへの関心が高まりつつあった．研究会の関心は当初の名前が示すように「質の高い自宅での看取りを実現するためには，どのようなケアが必要だろうか」ということであった．

　樋口京子（現大阪市立大学教授）さん，杉本浩章くんをはじめとする大学院生や牧野忠康先生，久世淳子先生（現日本福祉大学教授）などとともに，プレ調査[1]を経て，1999年から翌年にかけて，当時のすべての訪問看護ステーションを対象とする全国調査に取り組んだ．その成果は，いくつかの論文にまとめ，最終的には本として[2]出版した．この本は調査をまとめた本としては珍しく増刷もされた．

　調査の結果は，われわれの予想と異なるもので，考え方を変える必要を迫られた．本章でも紹介したように自宅での最期が必ずしも質の高い終末期ケアではない，という事実を見出したからである．

　在宅での看取りを否定したわけではない．在宅での最期を望み，その条件があるケースには，それが保障されるべきである．一方で，それを望んでも，独居であるなど，それができない事例がある．しかも，高齢化が進めば，そのような例がむしろ増える．だから今後は，自宅か病院かなど場所にこだわるのではなく，どのように死を迎えたのかというプロセスの質こそ重視すべきである．どこで最期の時を迎えようとも，質の高い終末期ケアが保障されるべきである，と考えるようになった．そこで研究会の名称も，「在宅ターミナルケア研究会」から「終末期ケア研究会」へと改称した．

　私はイギリスのケント大学（University of Kent at Canterbury）に留学中に，セント・クリストファー・ホスピスなどを見学した[3,4]．そこで，自分たちの提供しているケアの質を評価していることに驚いた．しかし，日本でも評価がやがて必要になると確信した私は，使えそうなツールを探し始めた．そんなとき，MDS（Minimum Data Set）を開発したことで知られる国際的研究組織InterRAIのメンバーでもあったケント大学のCarpenter講師から，InterRAIが，緩和ケア（Palliative Care）用のMDS-PCを開発中であることを教えてもらった．そこで，InterRAI日本代表の池上直己教授（慶應義塾大学）に連絡を取り，日本語版の信頼性と有用性の検証に取り組んだ[5]．その結果，在宅ケアでの疼痛コントロールが，緩和ケア病棟と比べ，十分とは言えない可能性なども見えてきて（本文参照），やはりケアの質評価が不可欠だと再認識した．

　これらの調査結果をまとめる作業と平行して，野中猛，篠田道子教授ら個性

豊かなメンバーも加わり，2002年7月から公開事例検討会を重ねてきた．そのねらいは，全国調査から引き出した「質の高い終末期ケアの4条件」（本文参照）の妥当性を，個別事例で検証することであった．公開事例検討会では，これまでに約30事例について，のべ1,000名を超える参加者とともに重ねてきた．その対象には，在宅だけでなく，特別養護老人ホームやグループホーム，療養病床，そして都市部だけでなく中山間地（長野県）での事例も取り上げた．初期の公開事例検討会では，既に亡くなった事例のケアを振り返る形での検討を行っていた．その中で，4条件が在宅だけでなくどこにおける終末期ケアにおいても適用可能であり，振り返りではなくケアをしていくプロセスで4条件を意識したケアを行えばケアの質を高められるはず，と考えるに至った．

そこで，振り返りのためではなく，現在進行形のケアを，よりよいものにマネジメントするためのケアマネジメント・ツールの開発に取り組むことにした．

2006年以降公開研究会はしばらくお休みさせていただいて，研究会では院生（安田，岡本，角谷，對馬さんら）の参加も得て「終末期ケアマネジメント・ツール」の開発と試用と改善を重ねた．蜂谷さんなど，実際に使ってくださった方々から「やるべきことが見えてきた」などの声が寄せられるレベルになったので，それをまとめ2010年に出版した[6]．その後小規模ながら公開の研究会を再開し，やはり終末期ケアに取り組む，名古屋大学の葛谷，植村，平川先生などとの共同研究をする機会にも恵まれた．

本章は，これら多くの人たちとの議論の中で生まれたものです．記して感謝します．

研究会結成から10年以上が経過したが，質の高い終末期ケアの実現のための研究課題は無限にある．日本にも，イギリスのように緩和ケアを研究する大学院などの場が，数多く生まれる日が来ることを願っている．

1) 近藤克則，他：訪問診療・訪問看護対象患者の死亡場所に影響する因子．在宅医療26：63-70，2000
2) 宮田和明，他：在宅高齢者の終末期ケア―全国訪問看護ステーション調査に学ぶ．中央法規，2004
3) 近藤克則，他：英国にみるホスピス・緩和ケアプログラム―セント・クリストファー・ホスピス見学から見えてきたもの（上）．病院 61：232-237，2002
4) 近藤克則，他：英国にみるホスピス・緩和ケアプログラム―セント・クリストファー・ホスピス見学から見えてきたもの（下）．病院 61：316-

319，2002
5) 杉本浩章，他：緩和ケア用MDS-PC日本語版の信頼性と有用性．病院管理44：243-251，2007
6) 樋口京子，他：高齢者の終末期ケア―ケアの質を高める4条件とケアマネジメント・ツール．中央法規，2010

イギリスのホスピス・緩和ケア・プログラム

　イギリスのホスピスは，日本のホスピスとはかなり違うものである．看取る場となる施設・病棟だけを意味しない．ホスピスは大事な拠点ではあるが，それ以外に次のような重要な機能や要素を合わせ持っており，ホスピス運動とか，ホスピス・緩和ケアプログラムと呼ぶべきものであった[1]．

　1つは在宅ケア部門の果たしている役割が大きいことである．1チームは，看護師が3～5人，医師1人，ソーシャルワーカー1人などからなり，30～50人の患者を受け持っていた．年間11万人を在宅ケアで看取っているのに対して，入所して亡くなる患者は4.2万人と，むしろ在宅で看取る方のほうが2.6倍も多い．

　またデイセンターも持っていて，早すぎる「社会的な死」を避ける場となっている．そこでは，夫へのケアに悔いを残した人がボランティアとしてかかわる中で，夫に対してできなかったケアをすることで，グリーフケアになる．そんな場でもあった．

　さらに病院やナーシングホームにもチームが訪問し，どこで最期を迎える人にも，専門的な緩和ケア技術を提供している．

　イギリスのホスピスのほとんどは，ボランタリーな民間非営利団体が立ち上げたものである．その実績と重要性が国に認められ，徐々に財政的な支援を受けられるようになったという経緯がある．財源を尋ねると，裕福な地域では，年間6億円もの寄付を集めていた．寄付がたくさん集まれば，自由にやりたいことができ，人を増やすこともできる．より質の高いケアを提供するために，証券会社で投資の仕事をしている人に，ボランティアで資産運用を手伝ってもらったりしていた．

　シシリー・ソンダース女史は，スピリチュアルなケアを提供してきた伝統的な宗教に支えられたホスピスにも学びながら，それとは異なる近代ホスピス運動を創始した．その違いは上述したような性格のほか，医学・看護技術を使うこと，そして教育と研究の重視である．専門職向けと一般の人向けのセミナー

などを多数開催している．また自分たちが提供しているケアの質を高めるために評価や研究をしている．それによって提供するケアの質を保障し，その結果を社会に説明することが，さらに多くの寄付を集めることにつながる．

　ケア技術やホスピスと呼ばれる施設すら，1つの要素に過ぎない．それらが組み合わさってプログラムとなり，そこでは評価と説明責任も不可欠の要素となっている．

1）近藤克則：イギリスのホスピス・緩和ケアプログラム．「医療費抑制の時代」を超えて―イギリスの医療・福祉改革．pp169-195, 医学書院, 2004

第7章
「評価と説明責任」と「マネジメント」の時代に向けて

> **Summary**
>
> 　医療・福祉界が現場の危機的状況を訴えても，それだけでは道は開けない．国民・住民が医療や社会保障財源の拡充に同意することが必要である．第1章で述べた，クライシスからの脱却に必要な課題を乗り越えるために，医療・福祉界が取り組むべきことを考える．
>
> 　第1に，今まで以上に国民に向けて社会保障拡大の必要性を説明し理解してもらわなければならない．第2に，社会保障費を拡大できることになったとしても，その最適配分などの大枠について，医療・福祉界の内部での合意づくりが必要である．第3に，医療・福祉の実情に合う具体的な政策を立案するためには，現場をよく知っている者が声をあげ，具体的な提案をすることが必要である．
>
> 　これらの3つの取り組みの鍵は「見える化」と「評価と説明責任」である．それなしに，現状と改革方向についての認識の共有や事実に基づいた政策形成は進まない．また評価や説明に用いられる基準も重要である．「4つのE」—❶医療の質の持続的な向上や効果(Effectiveness)と，❷医療を必要としている人々への医療の公平な提供(Equity)を，❸社会が負担できる財源の範囲内で効率(Efficiency)に留意しながら，❹国民に情報を提供し意思決定プロセスに参加し

てもらうこと（Empowerment）を考慮したバランスがとれた「見える化」と「評価と説明責任」を追求すべきである．

　ただし評価の目的は，評価そのものではない．ゴール志向のマネジメント・サイクルの中に，評価が位置づけられ，マネジメントされることが重要である．限られた資源で最高の医療・福祉を実現する改革に向けて，これからは「見える化」「評価と説明責任」の時代，そして「マネジメント」の時代になる．その鍵を握るのはマネジャー，マネジメント主体である．マネジメントの主体となるべきなのは，政策立案における政府・厚生労働省だけではなく，サービス提供の側面においては，他でもない医療・福祉界である．

　最終節では，早急に着手すべき領域として，高齢者医療制度改革の課題を取り上げる．筆者も委員として参加した高齢者医療制度改革会議（厚生労働省）の論議は，医療保険制度の再設計に重点があった．しかし，世界が未経験の水準の超高齢社会に向かう日本の高齢者医療の今後を考えるとき，後期高齢者や，高齢者のみ世帯，単身高齢者世帯の増加という，いわば質的・構造的な変化に対応する医療・介護サービスの提供面の改革も不可欠である．第4章で取り上げた介護予防，第5章のリハビリテーション，第6章の終末期・緩和ケアなど，現状でも十分とはいいがたいケア・技術を，急増するニーズを予測して飛躍的に拡充することが望まれる．それは，診療報酬による誘導だけで，対応できるような水準のものでなく，医療・介護職の人材養成の目標から見直すような構造的な改革である．それらを進めるために，第2章で紹介したイギリスの例を参考にした「日本版 NSF（National Service Framework）」が欲しい．

　ミクロ（臨床）・メゾ（プログラム）・マクロ（政策）レベルのすべてのレベルにおける改革の戦略と，「見える化」を可能にするモニタリングシステム，そしてそれらを活用したマネジメント・システムが求められている．

1. 医療・福祉界の課題

病院閉鎖や医療現場の労働の過酷さ，介護職の離職問題など，医療や福祉・介護がいまや崩壊の瀬戸際にあることを，多くの人が認めるであろう．医療・福祉界では，その主因が医療や福祉など社会保障費の抑制やそれに伴う人手不足にあることは「常識」である．しかし，「常識」は人や立場によって違うことがある．

「社会保障費の抑制が問題」は常識ではない

「"医療費削減が医療崩壊の主因"との主張は理解できない」という声が医療・福祉界の外にはある．これは2009年3月13日に開催された日本医師会の「平成20年度 医療政策シンポジウム」での吉川洋氏（東京大学大学院経済学研究科教授）の発言を報じた記事のタイトルである[1]．その記事によれば，吉川氏は，このシンポジウムの中で「『医療費抑制が地域医療の崩壊を招いたと確信している』と（医師会は）いうが，証明は全く不十分」とコメントしたという．吉川氏は，政府に近い経済財政諮問会議の民間議員でもあった．

吉川氏だけではない．日本経済新聞に「やさしい経済学」という連載コーナーがある．そこに登場した印南一路氏（慶應義塾大学総合政策学部教授）は，健康格差問題，医療崩壊問題，医療費問題の3つを取り上げ「問題設定そのものに誤りがある」「地域医療崩壊問題の真因は一般にいわれているような医師不足や低い医療費（診療報酬）ではない」「国民医療費の単純な引き上げ論は説得力が乏しい」と述べている[2]．印南氏は，旧厚生省の所管で設立された財団法人が運営する医療経済研究機構の研究部長である．

2つの例に止めるが，政府・厚生労働省に近い識者には，医療・福祉界の常識は通用しないのである．

医療・福祉改革に向けて医療・福祉界が取り組むべき3つの課題

　このような現実を踏まえ，日本医療・福祉の改革への合意を図るために，どうしたらよいのであろうか．第1章で，クライシスからの脱却に必要な3つの課題―❶公的医療費拡大が必要という国民の合意形成，❷そのための医療界と国民との信頼の再構築，❸医療費拡大が医療の質向上につながる仕組み作り―について述べたが，ここではこれらの課題を乗り越え，さらに一歩前に進むために医療・福祉界が取り組むべきことを3つにまとめ直してみたい．

第1に取り組むべきこと―国民への説明

　「政策は力が作るのであって正しさは無力」[3]といわれる．そもそも「正しさ」「常識」も，立場によって異なり，それぞれが「正義」「常識」を主張する．いま医療界は「これ以上医療費や社会保障費を抑え続けたら医療は崩壊する．方向転換すべきだ」と現場の状況を根拠に主張する．一方，政府や自治体の財政を守ることを優先する立場の者は，「今までも公共事業など他分野の予算を削って，その分を医療など社会保障分野に配分してきた．国・自治体の財政赤字は深刻で，これ以上出す余地はない」と反論する．どちらも根拠があるから，互いに譲らない．おそらく医療界が批判や反論を強めても，それだけでは道は開けないだろう．

　この均衡を破るのは国民・住民である．国民・住民が「他の分野をもっと削って医療費や社会保障に回すべきだ」あるいは「医療や社会保障の拡充に必要なら増税や社会保険料の引き上げを支持する」といったとき，政府やその財政を優先して考える人たちも，社会保障費の拡大に同意する．つまり医療・福祉界は，政府や財政学者に向かって叫ぶだけでなく，今まで以上に国民に医療費拡大の必要性を理解してもらい，一緒に声を上げてもらわなければならない．この国民への説明が第1の課題である．

第2に取り組むべきこと—医療・福祉界内部での大枠での合意づくり

　医療費や社会保障費を拡大できることになったとしても，それだけでは自動的に医療・福祉改革が進むわけではない．得られた財源をどこにどのように配分して投入するのか．医療・福祉界内部で，お金の使い道などの大枠についての合意づくりだけでも大変である．

　赤字に苦しむ公立病院が「われわれに回すべきだ」と主張すれば，「補助金がないのにわれわれだって不採算医療をしている」と民間病院も譲らない．「診療報酬の平均的増額では解決しない」「診療所から病院へ医療費のシフトを」という声によって，2010年度の診療報酬改定では病院への配分が増えた．一方，開業医は，「潤っているのは一部の開業医であって，余裕がないほうが多い」「外来の診療報酬を切り下げれば，診療所が担うプライマリケア・外来医療まで崩壊する」と主張する．医療費の配分の仕方となると，医療界内部でも一枚岩とはいえない．

　医師不足問題でも，苦しんでいる地方や診療科の医師は「医師不足は明らかだ．すぐに医学部定員の拡大を」と主張するが，「医療費が増えないまま医師数が増えたらやってられない」「私のまわりでは医師が余っている」などという反論もある．

　「医療界内部で合意ができていない」という状況は，医療費や医師数を抑えたい立場から見れば好都合である．「医療界内部ですら意見が割れている．だから時期尚早」という主張が説得力を持つからだ．つまり，第2の課題は，医療や福祉の社会保障費用の配分や医療・福祉（介護）職などの最適配分などの大枠について，医療・福祉界の内部での合意づくりを進め「見積書」[4]を示すことである．

第3に取り組むべきこと—医療・福祉界における具体的な政策形成

　医療・福祉政策に対し発言する経済学者や厚生労働省などに，医療・福祉界がぶつける批判に「現場をよくわかってない政策だ」とか「実情に合わない政策だ」というのがある．これを裏返せば「実情に合う政策を立案するために，現場をよく知っている人の声を反映すべきだ」という主張をしていることになる．

では医療・福祉の現場を最も知っている人とは誰か．それは，経済学者でもなく，厚生労働省のお役人でもない．医師をはじめとする医療・福祉の現場で働く者である．例えば，2004年に始まった臨床研修や勤務医の最近の労働密度の増加ぶりを，身をもって知っているのは勤務医である．しかし，勤務医の中にも多様な意見がある．専門医あるいは研修医配置について，地域ごとに定数や制限を設けることに対しては，賛成する意見も反対意見もある．であれば，医師不足の地方や診療科に配置する医師偏在対策などについては「勤務医・専門医が納得できる策を自分たちで考えてまとめてください」といわれても不思議でない．

 「政策まで考えている余裕など現場にはない」という声が聞こえてきそうだ．しかし，現場の多くの声が反映されるプロセスなしに，「現場の実情にあった政策」の形成が，果たして可能なのだろうか．医療・福祉従事者が声を上げるにしても，それが個人としての声だと政策に反映される可能性は低い．各論になるほど，出される意見は多様で，しばしば相互に矛盾している．これでは，政策にとりまとめる側も誰の声を反映すれば良いのか困ってしまう．

 合意形成には大きなコスト（手間暇・費用）がかかるが，制度を変えるときには，複数の案の中から，（折衷案も含む）どれか1つに絞り込まなければならない．少しでも現場の意見を反映する政策選択をするためには，医療・福祉界で，各論についても論議を蓄積し具体的な政策を形成していくことが必要である．忙しい勤務医も例外ではない．すでに勤務医は日本医師会員の半数に迫るほど多くを占めているのだから．

今までの枠を超えた医療・福祉界の合意形成が必要

 勤務医を例にあげると，忙しい合間を縫って，自らの専門技術の向上のための生涯研修をしている．病棟・病院内でのチーム医療，あるいは地域での医療連携の質を高めるために多くの努力をしている．開業医や専門医も，学会などに参加し，自らの医学・医療技術の向上や習得にエネルギーを割いている．しかし，これらの3つの課題—❶国民への説明，

❷医療・福祉界の合意づくり，❸医療・福祉界における政策形成—を考えると，いずれも一人の個人としての努力では足りない．病棟・病院・事業所内部での努力だけでも，さらに地域内あるいは同じ専門分野内部での努力だけ，医療界と福祉界それぞれが別々に考えるだけでも足りない．これから増える後期高齢者にとって，医療と福祉は不可分である（第7章2節参照）．これらの今までの枠を超えて，広く医療と福祉界の意見を集め，合意形成づくりを進める場と動きをつくることが必要である．

合意形成には多面的な「評価と説明責任」が必要

「医療や福祉に回す財源を増やさなければ現場は持たない」と医療・福祉界は主張する．一方「医療には無駄がある．ムダを削ればやれるはずだ」という反論や「増税など負担増はやめてほしい」という国民の声も無視できない．一方で，世論調査を見ると，「本当に高福祉や良い医療が実現するのなら，高負担は受け入れる」という国民も実は少なくない．これらのギャップは，どうしたら埋められるのだろうか．

意見の対立の多くは，自分の意見が正しいと信じて疑わないところから生じる．Aさんは「板のようだ」といい，Bさんは「太い柱のようだ」と言い，Cさんは「紐のようだ」という．お互いに「これほど事実は明らかなのに，相手は何を言っているのか」とすれ違い不信感を持ってしまう．全体の姿が見えないまま，象の耳に触っていたAさんと，足に触っていたBさん，そしてしっぽに触っていたCさんは，それぞれの経験の範囲では正しい．だから余計にお互いに譲らない．

医療の現場を見ているものと，国家財政を危惧している者では，目前にある問題が異なるのだ．あるいは，効率を優先する経済学者と，もっぱら自分が受ける医療の結果に関心を持つ患者と，医療の不確実さも考慮し提供する医療サービス全体としての質や公正さを考えている医療職とでは，評価している基準が異なるのである．

このような立場の違いを乗り越えるために必要なのが「見える化」である．象の全体の姿を見せられれば，自分や他の人たちが，どこを重視

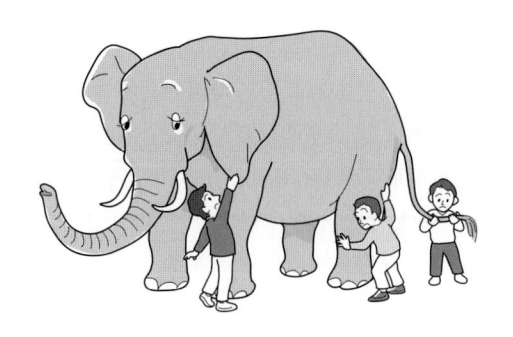

して話していたかかがわかる．それぞれが重視する対象や評価基準を出し合い，相互にその重要性を認め，それら全体を評価し，「見える化」を進めることが必要である．「群盲象を撫でる」の例でいえば，お互いが一部だけ見ていることを自覚できなければ，相互不信に陥るだけである．自分たちが評価した結果を，お互いに説明する「評価と説明責任」を果たすことで，全体がどういう姿をしているのか，これからどうすることが全体としての改善につながるのか，共に考えることに一歩近づく．

「4つのE」

「評価と説明責任」を果たすには，「見える化」によってデータが増えるだけでは足りない．評価や説明に用いられる基準が必要である．第2章で紹介したイギリスの医療制度改革でいえば，保守党政権の基準は「効率」「民間活力の活用」「競争」などに偏重していたとして，ブレアたちは「効率も公正も」追求するとして重視する評価の基準を拡張した．かつて「大きな政府」は大きな官僚組織と非効率を意味した．その後の効率化を重視した「小さな政府」では社会保障の縮小を招いた．その次に来るべきを「第三の道」とよんだ．それは「大きくても効率的な（官のみでない）新しい公共」を目指す戦略だといえる．そこでは❶医療の質の持続的な向上や効果（Effectiveness）と，❷医療を必要としている人々へ

の医療の公平な提供（Equity）を，❸社会が負担できる財源の範囲内で効率（Efficiency）に留意しながら，❹国民に情報を提供し意思決定プロセスに参加してもらうこと（Empowerment）も重視した．これらの頭文字を取った「4つのE」に基づく戦略が取られた．

「評価と説明責任」を追求するにしても，その基準が偏っていると不幸を招く．日本の2006年医療制度改革では，医療費水準にだけ数値目標を掲げたように，効率（efficiency）ばかりを重視した．このような基準で，評価し説明責任を問うたのでは，長い目で見てよい結果をもたらさないだろう．少なくとも「4つのE」のバランスがとれた「評価と説明責任」を追求すべきである．

「目標」を追求する「マネジメント主体」も必要

「評価と説明責任」を「4つのE」のバランスを考えながら進めるだけでは，まだ足りないものがある．それらは，医療制度改革の必要条件でしかない．評価して問題がある側面がわかっても，それが放置されていたのでは，状況は改善しないからである．

評価の目的は，評価そのものではない．評価も説明責任も，それ自体はゴールでなく，あるべき状況（ゴール）に至るためのプロセスに過ぎない．プログラム評価であれば，医療や福祉サービスの質向上というゴール志向のマネジメント・サイクルの中に，評価が位置づけられることが重要である（第3章参照）．政策評価であれば，現実に国民や患者・利用者に提供される医療・福祉サービスがより望ましく，国民のQOL（quality of life）あるいはwell-being（幸福・健康）の向上に寄与する医療・福祉制度改革に寄与することが目的である．

となると，評価の前に，「目標（ゴール）」が設定されている必要がある．評価によってある結果（数値やその変化）が得られても，それを減らすことが政策目標であったのか，むしろ増やすことが目標であったのかによって，その解釈は正反対になる．あるいは，それよりも上位の政策目標が達成されていれば，減ろうが増えようが，どちらでも構わない数字かも

しれない．効果や成果を評価するには，事前に目標が設定され，何が望ましい状態なのかが定義されていなければならない．評価と説明責任の前提は，プログラムあるいは政策の目標が示されていることである．

　設定された目標を達成するために，政策や計画が立案され，実行に移され，そのプロセスがモニタリングされる．そして評価によって，政策や計画の見直しがなされ，行動（やり方）が変えられてこそ意味がある．これがPDCA（Plan-Do-Check-Action）サイクルとよばれるマネジメントの基本プロセスである．そして，その成否を決めるのはマネジャー，マネジメント主体である．マネジメントの主体となるべきなのは，政策立案にあたり資源の配分を行う政府や厚生労働省だけだろうか．実際のサービス提供は，他でもない医療・福祉職によって担われている．つまり，執行レベルにおけるマネジメント主体は，医療・福祉界である．

まとめ

　前拙著[5]で，戦後1980年頃までの「医療費拡大の時代」から，「医療費抑制の時代」を経て，今後「評価と説明責任の時代」へと向かうと書いた．かつて「医療費拡大の時代」には，医師は自分の診療内容をよくすることや診療所・病院の経営に専念していればよかった．やがて「医療費抑制の時代」になって，抑制による弊害が明らかになるにつれ，政府や財務省，厚生労働省を批判したり，自分を守るために場合によっては「立ち去り型サボタージュ」[6]をしたりせずにはやっていられなくなった．しかし，批判を強め，あるいは立ち去ることだけで，果たして問題は解決に向かうのだろうか．

　日本の医療・福祉制度が病んでいるのなら，誰かが処方箋を用意しなければならない．そのためには，まずは「見える化」を進め，「4つのE」を初めとする多面的な基準を用いた「評価と説明責任」を追求することによって，現状や課題について立場を超えた共通認識の基盤を強化することが必要である．いわば「診断」である．そして治療（改革）目標を設定し，治療計画（政策）を立案し実行しなければならない．

> **column**
>
> ## いったい誰が10年後の医療のことを考えているのか？
>
> 　国会議員ともなれば，権力を持っているようにみえるが，政策決定に大きな影響力を持つ政治家は限られている．選挙に落ちれば「タダの人」だから，次の選挙で再選されるのかどうかは切実で，「消費税のことには触れたくない」「福祉は票にならない」などというのを耳にした．ジャーナリストが苦労して取材した記事が，紙面の争奪競争に勝ち残って載るかどうかに関心を寄せているのにも似て，「国民の関心が高いテーマで，わかりやすい成果がすぐに欲しい」と考えるのは，ある意味当然である．テレビになると，一冊の本の中身を，「1分で紹介して下さい」などといわれる．政治家とジャーナリストに共通するのは，1つのテーマにこだわって掘り下げたくても，社会や上司から求められれば，どんな政策やテーマであっても，何か言ったり書いたり，番組を作ったりしなくてはならないことである．
>
> 　限られたテーマを専門的に深め，少し長い視点で考えてくれそうなのは官僚である．しかし，厚生労働省でいっても，医療，福祉だけでも大変なのに，年金や子育て支援，労働政策，水道から大気汚染，インフルエンザからB型肝炎，歯科保健，食品衛生，薬事，栄養，理容・美容まで実に幅が広い．しかも日本では，官僚が1つのテーマ（役職）に専念できるのは，長くても2～3年，短ければ3か月とか併任などもある．これでは着任して1年目に，その領域での課題を探り，既にあるエビデンスの中から使えそうなものをかき集める．2年目に向けて関係者の利害調整をし，法案にまとめて国会を通す．3年目に，その施行に必要な通達や疑義解釈などの対応をするのに追われていても不思議ではない．10年かかる息の長い戦略を練ろうにも，5年後の中間評価のときですら，自分はそこにかかわっていない可能性は高い．
>
> 　こう考えると，ある領域のことを長期間に渡って考え続けているのは専門職や研究者だけかもしれない．政治家や官僚に，現場のことをよく知ったうえで政策を練ることを期待するなら，現場からの情報や政策のもとになるアイデアを彼らに届ける必要がある．

　また医療・福祉の領域でも，いっそう「マネジメント」が求められる時代になる．その理由は，いくら社会保障や医療・福祉に回すお金を増やしたくても，それが無限ではないからである．限られた資源で最大限

の成果を生み出すためのマネジメントは，医療・福祉領域にも必要である[7]．そして，その成否を握るのは「マネジメント主体」いわば主治医にあたる「マネジャー」である．

10年単位の時間をかけて，ゆっくりとだろうが，「見える化」の時代，「評価と説明責任」の時代へ，そして見えてきた状況や課題を改善するための「マネジメント」の時代になるだろう．それらのプロセスには，医療・福祉の現場のことを最も知っている医療・福祉界がかかわることが不可欠である（コラム参照）．

2. 高齢者医療・福祉改革の課題と戦略
―日本版NSF策定に向けて

医療・福祉界が総力をあげて，とりくむべき課題として高齢者医療・福祉改革について最後にとりあげる．

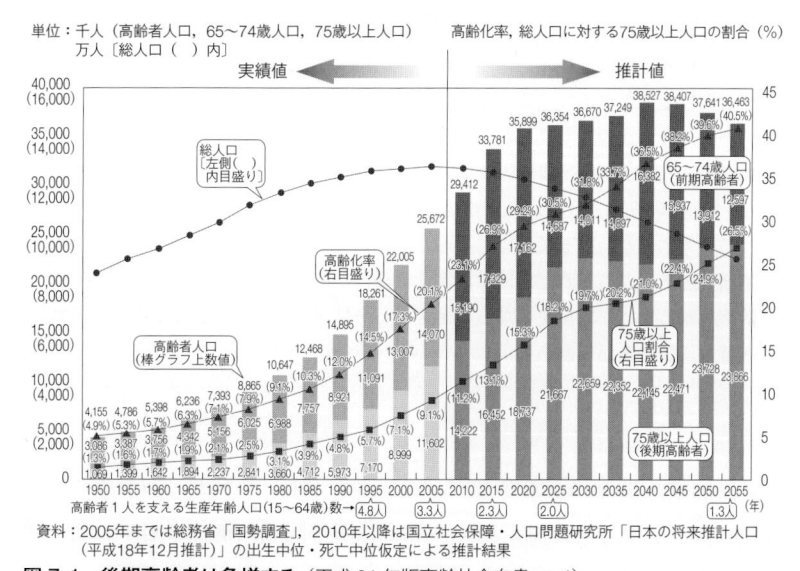

図 7-1　後期高齢者は急増する（平成21年版高齢社会白書，p4）

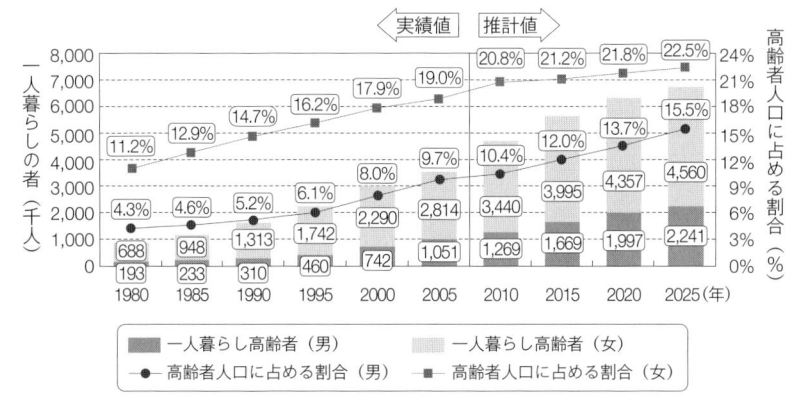

資料：総務省統計局「国勢調査」(2000年)，国立社会保障・人口問題研究所「日本の世帯数の将来推計 (2003年10月推計)」

図 7-2　一人暮らし高齢者世帯の増加（平成19年版厚生労働白書, p34）

問題意識の背景──予想される量的かつ質的・構造的な変化

　日本は今や世界一の高齢化先進国であり，今後も高齢者の増加に伴い，医療・介護ニーズにおいて量的な増大が起きる．しかし，より重要なのは質的にも2つの大きな変化──❶後期高齢者の増加（図7-1），❷高齢者のみの世帯・単身世帯の増加（図7-2）──が予想されることである．

　質的な変化の第一は，後期高齢者の増加である．図7-1に示すように，今後，高齢者全体の増加速度は鈍化するが，後期高齢者数は2005年からの20年間で1,160万人から2,167万人（2025年）へと1.9倍に増える．前期高齢者に比べ，後期高齢者では医療・介護ニーズは急増する．つまり，医療・介護ニーズは2倍にとどまらず，領域によっては3倍以上に増えるだろう．また，年間死亡者数の増加（図7-3）など，終末期医療の重要性が増してくる．

　第二の質的な変化は，高齢者のみの世帯・単身世帯（図7-2）の増加である．導入時の介護保険制度は，在宅支援を掲げていた一方で，家族介護者による介護を前提とし，それを社会的サービスで補う給付水準であった．しかし，高齢者のみの世帯が増えれば，老老介護に加えて，認知症

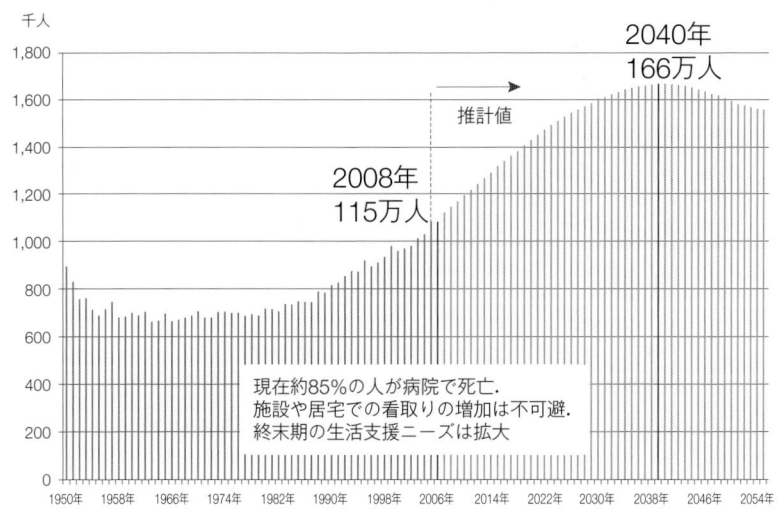

図 7-3　死亡者数および死亡者推計（厚生労働省統計情報部『人口動態統計』，国立社会保障・人口問題研究所『日本の将来推計人口（平成 18 年 12 月推計）』）

　高齢者の介護者も認知症という「認認介護」も増える．単身世帯でみても，今後は子どもがいる離死別高齢者だけでなく，頼る子どももいない単身者が増える．2030年の生涯未婚率（50歳まで未婚の者の割合）は，男性で29％，女性でも23％と予測されている．まさに「単身急増社会の衝撃」[8] に備えなければならない．

　今から10〜30年後には，今も話題となっている医療・福祉・介護の人手不足など量的問題だけでなく，診療科や提供されるサービスなどと（後期）高齢者（世帯）の持つ医療・介護ニーズとのミスマッチなど，質的な矛盾や問題も拡大することが予見できる．例えば，後期高齢者の増加に伴って，リハビリテーションの拡充が必要になり，家族介護力や自宅を前提としない介護システムが必要になる．年間死亡者数が約1.5倍に増えるに伴って（図7-3），緩和ケアニーズも増える．生活を支える福祉と医療とが，今以上に連携したケアの必要性が高まるなどの変化が予想される．

　このような，質的な，あるいは構造的な変化に対し，従来のやり方を

少し手直ししたり，トレンドを延長して考えるようなやり方で果たして対応できるであろうか．これから必要となる新しいタイプの人材養成1つをとっても，急いでも10年はかかるものが少なくないのだ．

政策レベルのマネジメントシステムの開発が必要

これほどの構造的な変化に耐えるには，今までの延長線上で対策を考えるのではなく，枠組み（フレームワーク）から考え直す必要がある．そこでは医療・介護を一体的に提供するプログラム開発すら要素的なものに過ぎない．政策レベルのマネジメント・システム[5]の構築を急がなければならない．あるべき姿を描き，対処すべき課題を見極め，それらの克服に必要な資源を見積もり，主要な数値目標を設定し，そこから逆算して戦略・計画を練る．ミッション・ビジョン・ゴールと戦略，計画を立て，そして実行する．時間的猶予がないだけでなく社会保障財源の制約や労働力人口の減少も考慮すれば，進捗状況のモニタリングや効果・効率の評価システムも必要だろう．特に医療制度など複雑なシステムになれば予期せぬ副作用は避けられない．その早期発見のためにも，モニタリングが可能な情報システムなどの整備も重要である．

思い描く「あるべき姿」によって，必要な財源規模もずいぶんと異なるものになる．その意味でも，基本設計を進める段階では，医療・介護提供体制についても重点的に論議をして，国民にそのイメージを伝え，それに必要な負担も含めて，これこそ「政治主導」で進められ国民に信を問うべきものである．選択肢を示すことが必要である．

後期高齢者医療制度と「高齢者医療制度改革会議」

人類がまだ経験したことのない水準の超高齢社会に向かうにつれ，予想されているこのような大きな変化に対応して高齢者医療制度を改革することが，2008年に施行された後期高齢者医療制度には期待されていた．しかし，後期高齢者医療制度は，高齢者を中心とする国民から「うば捨

て法だ」と反発を受けた．当時，野党であった民主党は，後期高齢者医療制度を廃止することを公約し2009年の総選挙に勝利した．しかし，政権につくと，即刻廃止は混乱を招くなどとして，「現政権の1期4年の中で，国民の皆様の納得と信頼が得られる新たな制度に移行する」という方針を打ち出した．2009年11月に高齢者医療制度改革会議を設置し，2010年度中に新制度の基本構想を提示するとした．

厚生労働省高齢者医療課からの突然の電話で，同会議の委員就任を打診された筆者は，持論である「公的医療費の拡大や健康格差是正の必要性などを主張していただいて結構」と言われ，引き受けることにした（コラム参照）．

医療制度─医療提供制度と医療保険制度

医療制度には，どのように医療を提供するのかという側面と，その財

---

column

1人の持ち時間は約5分

厚生労働省の設置した高齢者医療制度改革会議に委員として参加してあらためて感じたのは，多くの意見を集めつつ議論を深める難しさである．

会議では，当事者である75歳以上の高齢者を含め，いろいろな立場から広く意見を聞くことを重視して，委員が19人にも上った．予定されている会議時間は，1回2時間（120分）である．大臣や厚生労働省，座長の発言時間を，会議の冒頭や質問への回答，最後のまとめを合わせて20分としても，委員に残された時間は正味100分，1人約5分である．これでは，出された意見に対し，最低限のコメントをしたり，自分の主張したいことは資料にまとめて提出し，そのポイントだけ説明するのがやっとである．だから，筆者も第2回と第4回の会議に資料を提出し「提供される医療の中身，提供体制，人材の育成など，どのような医療を提供するのかという問題について，診療報酬に限らず幅広に議論すべきであり，別の少人数の議論の場が必要である」などと発言した．しかし，それがどれほど受け止められたのか確信がもてなかった．それが，本節をまとめる動機にもなった．

表 7-1　基本的な考え方

❶　後期高齢者医療制度は廃止する
❷　民主党マニフェストで掲げている「地域保険としての一元的運用」の第一段階として，高齢者のための新たな制度を構築する
❸　後期高齢者医療制度の年齢で区分するという問題を解消する制度とする
❹　市町村国保などの負担増に十分配慮する
❺　高齢者の保険料が急に増加したり，不公平なものにならないようにする
❻　市町村国保の広域化につながる見直しを行う

源をどう確保するのかという医療保険制度の側面とがある．後者は保険料と公費（税金），自己負担の3つで賄われている．これら3つをどのように組み合わせ，誰が負担するのかを設計するのが医療保険制度の中心課題になる．会議の初回に示された「基本的な考え方」の6項目（表7-1）を見ても，❶を除く5項目は保険や負担に関するものである．

　高齢者医療制度改革会議での話が，医療保険制度のあり方を軸に進むのも無理はない．医療保険制度は巨大だからである．平成19年度の（自己負担部分を含む）国民医療費は34兆1,360億円で平成21年度国民医療費（概況）は36兆67億円だったから，1年で約1兆円増えるとすると，平成22（2010）年度には37兆円近くになっただろう．これは平成22年度国家予算（一般会計）の歳出額92兆円の4割にあたる．一般会計から国債費，地方交付税などを除いた一般歳出53.5兆円を分母とすると7割に相当する．また歳入額と比べてみると税収は37.4兆円，公債が税収を超える44.3兆円なので，ほぼ税収に匹敵する額が医療保険制度の下で動いている．「前の（老人保健）制度に戻すにも，コンピュータシステムの改修，あるいはいったん集めたデータを元にお戻しする等々の手続き，あるいは事務作業等がございまして，急ピッチでやっても2年近くかかる」〔第1回会議での長妻大臣（当時）の発言〕のも無理はない規模である．

今後の論議の重点は医療提供体制

　財源や制度設計にめどがつけば，今後の論議は，細かい保険料水準や

財政調整の方法などの具体化へと進むが，もう1つ重点的に論議すべきものがある．それは医療・介護の提供体制である．第1回会議の質疑の中で，長妻大臣（当時）も「医療を受ける側に立って，どういう医療を受けるのが理想なのか，まずは理想の医療の提供体制や，受ける側に立った体制を議論をしていただいたうえで，そこからあるべき制度はどういう制度が考えられるのか，そういうアプローチもある」と発言している．必要な財源（あるいは対価）の妥当な水準を考えるうえでも，提供される医療・介護の中身やそれを可能にする提供体制に関する論議は不可欠のはずだ．

　筆者も第2回の会議に資料を提出し「（医療保険制度の側面だけでなく）提供される医療の中身，提供体制，人材の育成など，どのような医療を提供するのか」について「議論の場が必要である」と発言した．いずれ医療・介護サービスに関する国民会議のようなものを設置して論議を進める方向だという．しかし，この原稿を書いている2010年夏までの議論では，その動きは見えない（本章校正中の8月25日にサービス連携に焦点を絞った非公開の懇親会に格下げされて第1回がようやく開かれた）．

　既に述べたような問題意識からみると，このままでよいとは到底思えない．そこで今後論議すべきだと筆者が考える方向について，その概要を医療・福祉界の一人として述べておきたい．「高齢者医療制度改革の課題と戦略——日本版NSF策定に向けて」と題する資料にまとめ，第2回会議に提出したので，それに一部修正を加えて，今後いっそうの超高齢社会に向かう日本社会が，直面する課題と戦略について考えを示しておきたい．

日本版NSF（National Service Framework）の論議を

　政策レベルのマネジメントシステムや10年がかりの取り組みで参考になるのが，第2章で紹介したイギリスである．日本より10年早く「医療クライシス」を経験したイギリス政府は，そこからの脱却・再生に向けて10か年戦略を立てた．

現状評価に基づき課題を抽出し，全英で達成されるべき10年後の数値目標，目標に至る戦略の大枠を示したのがNHS（国民保健サービス）プランであり，それの各論として領域・疾患別に示したものがNSF（National Service Framework）である．高齢者，子ども，がん，冠動脈疾患，糖尿病，腎疾患，精神保健などおよそ10の重点対象領域や疾患に策定されている．

NSFの特徴は，❶ケアの質や格差是正などを含む多面的なスタンダードを掲げ，❷10か年に及ぶ数値目標を提示し，❸それを実現するための長期戦略がエビデンスや患者の声も反映して作られていること，❹その目標の達成度が評価公表され，❺必要な改訂もなされていることなどである．

日本でも，これらを参考に今後10～20年間に起きる構造的なニーズの変化を予想し，それに対応する構造改革のための「日本版NSF」の策定論議を始めるべきである．

日本版NSF策定プロセスのイメージ

少し具体的な策定プロセスのイメージを示してみよう．まず将来のあるべき姿や将来推計と現状とのギャップから重要となる課題を設定する．その過程では，政策判断の根拠となる現状の「見える化」のための情報システムすら，日本では発展途上と言うべき段階であり，多くの課題を抱えていることが明らかになるだろう．

主要な課題や資源について，10年後の数値目標と5年後の中間目標が必要だろう．数値目標は，高・中・低の3段階で設定してもよい．それらを達成するための戦略・計画が必要となる．提供にかかわる医療計画，人材育成計画をも含むものになるので，これらは診療報酬による誘導だけでできるとは思われない．必要となる財源規模の算出もやらなければならない．

これらの策定過程に，当事者である高齢者・家族・医療・介護事業者なども参加する方法も取り入れることが重要になる．なぜなら根拠に基づく政策形成を追求するにしても，日本では使える根拠が乏しいのに加

表7-2　基本構想：高齢者医療・介護の目標と戦略の構築

- 目標は延命期間の最大化でなくQOL（quality of life）の最大化
- 心身の健康のためにも社会参加・知的活動・情緒的なサポートの授受，心身が多少不健康でも社会参加できる場の重視へ
- 延命・臓器別高度専門医療重視からQOL・生活機能の重視へ
- 主要な対象領域：予防から緩和ケアまで
    - ❶　予防の拡充
    - ❷　狭義の高齢者医療の質の向上
    - ❸　（急性期・回復期）リハビリテーション医療の拡充
    - ❹　維持期の在宅・居宅での地域包括ケアの拡充
    - ❺　慢性期・療養期の施設・病棟の整備
    - ❻　終末期医療の過不足の是正・緩和ケアの拡充
- 診療報酬だけに頼らない構造を変える総合的な戦略
    - ❼　医療・福祉の人材養成：卒前教育
    - ❽　医療・福祉の人材養成：卒後教育
    - ❾　科学的根拠に基づく政策づくり
    - ❿　マネジメントの強化―質・効率・公正のモニタリング

え，正確な予測など不可能だからである．科学的な合理性で予測不可能なことについては，社会的な合意を尊重すべきだ．

　費用や効率だけでなく，ケア・サービスの質，都市と地方など地域間格差や社会階層間の健康格差などのモニタリングシステムなども，イギリスから学べることは多い．

取り上げる課題の素案

　まず基礎となる高齢者人口の変化や独居者の増加など世帯の変化の推計を元に，増大する医療・福祉ニーズを推計する．後期高齢者になると，狭義の医療だけではQOL向上は難しい．だから予防，リハビリテーション，緩和ケア，独居生活や施設生活を支える福祉サービスなども対象にすべきだろう．主要な領域としては，例えば，❶予防，❷狭義の高齢者医療，❸リハビリテーション医療，❹維持期の在宅・居宅・施設での生活と医療を支える地域包括ケア，❺緩和ケアなどが考えられる（表7-2）．

　今後，予防やリハビリテーション医療，地域包括ケア，緩和ケアが重

要になることに異論は少ないと思われる．ところが，今80校ある医学部の中に，これらを担う医師を養成できる講座や教授がいる大学は3割にとどまる．会議に提出する資料づくりのために厚生労働省医政局に，このような今後ニーズが増えると予想される診療を担える老年科，リハビリテーション科，緩和ケア科などの医師数の資料を求めたが，「リハビリテーション科を除き，標榜診療科ではないので，現状すらわからない」との回答であった．

リハビリテーション医療の場合

資料が得られるリハビリテーション医療を例に見てみよう．日本リハビリテーション医学会が，将来の専門医の必要数を推計している[9]．それによると，2007年4月現在の専門医数1,384人に対し，必要数は合計で3,078～4,095人で，不足数は1,694～2,711人である．リハビリテーション科専門医数は1980年から毎年30～50人の割合で増加傾向にあるので，単純計算で専門医3,000人に到達が30年以上先の2047年，4,000人到達となると50年以上先の2069年の見込みとなる．しかも，この数字は，今60歳代の専門医も50年後も死なないで働きつづけている前提での話である．ここから医師の高齢化による資格喪失者を差し引くと，現状のままでは必要数を満たす可能性はゼロである．学会も独自の努力をしてはいるが，臨床研修制度の導入の余波もあって状況はむしろ悪化しているという．

第5章でも触れたように，リハビリテーション専門医が関与した患者のほうが，治療成績が良いことが実証されてきているので[10]，現状のままでは，技術的には提供可能であるにもかかわらず，専門医のいない地域や病院では，それを提供できないことを意味する．これは研究途上の最先端の医学技術の問題ではなく，すでにある技術の普及つまり政策の問題である．

リハビリテーション医療は一例に過ぎない．本書の各章で取り上げてきたような他の課題についても，少し具体的なイメージ例を，**表7-3**に

表 7-3　領域別の課題と戦略のイメージ（例示）

❶予防の拡充
- 特定健診・保健指導
    現状：低迷する受診率，妥当性や効果への疑問
    5 年後：再評価に基づく方法や基準の改善
    10 年後：高齢者の特性を踏まえた施策（健診以外の方法も含む）
- 地域支援事業の一般高齢者介護予防施策
    現状：具体化の遅れ，その基礎となる研究の遅れ
    5 年後：モデル事業を実施し評価
    10 年後：効果・効率のよいものを選び全国に普及
- 地域支援事業の特定高齢者介護予防施策
    現状：現行事業では効果が不明
    5 年後：改善されたモデルプログラムの評価による効果の検証，評価ができる組織・人材の育成
    10 年後：効果検証済みプログラムの普及と評価義務化
- 介護予防給付の質（効果）の検証
    現状：マクロレベルで見た効果検証方法に疑義
    5 年後：モデル事業のプログラム評価，事業所単位のモニタリングシステムの開発
    10 年後：効果検証済みプログラムの普及と評価義務化

❷狭義の高齢者医療の質の向上
- 高齢者に多い疾患についての基本戦略
    現状：がん対策基本法はあるが，人材養成が追いついていない．整備状況のモニタリングが不十分
    5 年後：脳卒中対策基本法，高齢者医療対策基本法などで，高齢者に多い疾患に対する基本戦略を策定．必要な専門職の人材養成，システム開発の疾患別・診療科別・地域別数値目標設定と予算化，整備状況の中間評価
    10 年後：高齢者に多い疾患を専門とする医師数，診療チーム・拠点数・急性期入院病床数・訪問診療実施件数等で，2025 年に必要とされる疾患別・診療科別・地域別目標数値の 60％ を達成

❸（急性期・回復期）リハビリテーション医療の拡充
- 急性期リハビリテーションの拡充
    現状：「リハビリテーションは回復期で」という誤解，専門医不在の病院が多数
    5 年後：半数の脳卒中患者が 3 日以内にリハビリテーションを受けられる．全入院患者の廃用症候群の把握を義務づけ
    10 年後：廃用症候群のリスクをもつすべての患者が，3 日以内にリハビリテーションを受けられる．すべての DPC 病院にリハビリテーション科専門医の配置
- 回復期リハビリテーションの拡充
    現状：専門医不在の病院が多数，訓練量不足で潜在的能力を引き出せていない

（つづく）

表 7-3 つづき

　　　　5 年後：30％の患者で 1 日 3 時間以上の訓練
　　　　10 年後：すべての回復期リハビリテーション病棟にリハビリテーション科専門医の配置．適応ありとされたすべての患者で 1 日 3 時間以上の訓練

❹維持期の在宅・居宅での地域包括ケアの拡充
　●在宅・居宅における地域包括ケア
　　　　現状：在宅療養支援診療所不足，介護保険でのリハビリテーション不足，ケアマネジャーの基礎資格で介護福祉士急増，自宅でない居宅の不足
　　　　5 年後：半数の生活圏域（市町村介護保険事業計画）に複数の在宅療養支援診療所，介護保険リハビリテーションサービスの倍増，ケアマネ研修に基礎的な医療的内容導入，自宅でない居宅の計画的な整備
　　　　10 年後：すべての生活圏域に複数配置，2025 年に必要な介護保険リハビリテーションサービス，医療を受けられる居宅サービス目標値の 75％達成

❺慢性期・療養期の施設・病棟の整備
　●慢性期・療養期の施設・病棟の整備
　　　　現状：医療・介護保険療養病床・老健で患者像が重複，特別養護老人ホーム入所待機者 42 万人，欧米に比して少ない高齢者人口あたり施設定員
　　　　5 年後：施設整備構想・計画の策定，一部実施
　　　　10 年後：計画目標値の 50％実現

❻終末期医療の過不足の是正・緩和ケアの拡充
　●医療の過不足
　　　　現状：療養病床の一部で家族・本人が望まない延命治療という指摘，特養での医療不足で看取り困難
　　　　5 年後：施設・病棟における治療方針ガイドライン策定，治療内容モニタリングシステムの開発，相応しい診療報酬・介護報酬制度の策定，必要な人材養成・配置
　　　　10 年後：人材配置状況，治療ガイドライン遵守率，治療内容などのモニタリングによる質の担保
　●がん患者の緩和ケア
　　　　現状：希望する患者が緩和ケアを受けられない
　　　　5 年後：在宅で緩和ケアを受けられるプログラム（デイホスピタルなど）の開発，緩和ケアを受けられる人を倍増
　　　　10 年後：すべての希望者が緩和ケアを受けられる
　●緩和ケアチームの整備
　　　　現状：大病院にすら緩和ケア科・病棟・チームがない
　　　　5 年後：25％の病院で緩和ケアチームのサポート
　　　　10 年後：年間 100 万人が，病院・施設・在宅で緩和ケアを受けられる（緩和ケアチームによるサポート含む）

（つづく）

表 7-3　つづき

❼医療・福祉の人材養成：卒前教育
- 養成プログラムの見直し
    現状：現場では連携が重要とされながら，養成課程は各職種で独立し連携を経験できない
    5 年後：養成校の 20％に多職種連携教育導入
    10 年後：養成校の 50％に多職種連携教育導入
- 医学教育・研究内容を超高齢社会対応へ
    現状：老年科，リハビリテーション科，緩和ケア科など超高齢社会で需要が増える診療科，地域ケア，プログラム評価の研究・教育スタッフの不足
    5 年後：50％の大学医学部に配置
    10 年後：100％の大学医学部に設置

❽医療・福祉の人材養成：卒後教育
- 超高齢社会に対応できるように医療・福祉職の再教育
    現状：今までに受けた教育では対応困難，臓器別専門性は高いが，高齢者のQOLを高める視点などが弱く，リハビリテーション，緩和ケアなど超高齢社会で不可欠な知識と技術も不足
    5 年後：研修プログラムの開発，希望者の 25％が修了
    10 年後：希望者の 75％が受講修了
- ケアの質や経営の両面でのマネジメント教育
    現状：卒前教育ではマネジメント教育が欠如・困難
    5 年後：25％の医療・福祉系の大学院にマネジメントコース設置，受講者の授業料支援制度などの拡充
    10 年後：すべての事業所に修了生

❾科学的根拠に基づいた政策づくり
- 高齢者の QOL を高める予防・医療・リハビリテーション・緩和ケア研究の強化
- CSDH（Commission on Social Determinants of Health, WHO）の勧告に沿って「健康の社会的決定要因」と「健康格差」に関する測定・インパクト評価の強化
- 生物医学的要因だけでなく心理社会的要因，個人レベルだけでなく地域社会要因も重視した研究の強化
- 高齢者のみでなく，家族介護者も視野に入れた評価研究
- ケアの質・公正・効率（費用）を視野に入れた評価研究
- プログラム評価，政策評価，マネジメント研究の蓄積
- 日本版 NSF とその各領域版の策定・中間評価研究
- 医療サービス研究拠点・人材の育成
- 戦略的厚労科研費を活用した研究・教育拠点の整備，社会科学系ポスドクの活用

❿政策マネジメントの強化―質・効率・公正のモニタリング

(つづく)

表7-3 つづき

- 5年後に中間評価と戦略の見直し
- 電子化されたデータを活用したアクセス・プロセス・アウトカムの経年的モニタリング
- 電子レセプト・DPC・電子カルテ・要介護認定データの活用
- モニタリングのための指標とシステムの開発
- 米国のHC（Hospital Compare）・NHC（Nursing Home Compare），英国のPAF（Performance Assessment Framework）・CQC（Care Quality Commission）を参考に医療の質だけでなく，地域偏在・地域格差・健康格差や効率・費用もモニタリングできるシステムの開発

示しておく．これらを，すべての国民がどこでも受けられる標準的なものとすることを「あるべき姿」として望むのであれば，上述したように専門医育成1つをとっても本格的な対策が必要である．例えば，リハビリテーション医学や緩和ケアなど，今後必要性の高まる診療科の医師を，すべての医学部で養成できるように講座を開設しようとすると，文部科学省を含む省庁横断的な対応も必要になる．となると厚生労働省の官僚にも手に負えない．「政治主導」で解決すべき課題である．また，医療・福祉の卒前と卒後教育における人材養成の規模や身につけるべきものについての目標，それを実現する戦略，裏づけとなる財源なども必要である．これらは，保険局が得意とする診療報酬による誘導だけでできるものではない．

まとめ

会議では，自己負担額や保険料の水準など制度設計についても，低所得者の死亡率が高所得者の2～3倍という健康格差[11]や，低所得者ほど窓口負担が大きいことを理由に受診を控えているという実態があること[12]，それらを踏まえ，自己負担の抑制を図るべきであることについても根拠を示して発言した．

研究者である筆者にできることは，立場による利害（コラム参照）にしばられずに事実やあるべき姿，それらを踏まえた対応策の意義や必要性，

> **column**
>
> ## エビデンスでは決まらない．利害が決める？
>
> 　人は自分の（立場の）利害に敏感である．高齢者医療制度改革会議でいえば，保険者を誰が担うかの論議で，全国知事会も全国市長会も，各保険者の代表も黙ってはいなかった．それぞれの立場の者が，自分の負担が増えないよう，エビデンスに基づいて主張した．例えば，「運営主体は都道府県単位に広域化すべきか否か」では，国保の保険者として苦労してきた全国市長会は全国の市長を対象にしたアンケートで「都道府県が保険者となるべきというのが8割強」という結果を根拠に，都道府県が担うべきだと主張した．一方，知事会も全国の知事を対象にした調査に基づき「都道府県が保険者になるのは適切ではないということが多数意見」と譲らない．それぞれの組織から代表として会議に参加しているから，しっかり主張しないで弱腰に映れば，組織の中で突き上げをくらう．引くに引けないのだ．結局，立場を超えて一致できたのは「公費負担を拡充すべきだ」という点であった．
>
> 　集団がまとまるのは，大きな夢を共有したときと，危機感を共有したときだという．まだ，しばらく日本の医療は，何とかなると思っている人が多いということなのだろうか．夢がふくらんだときや危機感がつのったとき，エビデンスなどなくても人は動く．ただ闇雲に動けば成功するとは限らないのだが．

具体化するための方法やその手がかりを示すことである．あるべき姿や課題，数値目標とそれを達成する戦略と予算を含む総合的な改革について，いくつかの選択肢を用意して，小論で述べたような医療「提供」制度改革の基本骨格を作るにも年単位の時間がかかるだろう．財源問題も絡むだけに，それらを国民に示して問う必要もある．このような日本版NSFを巡る論議が，1日も早く始まることを願っている．

文献

1) 村山みのり：「"医療費削減が医療崩壊の主因"との主張は理解できない」日医と経済財政諮問会議議員との見解に大きな隔たり，m3.com, http://www.m3.com/iryoIshin/article/93780/, 2009

2) 印南一路:やさしい経済学 「医療問題」の分かりにくさ.日本経済新聞,2010年3月17日~30日.生命と自由を守る医療政策.東洋経済新報社,2011に収載
3) 権丈善一:勿凝学問76 やはり,政策は力が作るのであって正しさは無力.医療政策は選挙で変える—再分配政策の政治経済学Ⅳ.慶應義塾大学出版会,pp246-257, 2007
4) 権丈善一:第22話 医療崩壊阻止には「見積書」が不可欠.社会保障の政策転換—再分配政策の政治経済学Ⅴ.慶應義塾大学出版会,pp178-186, 2009
5) 近藤克則:「医療費抑制の時代」を超えて—イギリスの医療・福祉政策.医学書院,2004
6) 小松秀樹:医療崩壊—「立ち去り型サボタージュ」とは何か.朝日新聞社,2006
7) 近藤克則:医療・福祉マネジメント—福祉社会開発に向けて.ミネルヴァ書房,2007
8) 藤森克彦:単身急増社会の衝撃.日本経済新聞出版社,2010
9) 日本リハビリテーション医学会リハビリテーション科専門医会リハ科専門医需給に関するワーキンググループ(担当幹事 佐伯覚,委員 菅原英和,瀬田拓,水野勝広,吉田輝,若林秀隆):「リハビリテーション科専門医需給」に関する報告.Jpn J Rehabil Med 45:528-534, 2008
10) 日本リハビリテーション医学会:リハビリテーション科専門医の関与の有無と患者のアウトカム—ADL改善度,ADL改善率および自宅退院率との関連.リハビリテーション医学 42:232-236, 2005
11) 近藤克則:「健康格差社会」を生き抜く.朝日新聞出版,2010
12) Murata C, et al:Barriers to Health Care among the Elderly in Japan. Int J Environ Res Public Health 7:1330-1341, 2010

あとがき

　自分の思考・知的生産活動の成果をまとめる本の執筆・出版という行為は，それが多くの読者に支持されれば大きな喜びとなる．一方，思考や知識の浅さ・狭さがさらけ出されて批判を浴びたり，無視されたりする恐さも伴う冒険でもある．人類が未経験の超高齢社会というフロンティアで冒険をしようと，研究者に軸足を移した1997年から今年（2011年）で14年，その前の臨床医生活も14年だったから，私にとって節目となる年である．その年に出版するこの本は，私にとって，3つの意味を持つ本である．

　1つには，前拙著『「医療費抑制の時代」を超えて──イギリスの医療・福祉改革』（医学書院，2004）の続編にあたる本である．前著では，筆者がイギリスに滞在していたとき（2000─2001年）に発表されたブレア政権の医療・福祉改革の背景となった医療の荒廃ぶりと，それに対する改革理念，初期の改革の全体像を紹介した．また，イギリスと対比しながら日本医療の荒廃の予兆や日本への示唆をまとめた．そして前著のあとがきには「今の流れのままでは日本の医療は歪んでしまう」「現時点では少数意見かもしれないが，効率に配慮しつつ公的医療費を拡大する医療政策へと転換すべきだ」と書いた．

　その後，2006年に小松秀樹氏の『医療崩壊』（朝日新聞社）が出されたことなどを契機に，イギリスが経験したのに似た「医療クライシス」の実情が日本でも報じられるようになり，多くの人が知るところとなった．ブレア政権の医療制度改革への関心が高まるのにつれて，前著は学術書としては多くの読者を得ることができた．そのため多くの雑誌・学会などから，イギリスの労働党政権下（1997─2010年）のその後の改革の動きや，それがどれくらい上手くいっているのか，日本医療の行方

や改革課題などを報告する機会をいただいた．それらをまとめたのが第1〜3章である．政策研究者として続編を出せたことをうれしく思っている．

2つ目に，本書は，私が取り組んできた複数の研究領域や課題が，私のなかでどのように位置づくのかを示すものである．この間の研究内容をみると，保健・医療・介護政策を中心とする社会政策の他，医療・福祉マネジメント，健康格差や社会疫学，脳卒中リハビリテーション，終末期ケアなどもある．だから「ご専門は何ですか？」と聞かれると，その文脈で答えが異なってしまう．

臨床・プログラムレベルで言えば，予防からリハビリテーション，終末期まで対象にしてきた．これらは一見大きく異なるが，私の中では図に示したようにwell-being（幸福・健康）やQOL向上をめざしている点でつながっている．

教育・研究職としてのスタートが卒後15年目だったというのはたぶん遅いほうである．その分，政策研究を目指すのなら，それに専念したほうがよかったのかもしれない．しかし，私が選んだのは14年間の臨床（研究）経験を活かす道だった．

超高齢社会日本が直面する医療・介護の課題は，臨床の努力だけでも，政策対応だけでも解決しない．また，縦割りで専門を深めるだけでも対応できないだろう．すでに約3,000万人となった高齢者は，保健（予防）から医療・介護まで多様な問題を，時期を変え，あるいは同時期に抱えている．自分のパラダイムや専門分野に対象者を合わせるのではなく，ニーズに合わせて必要なものを組み合わせるにはチームが欠かせない．多職種連携ワーク（Inter Professional Work, IPW）やそれができる人材を育てる多職種連携教育（Inter Professional Education, IPE）が求められている．研究で言えば，自然科学としての医学研究だけでなく，医療（科学）研究やヘルス（サービス）リサーチと呼ばれる社会科学的な側面も含めた学際的なプロジェクト研究がもっと必要である．政策研究も，臨床やプログラム評価研究に裏打ちされたものであるべきだ．そのことを，多くの方が本書を通じて感じて下さり，それらを担える人材が

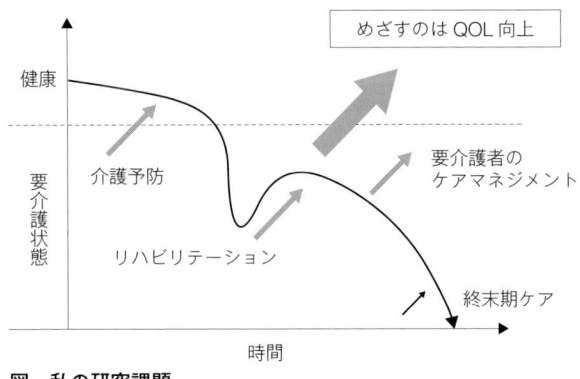

図　私の研究課題

(グラフ中のラベル: 健康／要介護状態／時間／介護予防／リハビリテーション／要介護者のケアマネジメント／終末期ケア／めざすのはQOL向上)

育成できる場が日本でも増えることを願っている．

　3つ目は，課題の指摘や原因分析にとどまらず，今後の目指すべき方向について素案を示そうとした点である．序文にも書いたように，問題を特定し原因を考察する分析（いわば「診断」）より，解決の方向・方法を探る「予測」や「治療」のほうが難しい．世の中の仕事には，目の前で次々と起こる問題に，十分な情報もないなかで対処（治療）を求められるものが多い．臨床・実践家，経営者，マスコミも政治家も官僚も，ひとたび（社会）問題が起きれば，何らかの対処を迫られる．そこでは，意思決定をするのに必要な情報やすぐに使えるエビデンスが求められている．それを提供することは，研究者に期待されていることの一部だろう．一方，研究者の世界では，情報を集め，論理を詰めてエビデンスを作り出すことに価値が置かれている．そのため書かれている知見は，かなり限定された条件下の過去の事象やデータの分析結果とその解釈にとどまりがちである．そして研究者同士の査読を経た原著論文では，飛躍のない緻密な論理で書かれたものだけが掲載されるので，なおさら現実社会への応用や将来への示唆についてはあまり書かれていない．だから学会誌など査読付きの論文が載っている雑誌を読んでいる実践家や政策立案者は多くない．真理の探究のみを目的とする基礎科学であれば話は別だが，ユネスコ（国連教育科学文化機関）も21世紀の科学は，現実

の問題への対処に役立つ「社会のための科学」であるべきだと宣言している．本書では，研究者として「言えないことまで言わない」ようにしながらも，第7章をはじめとする各章で，今後の政策論議に向けた「たたき台」として理念や方向，具体例も示すことにした．

この「あとがき」を書いていた9月17日に，「ランセット」（1823年創刊の英国の医学雑誌）が日本特集号〔Volume 378（9796）p1049-1116〕を出した．国民皆保険50周年を記念し，世界一の長寿を実現した日本からの教訓を引き出そうという特集である．その特集の最後の論文を，渋谷健司，橋本英樹，池上直己氏ら日本を代表する保健医療政策研究者が，「日本型保健制度の将来」を副題に書いている（8人の共著論文）．そのなかでは「未来に向けた改革」として4つの課題をあげている．そのなかには本書に書いたことが多く含まれていることに驚いた．すべての人々に生存を保障する「人間の安全保障」は公正さの視点抜きには追求できないし，保健医療政策に関して中立的で確かな分析を行う機関の役割とは，「見える化」を進めることと言えるだろう．そして「医療機関の診療実績をオープンにモニタリング」することや「質を評価するための臨床データベースを構築することから始めるべきである」とは，まさに私が第5章で示した取り組みを始めた動機でもある．そして「専門家団体と病院団体は，医療の質の改善に取り組んでいることを一般国民に示し，自らの取り組みを透明化する」「医療従事者の説明責任がより明確に果たされるようになれば，一般国民は保健医療に資源を追加配分することにもっと意欲的になるだろう」と述べている．これは本書の第7章などで述べたことである．

日本では「見える化」が進んでいないために見えにくいが，現実を捉えようと努めている研究者の間ではコンセンサスが形成されてきているという意を強くした．今後「見える化」が進むことで，事実に基づくことを重視する研究者，現場で働く専門職，ジャーナリスト，政策担当者，患者・国民などの間でも，現状や課題に対する共通認識が広がっていくことを願っている．それによって，現実よりも理論・原理に基づき発言

する人達の怪しさも明らかになるだろう．手間暇とコストはかかるが，事実とエビデンスに基づいた政策形成と政策選択をする社会づくりに必要な「見える化」とマネジメントの実現に，引き続き努力したい．

Uppsala大学－東京大学主催「スウェーデン－日本 高齢社会シンポジウム」での報告に向かう機中にて

2011年9月20日

近藤克則

初出一覧

第1章	第1節	「医療費抑制」に偏した改革の目標・方法に妥当性はあるか．日本医事新報 第4312号，2006. 12. 16
	第2節	イギリスの医療改革と日本医療の現状と課題．日本老年医学雑誌 43：19-26，2006；医師不足問題とリハビリテーション科専門医会の課題．リハ医学 45：517-534，2008；「医療費抑制の時代」を超えて．日本病院学会雑誌 2007年2月号：12-32，2007
	第3節	医療制度改革と健康格差．社会福祉研究 100号：111-119，2007
	第4～5節	国民の求める医療制度改革に向けて—三つの課題．日本臨床整形外科学会誌 33：86-93，2008
第2章	第1節	イギリスの医療改革から学ぶもの：日本医療への示唆．Urology View 4：104-109，2006
	第2節	ニューレイバーによるNHS改革—New Public Managementの新段階．社会政策研究 5：28-45，2005
	第3節	イギリスの医療荒廃とブレアの改革．経済 2008. 09. 142-152
	第4節	イギリスの医療改革から学ぶもの：日本医療への示唆．Urology View 4：104-109，2006；イギリスの最近の医療・福祉改革—NSFとPAFを中心に．ジェロントロジーニューホライズン 18：25-29，2006（山本美智子氏との共著）；書評 日本精神障害者リハビリテーション学会（監修）政策部，渉外部（編集）英国保健省 精神保健に関するナショナル・サービス・フレームワーク—5年間の経過．総合リハ 34：283，2006
	第5節	諸外国における医療政策の決定プロセス—イギリス．病院 64：973-977，2005
	第6節	イギリスの医療荒廃とブレアの改革．経済 2008. 09. 142-152
	第7節	イギリス医療保障制度に関する研究会編：イギリス医療保障制度に関する調査研究報告書 2009年版．pp20-24，医療経済研究機構，2010
	第8節	書き下ろし
第3章	第1節	医療改革とリハビリテーション医学のエビデンス．リハ医学 43：651-657，2006
	第2節	「見える化」の時代—医療の質，そして健康格差．診療情報管理 23：7-14，2011
	第3節	医療改革とリハビリテーション医学のエビデンス：リハ医学 43：651-657，2006；大規模データベースとデータバンク．総合リハ 36：23-27，2008
	第4節	福祉社会開発におけるプログラム評価：二木立（代表編者）：福祉社会開発学 理論・政策・実際：169-174，ミネルヴァ書房，2008
第4章	第1節	なぜまちづくりによる介護予防なのか—ハイリスク戦略の限界とポピュレーション戦略の課題．保健師ジャーナル 67：670-675，2011（林尊弘氏との共著）
	第2節	AGESプロジェクト報告「介護予防に向けた社会疫学的大規模調査」．公衆衛生 71：767-772，2007（吉井清子・松田亮三・末盛慶・市田行信氏との共著）
	第3節	健康の社会的決定要因と社会疫学．JIM 20：340-343，2010
	第4節	書き下ろし
第5章	第1節	リハビリテーション医療の動向—医療と福祉の機能分化，回復期リハビリテーション病棟，診療報酬．総合リハ 35：975-980，2007
	第2節	訓練量とリハビリテーションの効果．リハ医学 41：849-853，2004
	第3節	回復期リハビリテーション病棟のインパクト—政策評価の視点から．リハ医学 41：214-218，2004；回復期リハビリテーション病棟．総合リハ 32：305-311，2004
	第4節	エビデンスづくりに向けた大規模データバンクの可能性と課題．総合リハ 33：1119-1124，2005（山口明氏との共著）；リハビリテーションにおける帰結研究—脳卒中を中心に．大規模データベースとデータバンク．総合リハ 36：23-27，2008（山口明，伊勢眞樹，宮井一郎，山鹿眞紀夫氏との共著）；データベースの開発と活用．日本リハビリテーション医学会監修：脳卒中リハビリテーション連携パス—基本と実践のポイント．pp 49-52，医学書院，2007
	第5節	リハビリテーション医療の課題．総合リハ 33：17-23，2005；医療・介護保険制度改革とリハビリテーション医学医療の課題：リハ医学 46：41-46，2009
第6章	第1節	在宅エンド・オブ・ライフケアの課題—全国調査とイギリスの取り組みを踏まえて．Hospics and Home Care 16：244-256，2008；在宅死の意味を問う—在宅死至上主義を超えて．文化連情報 No. 310（2004年1月），38-46，2004
	第2節	インタビュー「『質の高い終末期ケア』に向けた4つの課題とは何か」．月刊シニアビジネスマーケット 2008年2月：52-59，2008
	第3～4節	書き下ろし
第7章	第1節	大阪府保険医協会・勤務医フォーラム．http://oh-kinmui.jp/angle/iryou/0904_special.html
	第2節	高齢者医療制度改革の課題と戦略—日本版NSF策定に向けて．社会保険旬報 2433：10-16，2010

索引

欧文索引

4つのE 273, 280

A
accountability 116
ADL 改善度 218
ADL 改善率 211
AGES（Aichi Gerontological Evaluation Study）プロジェクト 29, 172

B
best value 60, 72
British Medical Journal（BMJ） 58

C
Care Quality Commission（CQC） 61, 93, 112
Care Standard 84
CES-D 22
Clinical Evidence 97, 146
clinical governance 61, 67, 84
Commission for Health Improvement（CHI） 61, 84, 92
Comprehensive Geriatric Assessment（CGA） 264
control 群 143
controlled trial 143

D
double blind 144
DPC 調整係数 137
DRG/PPS 137

E
EBM 83, 97, 142
ecological study 179
effective coverage 指標 192
Effectiveness 133
Efficiency 133
End of Life Care 239
Equity 133
evidence →エビデンス

F・G
foundation hospital/trust 66, 72, 100, 108, 110
gaming 140

H
Health Impact Assessment（HIA） 69, 187
Health in All Policy 182, 187
Healthcare Commission 61, 84, 92
healthy public policy 182, 187
Hospital Compare 138
HTA 99

307

I・J

ICD　263
ICF　264
Inter Professional Education（IPE）
　　　　　265, 266
Inter-Professional Work（IPW）　265
J-AGES プロジェクト　189

K

key targets　93
King's fund　76

M

MDS-PC（Palliative Care）　257
Medical Education England（MEE）
　　　　　114
meta-analysis　144
Modernization Agency　72
modernization　69
Modular credentialing　114

N

National Institute for Clinical Excellence
　（NICE）　60, 66, 83, 99
National Service Framework（NSF）
　　　　　60, 66, 83, **84**, 291
――，がんの　87
――，高齢者向け　86
――，精神保健の　88
――，長期療養者向け　86
―― の 10 領域　85
NSF 策定，日本版　284
New Public Management（NPM）
　　　　　60, 62, 73, 101
―― の特徴，ニューレイバー政権下の
　　　　　71
NHS　56, 96

NHS Cost and Effectiveness Reviews
　　　　　99
NHS Economic Evaluation Database
　　　　　99
NHS Next Stage Review　110
NHS performance rating　93
NHS 改革
　――，キャメロン政権の　116
　――，ニューレイバーの　64
　―― の成果　75
NHS 改善プラン　61
NHS 憲章　111
NHS プラン　59, 81, 83
Nursing Home Compare　138

P

P4P　89, 136
　――，米国での　138
　―― の副作用　139
P4P 導入　137
palliative care　239
Payment by Results（PbR）　89, 108, 137
PDCA サイクル　153, 155, 282
Performance Assessment Framework
　（PAF）　61, 67, 94
performance indicators　93
personal care budgets　111
primary care trust（PCT）　72, 93
Private Finance Initiative（PFI）
　　　　　63, 107
public health policy　182
public-private partnership（PPP）　71

Q

quality of death（QOD）　262
quality of life（QOL）　262
quality requirements　86

R

randomized clinical trial（RCT） 142, 143
　――の弱点　145
Relman　134
review　144

S

Social Care Institute for Excellence（SCIE）　83, 84
social epidemiology　184
Social Exclusion Unit　73
SOC 尺度　173
star rating　72, 100

stroke unit　222, 230
systematic　144

T

The NHS cancer plan　87
The NHS Health Technology Assessment Programme　97
the solid facts　34

U・V・W

up coding　140
value for money　60, 72, 99
well-being　262

和文索引

あ

アウトカム　87, 136, 149, 157
アドバンスド・ディレクティブ　256
愛知老年学的評価研究　172
新しい公共　280

い

イギリスの医療改革　56
インセンティヴ　84, 89
インプット　157
医学医療ケア　258
医学教育部長　114
医学的合理性　97
医学部定員　21
医師
　――の集団退職　7
　――の需給に関する検討会　15, 19
医師数
　――，人口10万人あたり　19
　――の国際比較　5
医師不足　14, 19, 21, 277
医師偏在　19
医師偏在対策　278
医療
　――と福祉の機能分化　201
　――の安全　3
　――の質　12, 48, 74, 90
　――の質改善プロセス　137
　――の質に基づく支払い　136
　――の質の低下　7
医療技術評価　99
医療技術評価プログラム　97
医療クライシス　135
　――からの脱却　39
医療現場の荒廃，医療費抑制による　14
医療サービス研究　204

医療事故 3
医療政策の決定プロセス，イギリスにおける 96
医療制度 288
医療制度改革
　——，イギリスの 55
　——，ブラウン政権下の 109
医療制度改革関連法案 2
医療提供体制 289
医療費 39
　——（GDP比）の国際比較 5
　——の大幅拡大 67
医療費拡大 41, 78, 276
医療費水準 5
医療費配分 98
医療費抑制 2, 135
医療法 14
医療法改正 199
医療保険制度 289
一般高齢者施策 164, 169

う

うつ 173
うつ状態 32
　——，看護師の 22
　——，研修医の 16

え

エッセンシャル・ドラッグ 30
エビデンス 97, 142
エビデンスレベルに関する分類 142
エンド・オブ・ライフケア 237
　——，用語 239
　——の課題 266
エンパワメント 263, 267
　——，政策選択プロセスにおける 102
英国医師会雑誌 58
延命処置 255

お

オーダリングシステム 4
オタワ憲章 187

か

カナダ 6, 29
ガイドライン作成 103
がんのNSF 87
価格に見合った価値 66
家族の満足度，終末期ケア 246
過誤 171
過労死 15
介護給付費 162
介護保険財政 163
介護保険制度 162, 201, 285
介護保険法 199
介護予防事業 162, 163, 183
介護予防システム 163
介護予防政策 162
介護予防の効果 170
介護予防普及啓発事業 169
介護予防プログラム 180
　——の効果 167
回復期リハ病棟 213, 214, 220
回復期リハ病棟入院料 200
外的妥当性 145, 150
外的動機づけ 141
鍵となる目標 93
株式会社の参入 76
患者遺棄 8
患者遺棄事件 43
環境因子 264
観察研究，データベースを用いた 149
緩和医学・医療的ケア 258
緩和ケア，用語 239
緩和ケア病棟 241

き

キャメロン政権のNHS改革　116
基礎研究　149
技術システムの研究　204
偽薬　144
客観的評価　157
業績指標　93
勤務医　15, 278

く

クライシスからの脱却　273
クリニカル・エビデンス　97, 146
クリニカル・ガバナンス　61, 67, 84
グループホーム　255, 259
訓練量　208

け

ケア付き高齢者住宅　27
ケアに関する基準　84
ケアの質委員会　112
ケアマネジメント　251, 258
系統的な偏り　144
経済的合理性　98
研究デザイン　143
研究の質　150
研修医　15
健康
　—— な公共政策　182
　—— の社会的決定要因　34, 182, 184
　—— の不平等　32, 71
健康インパクト評価　69, 187
健康格差　101
　——, うつと不眠における　173
　—— に対するWHOやEUの動き　186
健康格差社会　11, 31, 172
健康関連QOL　264
健康教育　10

健康指導　183
健康政策　37, 182
権限委譲, 現場への　66
現代化　69

こ

コクラン・ライブラリー　97
コミュニティ　75
ゴール　281
個人因子　264
個人情報保護　229
公正　73, 157
公正・公平　3, 12
　—— に基づく政策選択　100
公的医療費拡大　45
行動変容　183
交絡バイアス　146
高度ネットワークケア　87
高齢者医療制度改革会議　287, 288
高齢者の社会的側面　176
高齢者リハビリテーション研究会　206
効率　66, 157
　—— に基づく政策選択　98
後期高齢者医療制度　287
後期高齢者の増加　285
購入者-提供者の分離　64
国際疾病分類　263
国際生活機能分類　264
国民医療費　289
国民からの信頼　47
国民の声　279
国民負担率　40
国民保健サービス　56
国民保険料　81
国立最適医療研究所　60, 66, 83, 99
根拠
　—— に基づく医療　83
　—— に基づく政策　74

混合診療　30, 42, 76

さ

サービスの質マネジメント　83
避けられる死　38
最大の価値　66
在宅死　240, 242, 251
在宅死至上主義　253
財団トラスト　100, 103, 108, 110
財団病院　72
財団病院・トラスト　66

し

システマティック・レビュー　97, 144
ジニ係数　179, 185
士気低下，医師たちの　16
死の質　262
死後期　239
死亡場所　240
指導医　16
自己評価　157
自己負担　27, 42
自己負担増　7
自殺　34
自宅退院　218
事前指示書　256
事前指定書　259
質改善のためのマネジメントサイクル
　　137
質の基準　86
社会疫学　184
社会関係資本　186
社会正義　73
社会（保障）政策　37
社会的入院　23
社会的排除　101
社会的排除対策室　73
社会福祉法　199

社会保障基礎構造改革　202
受診抑制　29, 35
出生児体重　36
出版バイアス　146
終末期ケア　231
　――，質の高い　254
　――，用語　239
　――の意思決定　261
　――の現状　238
　――の質　257
　――のニーズ　240
終末期における療養場所の希望　243
宿日直勤務　18
処方ミス　3
所得段階別死亡・要介護認定割合　33
生涯医療費　10
障害者自立支援法　199, 202
情報化投資　4
職業性ストレス　10
進路選択，医療制度　11
新自由主義的な NPM　77
新・予防給付　164
診療報酬改定　199

す

スクリーニングの費用　166
ストラクチャー　136
ストレス対処能力　174
ストレスフル・ライフイベント　174
ストレングス　263

せ

世界の医療制度改革　7
生活習慣　174
生活習慣病予防　10
生活の質　262
生前意思表示　256
生存権　38

政策評価　157
政策評価システム　191
政策評価指標群の5要素と2側面　157
精神保健のNSF　88
説明責任　49, 116
専門医　216
　——の関与　212
　——の必要数　293
専門ケア　87
専門職間協働　265
選択バイアス　146

そ

ソーシャル・キャピタル　178, 186
ソーシャルサポート　176
早期リハビリテーション　207
相対所得仮説　185, 187
測定バイアス　146

た

ターミナルケア　239
ダルジ・レポート　110
多施設データバンクの長所　148
多職種連携教育　265
対照　143
対照群　143
対照比較試験　143
待機患者数，入院　57
待機者リスト　6, 58
　——の短縮　105
大規模データベース　142
第3種のエラー　171
第三の道　59, 62, 65, 73, 80, 100
「第三の道」型NPM　75, 77
武豊プロジェクト　189
単身急増社会　286
単身世帯の増加　285

ち

地域介護予防活動支援事業　169
地域介入研究　181, 189
地域ケア　87
地域支援事業　163
地域相関研究　179
治療効果　216
治療効率　217, 218
治療代（費）未払い　9, 28
中間アウトカム評価　192
長期療養施設　24
長時間労働　4, 16, 58

て

データクリーニング　151
データ収集後の活用　229
データバンク　147
　——の開発　222
データバンク開発の課題　225
データベース　147, 151, 157, 222
データマネジメント・システム　151
出来高払い　90
定額払い　90
定額負担　42
定期的カンファレンス　213
転倒　190
転倒予防プログラム　168, 181

と

トラストの業績　99
特定高齢者施策　164, 165, 179
特別養護老人ホーム　24, 255

な

ナーシングホーム　24, 139
内的妥当性　145, 150
内部市場　58, 63

313

に

ニュー・パブリック・マネジメント
　　　　　　　　　60, 62, 73, 101
ニュー・パブリック・マネジメント的改
　革　59
二重盲検化　144
入院待機患者数　57
認認介護　241, 286

の

脳卒中　205
脳卒中病棟　222, 230
脳卒中リハ患者データベース　226

は

ハイリスク者，要介護状態になりそうな
　　　　　　　　　　　　　　166
ハイリスク戦略　164, 179
バイアス　144, 146
パフォーマンス　67
　── に応じた報酬支払い　89, 108
歯の健康　174
廃用症候群　207

ひ

ヒストリカルコントロール　165
比較研究，よくデザインされた　146
批判的検討　144
一人暮らし高齢者世帯　285
人手不足　4
評価　91, 154, 281
　── の重視　67
評価と説明責任　119, 279
　── の時代　49, 135
標欠病院　14
標本バイアス　146
平等　73
病院ランキング　154

病棟閉鎖　7
品質管理　60, 66

ふ

ブラック・レポート　70, 117
プライマリケアトラスト　93
プラセーボ　144
プログラム　170
プログラム評価　153, 171
プロセス　136, 157, 192
福祉分野における評価　94

へ

ヘルスプロモーション　182, 187, 188
ベッド数，日本の　23
ベンチマーク　67, 158
ベンチマーク手法　191
米国型，医療制度　11

ほ

ホスピス　241
　──，用語　239
ボトムアップ型評価　153, 155
ポピュレーション戦略　164, 169, 180, 190
保健医療改善委員会　61, 84
保険外負担　9
包括的支援事業　163
包括払い　137
訪問看護　243
訪問看護ステーション　244
報酬　141

ま

マッチドペア法　213
マネジメント　120, 131
　── のプロセス　153
マネジメント教育　265
マネジメントサイクル　153, 155, 281

マネジメントシステム　48
　——，政策レベルの　287
マネジメント主体　282
マネジャー　259

み

未収金　28
見える化　49, 92, 119, 131, 153
　——の5つの視点　155
民間生命保険　44
民間保険　45

む

無作為化　143
無作為化対照比較試験　143
無作為化臨床試験　97, 143

め

メタ分析　144, 168
メタボリック・シンドローム　10, 36
免責制度　42

も

燃え尽き症候群　58
盲検化　144
目標　281
　——，ケース医療における　263
目標指向型アプローチ　263
問題指向型アプローチ　262

ゆ・よ

揺らぎや不安の時期，終末期ケア　248

よくデザインされた比較研究　146
ヨーロッパ型，医療制度　11
予知因子　149

ら

ライフコース　36
ランキング　154
ランセット　7
ランダム化　143

り

リスクマネジメント　3
リハビリテーション　198
リハビリテーション科専門医数　293
リビングウィル　256
量的評価指標　94
療養病床　23
臨死期　239
臨床研究　149

ろ

老人病院　25
老人ホーム　24
老年医学的総合評価　264
老老介護　241, 256, 285
労働基準法　15
労働基準法違反　18

わ

ワンレス・レポート　70